看護診断の看護過程ガイド

ゴードンの機能的健康パターンに基づくアセスメント

上野栄一・西田直子 ●編集

中央法規

はじめに

　看護過程は，看護を実践していく上で対象となる患者に適切なケアを提供するために重要なプロセスとなります。この看護過程は多様な看護理論に基づき，必要な情報を収集しアセスメントを行い，看護問題，看護診断を抽出して看護目標，計画立案，実践，評価のサイクルの中で適切な看護ケアを提供していきます。

　看護過程の展開に関して多くの著書がありますが，本書『看護診断の看護過程ガイド——ゴードンの機能的健康パターンに基づくアセスメント』は，看護の基本核心を人間の機能として11の機能面からみた「健康パターン」に基づいてアセスメントと看護診断を構成したゴードン博士の考え方をもとに具体的な看護過程を紹介しています。13人の執筆者によりゴードンの11の機能パターンの事例について看護過程の展開にそってわかりやすく解説しました。

　本書の構成は第1章から第3章の構成となっています。

　第1章：看護過程総論
　第2章：看護診断のアセスメント各論：解説と事例展開
　第3章：よい看護記録の書き方のポイント

　看護は観察からと，よく言われるように，まず看護過程の実施方法について，ステップ1「情報の収集」からステップ8「ケアの評価まで」を解説しました。

　また，第2章では，ゴードンの11の機能的健康パターンの各領域ごとに，事例を展開しながら図表も入れながら視覚的にもわかりやすく説明をしました。

　本書が学生や新人の看護師さんにも活用できるようにしました。指導者にとっても活用できる1冊です。

　各事例は，執筆者がリアルに患者象を描いています。事例の展開の前には，アセスメントの目的の方法から始まり，情報収集のポイント，アセスメント方法が具体的に書かれ，事例を展開するための知識が確認でき事例を展開するうえでのポイントが書かれています。

　本書が教育や臨床で活用され日々の看護に活かしていただけることは著者の期待するところです。

　最後になりましたが，本書の企画，編集をいつもあたたかくご支援いただきました中央法規出版の星野氏に深く感謝申し上げます。

令和4年7月

上野栄一・西田直子

本書の特徴と使い方

　本書は，看護学生と新人看護師の方を対象として記載した本です。

　本書の特徴は，どこの章から読んでも看護過程を学ぶことができます。また看護学生，新人看護師に役立つ看護過程の学習内容となっています。臨床指導されている教員，看護師の方にも役立つ内容となっています。

　さて，本書は，ゴードンの 11 の機能パターンをもとに，看護過程の展開を解説しています。看護診断というと何か難しそうなイメージがあるのですが，大切なことは、診断名をつけることが看護の最終的な目標ではありません。大切なことは，一人の患者さんをよく観察して，現在の状態像を把握することです。観察は，看護過程の最初のステップとなります。観察から得られた情報をもとにして患者さんの強みと何が健康を阻害しているのかといった看護の問題をみつけ，そしてその問題に対するケアをすることになります。

　そのプロセスの中で、看護診断をいう診断をつけるのです。看護過程のプロセスは，アセスメント→看護問題の同定→看護計画→実施→評価という形で進みます。看護問題を見つけることで，看護診断名を確定していくことになります。

　看護診断を確定した後は，看護計画を立てて，患者さんにケアを実施することになります。看護援助は，今まで学んだ知識を総動員した結果として生まれるものです。看護援助の後は，自分の行ったケアに対する評価を行います。そして評価をもとに，さらに改善すべきことがあれば，情報を集めて看護問題を抽出する作業をします。

　各章の基本的構成は，アセスメントの目的と方法，情報収集の内容，アセスメントの視点，NANDA-I の看護診断との関連，事例展開と進みますので，看護過程の展開がリアルに描きながら学ぶことができます。看護過程のプロセスにそって，どういった視点で看護を展開すればよいかについて詳細に解説しました。

　本書の特徴のもう 1 つは，各執筆者によって，ゴードンの 11 の機能的健康パターンの説明と事例の展開の記載方法が，微妙に異なっていることです。看護過程の展開は同じですが，11 の機能的健康パターンの種類によって，情報のとらえ方やアセスメントの視点を各パターンに応じて，わかりやすく説明をしています。これにより看護観や哲学も感じ取ることができます。

　看護過程は患者と看護師の間で生じる事象の展開であり，その展開は一律ではありません。本書を通して，さまざまな看護の展開についても学ぶことができ，臨床での看護に役立てていただければ幸いです。

目次

第❸章　よい看護記録の書き方のポイント
：看護記録を改善することは看護過程を見つめなおすこと

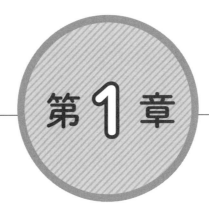

第1章

看護過程総論

看護を計画的・効率的に行うキホン

1 看護過程とは

上野栄一

看護過程は看護ケアの手順を表すものですが，それだけではなく，時間的経過も表している素晴らしいアプローチ方法です。一種の理論に近いものです。

看護の日々の業務のなかで，看護ケアは，患者さんのニーズに対するケアであり，顕在的・潜在的なニーズを把握しながら行います。1つひとつの看護技術に手順があるように，看護過程は，情報収集から始まる一連の看護の流れを私たちに示しています。

看護過程は，看護研究のプロセス，問題解決過程，教育課程，医療機関でよく使うクリティカルパスに似ているところがあります。クリティカルパスとは，入院から退院までの一連の流れを各段階に分解し，時間の流れのなかで順次行うものや同時に行うものを並べていくもので，一般的に「フローチャート」と呼ばれる図で表されます。同様にこの看護過程は，アウトカムとしての患者へのケアと評価を私たちに示しているのです。

看護過程は，循環型施行モデルであり，図1に示すPDCAサイクルのように進めます。PDCAサイクルは，業務改善プロセスの手法の1つで，［Plan（計画）－Do（実施）－Check（評価）－Act（改善）］という4つの段階で構成されています。サイクルを回すことが目標ではなく，あくまでも目標を達成するために必要な仕組みです。

このように考えることによって，物事の問題を改善したり解決したりすることが，より計画的にできるようになり，また，効率的に進めることができるようになります。

看護過程について，ここではわかりやすく図2のよう循環型の施行モデルで示します。

❶情報取集
❷アセスメント
❸看護診断
❹看護計画の立案
❺立案した看護計画の実施
❻実施したケアの評価

という看護の一連の流れにそって分類していきます。

❸の段階では，看護診断をつけるために，看護問題を抽出したあと，看護診断名に変換する作業を行います（図3，表1）。

この分類のプロセスを「看護診断過程」と呼びます。

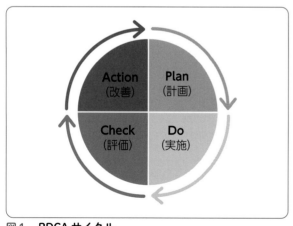

図1　PDCAサイクル

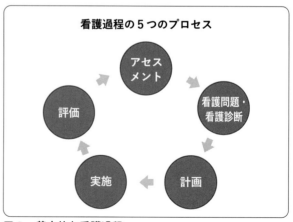

看護過程の5つのプロセス

図2　基本的な看護過程

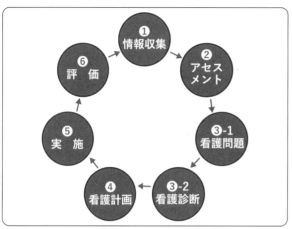

図3　看護過程（看護診断過程を含む）

看護過程は，「情報取集」から得られた「情報」を「アセスメント」にて明確化し「看護問題」を抽出します。「看護問題」が抽出されることで次に行う「看護計画」立案と続きます。そして「看護計画」「実施」「評価」と続くのです。この一連の流れ（プロセス）を「看護過程」といいます。

「情報収集」→「アセスメント」の段階では，患者のできるところ（強み）を明らかにし，看護問題の抽出へと進みます。さらに，看護問題を抽出し，看護診断へつなげ，看護診断名をつけることで共通用語を用いられるので，情報共有が可能になります。

表1　PDCA サイクルと看護過程

PDCA サイクル	看護過程	看護診断過程
Plan（計画）	❶アセスメント ❷看護問題 ❸看護計画	❶情報収集　　❸-2 看護診断 ❷アセスメント　❹看護計画 ❸-1 看護問題
Do（実施）	❹実施	❺実施
Check（評価）		❻評価
Action（改善） ＊「評価」を受け，さらに対策や改善行う	❺評価	❼「評価」は実行した内容の検証であり，仮説の検証で，さらなる対策を立てるために❶の情報収集に戻る

看護過程を行うための必要な知識　　COLUMN

　看護過程は，急性期では問題解決志向性であり，慢性疾患や高齢者に対しては，その人がどのような生活を望んでいるかを考え，生活全体を豊かにするために，潜在している力を引き出すことを目標としたケアを行う目標志向性で考え実践してきます。そのため，臨床判断やクリティカルシンキングをしなくてはなりません。

　臨床判断とは，何でしょうか。看護師が行う判断には，診断的判断，治療的判断，倫理的判断があります[1]。

　診断的判断とは，アセスメントや問題を明確化にするときに必要となる技術です。

　治療的判断とは，ケア計画を立案し，実施する多様な決定を行うには，①期待される結果の設定，②期待される結果の達成に必要な介入内容の決定，③ケアの実施，④実際に得られた結果の評価が必要ですが，その判断のことをいいます。

　また正確な判断をするためには，正確な情報が必要となります。

　それに加えて，看護理論，看護モデル，中範囲理論の考え方も，看護過程に用いられます。これを用いると看護過程に対する信頼性が増します。この看護理論と看護過程の統合により，看護実践の基盤となり，根拠のあるケアが実施できます。

［文献］
1) マージョリー・ゴードン，江川隆子監訳：ゴードン博士の看護診断アセスメント指針―よくわかる機能的健康パターン，第2版. 照林社，2006.

2 看護過程の実施方法

上野栄一

本書では，看護過程を，次のように解説していきます。

❶ステップ1：情報収集（データを集積する，情報を分類する）

❷ステップ2：情報からアセスメントへ（総合アセスメント：問題を把握する）

❸ステップ3：看護問題の抽出（問題を立てる）

❹ステップ4：看護診断（看護問題からさらに看護診断名を立てる）

❺ステップ5：看護診断の診断指標，関連因子，ハ

イリスクなどの確認

❻ステップ6：看護計画（問題解決に向けた計画を立てる）

❼ステップ7：実施（看護計画にそったケアを実施する）

❽ステップ8：評価（ケアの評価をする）

なお，データを集積するときは，目的にそった情報収集をすることが必要です。そのためにアセスメントツールを用います。

① ステップ1：情報収集（データを集積する，情報を分類する）

1）情報収集の基本的内容

情報収集は，アセスメントの第一歩で，問題を察知するところから始まります。

問題を察知するとは，直観，経験値，暗黙知も含めて，「何かおかしい」と感じることです。ただし，直観や暗黙知は，データとしてカルテに記載することはできません。カルテには根拠のあるデータを示すことが必要となります。たとえば「Aさんは，○○と考えているように（ナースが）感じた」と記載することはしません。

看護が問題を推察する手がかりや患者さんの気がかりを特定することのできる重要な情報である「キュー（Queue，特定のデータ）に気づくことが大切です。

しかし暗黙知は，これまで看護の先輩たちが築き上げてきた"知"ですから，それを形にする必要があります。それには，データを集めて（示して），根拠を明らかにすることが大切です。

情報収集は，カルテや記録，患者の観察から行いま

す。どのような項目が情報として必要なのかを確認してみましょう。

表1に入院時の情報を示します。各領域によって異

表1 基本的情報収集の内容

属性	居住地（地理，文化），性別，年齢，交通機関（電車，バス，自家用車など）を乗れるか
現病歴	現在の病歴
主訴	本人の主な訴えや症状
現在の症状	現在の具体的な症状
本人からの情報	本人が話す情報
検査データ	以前の検査データ 入院時の検査データ（その後，必要に応じた検査データ）
気になること	気になることを患者の言葉
住まい（場所），交通機関（医療機関までのアクセス）	自宅から医療機関までのアクセス（徒歩○分，バス○分，電車○分）

なる場合もありますが，ここでは共通事項を記載しています。

注意点として，情報収集するときは，すぐに評価はしないようにしましょう。

2）情報収集の基盤

情報収集の効率的な収集方法の基盤として，ゴードン（Gordon M）の11の機能的健康パターン，NANDA-I（North American Nursing Diagnosis Association-International）の13領域による分類（表2），ヘンダーソン（Henderson V）の14の基本的ニーズモデル，松木（光子）の生活モデル，ロイ（Roy SC）の適応モデル，などがあります。これらのモデルは，分析でも活用します。

3）情報を整理する：S情報とO情報

情報には，主観的データ（subjective data）と客観的データ（objective data）があります（図1）。主観的データは，患者さんの言った会話内容（症状，苦痛など）のことで，言った内容をそのまま記述します。

一方，客観的データは，検査データや問診，観察事項のことで，それを記載します。

大切なことは，五感を働かせて情報を収集することです。

● **主観的情報（S〈subjective〉情報）**：患者自身の言った言葉。まとめる必要はありません

● **客観的情報（O〈objective〉情報）**：測定された情報で，血圧，呼吸などのバイタルサイン，検査データ，表情，皮膚や排液の状態など，客観的に把握できるもので，数値や言語で表します。言語で表すものは，たとえば，「顔が赤い」「尿が黄淡色で混濁している」という表記になります

表2　ゴードンの11の機能的健康パターンとNANDA-Iの13領域

ゴードンの11の機能的健康パターン	NANDA-Iの13領域
1. 健康知覚－健康管理	領域1：ヘルスプロモーション
2. 栄養－代謝	領域2：栄養
3. 排泄	領域3：排泄と交換
4. 活動－運動	領域4：活動／休息
5. 睡眠－休息	領域5：知覚／認知
6. 認知－知覚	領域6：自己知覚
7. 自己知覚－自己概念	領域7：役割関係
8. 役割－関係	領域8：セクシュアリティ
9. セクシュアリティ－生殖	領域9：コーピング／ストレス耐性
10. コーピング－ストレス耐性	領域10：生活原理
11. 価値－信念	領域11：安全／防御
	領域12：安楽
	領域13：成長／発達

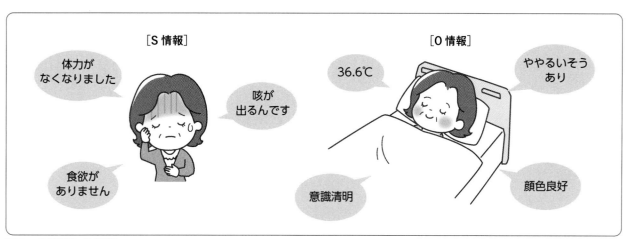

図1　S情報とO情報

② ステップ2：情報からアセスメントへ（総合アセスメント：問題を明確化する）

1）情報の解釈・分析

情報の収集・整理をしてから，患者の全体像を把握して，その「情報の解釈・分析」を行います。それにより患者の問題を把握することを「アセスメント」と呼びます。

どのような背景があり，どのような理由で，今の状態（顕在的）に，そしてどのようなことが起こるかと考えられるリスク（潜在的に生じる危険）について明確にします。この［情報の分析・統合］を経て，問題の明確化を行います。

たとえば，「だるい」「目が見えにくい」という主観的データと，「防護柵がない」「照明が不十分」「下痢，筋力の低下」などの情報があった場合は，「活動不耐からくる筋力低下」「転倒の危険がある」といった問題が明らかにされます。

では，そのアセスメントを行うには，看護師にどのような視点が必要でしょうか。

それには，次のような順番でアセスメントを行うとわかりやすいでしょう（図2）。

❶正常・異常の判定
❷今の状態はどこからきているかの推測
❸今後の予測，今後どうなるのかという予測

そのための具体的な方法として，以下のようなものがあります。

・**解釈**：言葉や文章の意味・内容を解きほぐして明らかにすること。物事や人の言動などについて，自分なりに考え理解すること[1]
・**分析**：複雑な事柄を1つひとつの要素や成分に分け，その構成などを明らかにすること。哲学で，複雑な現象・概念などを，それを構成している要素に分けて解明すること。物質の組成を調べ，その成分の種類や量の割合を明らかにすること[2]
・**予測**：対象となる事象の将来の起こり得る事態について，データ分析により事前の推測を行うこと[3]
・**判断**：物事の真偽・善悪などを見極め，それについて自分の考えを定めること。「適切な判断を下す」「なかなか判断がつかない」「君の判断にまかせる」「状況を判断する」[4]

2）アセスメントとは“点から線へとつなぐ思考のプロセス”

目的をもってデータを集めることを情報収集といいます。情報は，1つのみの情報もありますが，同時に2つ以上の情報を同じ時間内に取得することが可能です。

たとえば，倒れた人を見つけたとします。倒れていること自体が情報です。そして，近づいてみると，頭から出血があります。これは第2の情報です。さらに「大丈夫ですか」と声かけをしても何の反応もない，これは第3の情報です。

このように，1つひとつの情報を総合的に判断して，この人がどういう状況かを見極めて，すぐに行動に移す（看護ケア）ことが重要です。その意味で情報からアセスメントとは，1つひとつの情報を線で結んで関連性をみることと定義ができます。

情報は，1つの場合もあれば，2つ以上の場合もあります。

1つの情報の場合は，❶何が起こっているのか，❷それはどこからきているのだろうか，❸このまま続くとどうなるのだろうか，と考えます。

たとえば，体温38.0℃という情報がある場合，

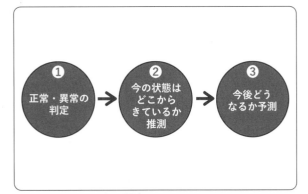

図2　アセスメントの順序

❶炎症が起こっている
❷肝炎があるからか→検査データのチェック
❸体力が消耗する

というようなアセスメントができます（図3）。つまり，1つの情報からもいろいろとアセスメントができるわけです。

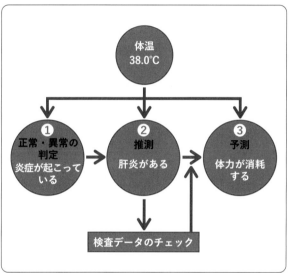

図3　アセスメント

　このとき大切なことは，推測されたもの（現象）のデータを見つけることです。看護で重要なことは，1つの情報だけではなく，次に何が必要な情報かを考えることです。

　アセスメントシートには，以下のように具体的に記載をします。

①炎症が起こっているから，データをみてみよう
②肝炎を推測する場合は，肝炎に関するデータをみます〔γ-GTP，ALP，AST（GOT），ALT（GPT）〕
③このまま続くと，体力が消耗し，臥床傾向になります。また，ADL の低下が懸念されます。

　実際の臨床では，1つの情報だけではなく，多くの情報を得ることができます。

　前述のように熱発は，バイタルサインの1つで，体温，脈拍，血圧，呼吸数を同時に調べることが大切です。さらに，これらのアセスメントにより，「肝臓の

炎症が熱発を引き起こし，熱発が呼吸数を上げ，脈拍を増やしている，だから感染症が進行している」と推測することができ，全身倦怠感，食欲不振，悪心などの症状が出ることが多く，さらにその後，黄疸が出現するなどという予測が可能となるわけです。

＊看護師は，看護診断はできますが，医師法により ICD-10 にみられるような医学診断はできません。たとえば，「AST，ALT が高いので，肝硬変と考える」というような記載はできません。

3）総合アセスメントで患者像をまとめる（図4）

　情報が次々と集積されると，このような問題点が挙がってきます。個々の情報だけでは，全体像はつかめません。情報を集積したあとは，それぞれの情報の個々のアセスメントから，総合アセスメントを行います（図4）。総合アセスメントは，個々のアセスメントを通して，患者の全体像を明確にします。これは，1つひとつの情報をつなげる［点から線へ］つなげるプロセスであり，いわばアセスメントのまとめといってよいでしょう。

　このように看護問題を統合してから，問題解決の優先順位（全体像）を決めます。患者がどんな状態かを明らかにして，看護問題を同定するわけです。

　たとえば，「本患者の状態は，便秘の状態であり，便秘によるイライラ感など生じてはいるが，便秘解消のための栄養指導などの理解はある」というように患者像をまとめます。

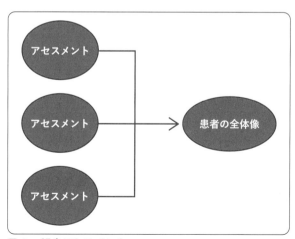

図4　総合アセスメント

③ ステップ3：看護問題（看護上の問題の抽出を行う）

次に，アセスメントの全体像から，看護問題を明確化します。

ここでは，まだ決定（看護診断）ではありませんが，患者にとって，問題となることをまずは挙げるようにしてください。

適切か不適切か，正常か逸脱かという判断を行い，そうなってしまった患者の原因，なりゆき（リスク），強みを考え，健康上の問題を導き出します。

それぞれの機能的健康パターンで挙がった健康上の問題をまとめてから，再度，原因（因果関係）を精査・整理して，看護問題（看護診断）を決定します。

看護問題の優先状態を把握するのによく用いられる理論として，マズロー（Maslow AH）の欲求階層説があります。「生理的欲求」「安全の欲求」「所属と愛の欲求」「承認の欲求」「自己実現の欲求」の順にそって，優先順位を考えていきます（図5）。

分析から看護上の問題を明確化する手順を以下に示します（図6）。このようにして優先順位をつけていきます。

［**手順1**］
① これまでの健康に関する認識の問題
② 現在の健康に関する認識
③ 健康管理状況に関する問題
④ 安全面に問題はないか

［**手順2**］

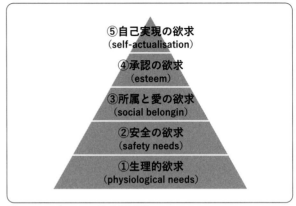

図5　マズローの欲求階層説

① 患者の健康知覚に問題はないか
② 健康管理に問題はないか

［**手順3**］
① 11の健康パターン（①健康知覚－健康管理，②栄養－代謝栄養，③排泄，④活動－運動，⑤睡眠－休息，⑥認知－知覚，⑦自己知覚－自己概念，⑧役割－関係，⑨セクシュアリティ－生殖，⑩コーピング－ストレス耐性，⑪価値－信念）に問題はないか
② 得られた情報が，何をアセスメントできる情報になるのか
③ 情報から，アセスメントの視点によって適切か不適切か，正常か逸脱か

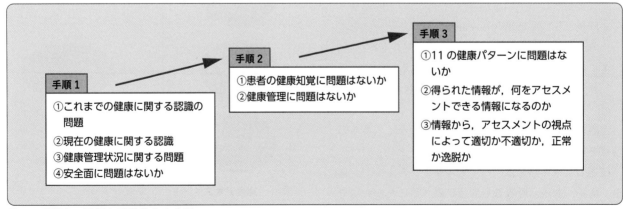

図6　看護上の問題を明確化する手順

ステップ４：看護診断（看護診断名に変換する）

看護問題から適合する看護診断名を立てます（図7）。看護問題には，実在型看護問題，リスク型看護問題，ヘルスプロモーション型看護問題があります（表3）。それぞれの問題によって，看護診断名が決まります。

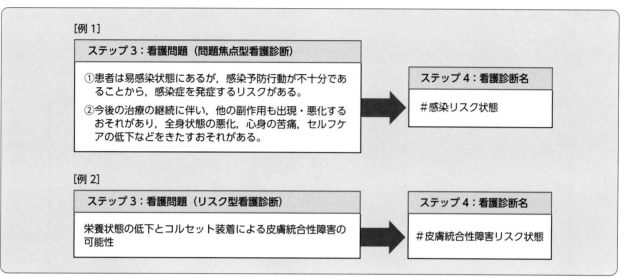

[例1]

ステップ3：看護問題（問題焦点型看護診断）
①患者は易感染状態にあるが，感染予防行動が不十分であることから，感染症を発症するリスクがある。
②今後の治療の継続に伴い，他の副作用も出現・悪化するおそれがあり，全身状態の悪化，心身の苦痛，セルフケアの低下などをきたすおそれがある。

ステップ4：看護診断名
#感染リスク状態

[例2]

ステップ3：看護問題（リスク型看護診断）
栄養状態の低下とコルセット装着による皮膚統合性障害の可能性

ステップ4：看護診断名
#皮膚統合性障害リスク状態

図7　看護問題から看護診断へ

表3　看護問題の種類

【実在型看護問題】	→問題焦点型看護診断	看護診断名・定義，診断指標，関連因子を照合する
【リスク型看護問題】	→リスク型看護診断	看護診断名・定義，危険因子を照合する
【ヘルスプロモーション型看護問題】	→ヘルスプロモーション型看護診断	看護診断名・定義，診断指標を照合する
【シンドローム】		●問題焦点型看護診断とリスク型看護診断については，まとめて対処することが最善な看護診断が複数ある場合は，シンドロームとする ●看護診断名・定義，診断指標，関連因子を照合する

⑤ ステップ5：看護診断の診断指標，関連因子などの確認

　看護診断の指標（根拠），関連因子，ハイリスクを確認します（図8・9）。

● **診断指標**：看護診断の証拠として挙げられる観察可能な手がかりや推論

● **関連因子**：ある種のパターンにみえる関係を看護診断との間に示すようにみえる因子の明確化

● **危険因子**：不健康な状態に個人・家族・地域社会を陥りやすくする環境因子の明確化します

　それぞれの看護診断に決められていますので，当てはまるかどうか確認します。

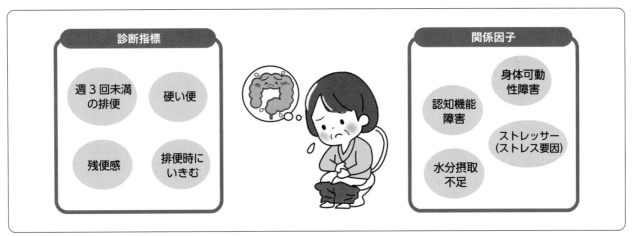

図8　**看護診断：便秘**

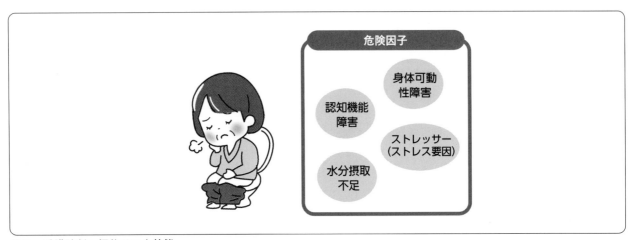

図9　**看護診断：便秘リスク状態**

⑥ ステップ6：看護計画（問題解決に向けた計画を立てる）

看護計画は，まず目標を立ててから，看護過程におけるケアや実施計画を作成します。

1）看護目標の立て方

まず，長期目標と短期目標を設定します（図10）。

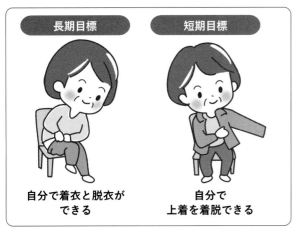

長期目標
自分で着衣と脱衣が
できる

短期目標
自分で
上着を着脱できる

図10 看護目標

長期目標とは，長期的な目標のことです。近年は，在院日数の短縮化により，長期的な目標といっても，実際はすぐに退院される患者もいますので，長期目標は，区切りとして退院するまでといったものにするのがよいでしょう。実習の場合は，実習終了後までの目標と考えます（退院目標を記載することもできます）。また，長期目標は看護診断の解決を示すものです。看護問題（看護診断）が解決される最終的な目標は，理想とする目標ではありますが，現実的でなければなりません。

短期目標とは，短期的な目標のことで，長期目標を達成するための細かな目標を記載します。数日〜1か月程度で，長期目標を達成するための（最終目標までの間に起こる），個々（さまざまの）の問題に対する目標です。段階的に目指す目標でもあります。また，短期目標は看護診断の観点からは，関連因子に焦点を当てる場合もあります。

長期と短期の定義は，相対的な部分もあります。

目標の記載方法には，「**誰が，何を，どこまで，どのように，いつまでに**」を記載します。when（いつ），where（どこで），who（誰が），what（何を），why（なぜ），how（どのように）を意識しましょう。

また，無理な目標を立てないようにしましょう。患者とよく話し合うことが大切です。

2）長期目標と短期目標の例

長期目標を考えてから，短期目標を考えると目標を決めやすいです。

- ●長期目標（退院目標）：自分で着衣と脱衣ができる。
- ●短期目標（○日まで）：自分で上着を着脱できる（今週中）。
  自分で上着と下着を着脱できる（来週中）。

- ●看護問題：血糖のコントロールができていない。
  ↓
- ●長期目標：血糖コントロールが自分でできる（十分でない）。
- ●短期目標：生活習慣を改善する。
  糖尿病の知識をもつ。
  ストレスのコントロールができる。
  インスリンの作用を理解できる。

3）看護計画の立て方

看護目標を達成するための具体的な計画を，「観察計画」「ケア計画」「教育計画」の観点から作成します（図11）。

❶「観察計画」には，看護問題（看護診断）で挙げた問題の状況について，あるいは評価のための観察項目を作成します。

❷「ケア計画」には，看護師あるいは患者が行う看護について記載します。

❸「教育計画」には，ケアをするうえでの患者に対する教育的観点からの計画を記載します。患者本人だ

けではなく，家族を含めた指導を作成します。

4) SMART の目標設定

　患者の安心・安全・安楽は，いつでもどこでも評価を行い，目標に取り入れる必要があります。看護目標を設定する際，役に立つのが「SMART の原則」です。
- S（specific）具体的であること：具体的に示す
- M（measurable）測定可能であること：数値や状態を具体的に記載する
- A（achievable）達成可能であること：本人が達成可能な目標とする
- R（relevant）関連性があり妥当であること：患者のために何をするか明確にする
- T（time）時間，目標達成日（期日）が明確であること：タイムリミットである。詳細なスケジュールが必要であり，中間的な評価も必要となる（達成度の評価）

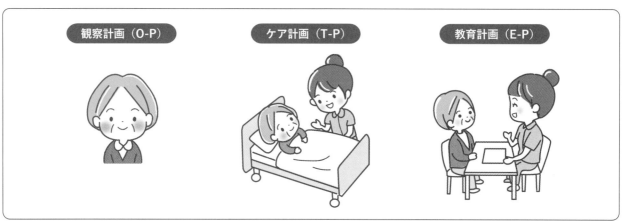

観察計画（O-P）　　ケア計画（T-P）　　教育計画（E-P）

図 11　看護計画

⑦ ステップ7：実施（看護計画にそったケアの実施）

　実施と評価はまず看護目標に合わせて記載することが大切です。また，客観的に記載することを心がける必要があります。

記録方式　　COLUMN

記録方式は「SOAP」を使います。
- S（subject）：主観的データ。患者が言った言葉
- O（object）：客観的データ
- A（assessment）：主観的データと客観的データより，アセスメントする
- P（plan）：計画や方針。アセスメントをした結果，これからどうしていくか（未来型思考が重要です）

具体的には，
① 看護目標に対して記録することで実施内容を具体的に記載します。
② 看護計画に書かれた活動を実施した結果，何が起きたのかを記録します。
③ 計画に基づいて実施した結果は，看護問題ごとにまとめて記録します。
④ 経時（経過）記録を記載します。これはフローシートと呼ばれます。

留意点は以下のとおりです。
- 目標は，患者を主語にして記述します。
  （例）×誤飲させない。
  　　　〇誤飲しない。
- あいまいな表現はしないようにします。「ある程度，多い，少ない，できるだけ」などは用いません。客観的な指標を使いましょう。
  （例）運動療法についての目標
  　　　×「できるだけ」多く歩いてもらう。
  　　　〇1日に3,000歩，歩くことができる。

⑧ ステップ8：評価（ケアの評価をする）

実施内容について，具体的に記載し，客観的な評価をします。患者の言葉も評価となります。

［例］
- リハビリテーションで，100m歩くことができた。トイレ歩行ができた。
- 患者が，「歩けて嬉しい」と言った。
- 腹部マッサージの結果，排便がみられた。今まで3日以上の便秘であったが，それから便秘はなくなった。患者も「すっきりしました」と話した。

［引用文献］
1）フリー百科事典 ウィキペディア日本語版：解釈. https://ja.wikipedia.org/wiki/解釈（2022年6月閲覧）
2）weblio：小学館 デジタル大辞泉「分析」. https://www.weblio.jp/content/分析（2022年6月閲覧）
3）weblio：OR事典「予測」. https://www.weblio.jp/content/予測（2022年6月閲覧）
4）goo辞書：小学館 デジタル大辞泉「判断」. https://dictionary.goo.ne.jp/word/判断（2022年6月閲覧）
［参考文献］
1）M.ゴードン，松木光子，江川隆子訳：看護診断―その過程と実践への応用，原著第3版. 医歯薬出版，1998.
2）渡邊トシ子編：ヘンダーソン・ゴードンの考えに基づく実践看護アセスメント―同一事例による比較，第3版. ヌーヴェルヒロカワ，2011.
3）大口祐矢：看護の現場ですぐに役立つ看護記録の書き方. 秀和システム，2015.
4）T.ヘザー・ハードマン編，上鶴重美訳：NANDA-I看護診断―定義と分類 2018-2020，原書第11版. 医学書院，2018.

③ 看護診断の必要性

上野栄一

1）看護問題から看護診断へ

看護過程では，看護アセスメントに基づいて，対象者に起こっている現象（問題）を看護診断の用語に変換する作業を行います。

医師に医学的診断があるように，看護にも看護診断があります。看護診断は，今後の患者のケアの方針を決めるために必要なものです。

医学的診断との違いはというと，看護診断は生活上の問題に焦点が当てられています。医師の診断が疾患を対象としているのと異なり，看護診断は患者の状態を対象としています。

看護は，部分をみるだけではなく，全体像をみてその人の状態を判断するのです。

2）看護診断を用いる理由

・看護診断は標準用語として活用できます
・看護診断はエビデンスに基づいた看護ができます
・看護診断は看護師間での情報共有ができます
・看護診断は社会に向けての看護の発信ができます

3）看護診断とは

看護診断の定義については，アメリカ看護婦協会（American Nurses Association：ANA）が 1980 年に示した "Social Policy Statement"（社会政策声明）のなかで「看護は健康問題に対する人間の反応を診断し対処すること」と表明しています。また，「看護診断（nursing diagnosis）とは，実在または潜在する健康問題／生活過程に対する個人・家族・地域社会の反応についての臨床判断である。看護診断は看護師に責務のある目標を達成するための決定的な治療の根拠を提供する」（1990 年「第 9 回 NANDA 看護診断分類会議」にて採択）と定義されているように，潜在する健康問題を見つけることもとても重要です。そのためには，多次元的な観察力が必要となります。

現象学的に考えると，その人に起こっている事象（事の起こり）をしっかりとみることが大切です。

4）NANDA-I とは北米看護診断協会のこと

NANDA-I とは the North American Nursing Diagnosis Association International の略で，北米看護診断協会（NANDA インターナショナル）のことをいいます（コラム「看護診断の歴史」参照）。

NANDA-I 看護診断では，診断ラベル（診断名）は 13 の領域に分類され，定義，診断指標，関連因子，危険因子といった要素によって構成されています。

改訂が 3 年ごとに行われ，最新版（2022 年 4 月現在）は『NANDA-I 看護診断─定義と分類 2021-2023』です。なお，最新版では，67 の看護診断が改訂され，新しい看護診断が 46 追加され，診断名の変更が 17，削除された診断名が 23 あります。また，各診断に「ハイリスク群」「関連する状態」が新設されています。

5）医師の診断と看護師の診断の違い

医師は健康問題そのものを診断します。診断用語には，国際的な ICD-10（国際疾病分類 第 10 版）があります。また，精神障害の分類のための共通言語と標準的な基準を提示するものとして，精神障害の診断と統計マニュアル（DSM）がアメリカ精神医学会（APA）によって出版されています。

一方，看護師は健康問題に対する反応を診断します。医師の診断とは大きな違いがあります。これは視

点の違いといってもよいでしょう。

6）看護診断の目指すもの

看護診断を行う意義として，以下のことが挙げられます。
- ①看護師が臨床判断すること
- ②看護ケアの理由づけと看護ケアの根拠を提供すること
- ③何を援助すればよいかを導き出すこと
- ④看護師間で共通の言語を用いて話し合えることだけではなく，多職種連携のなかでの共通言語としても使えるようになること
- ⑤社会への説明ができること。たとえば，看護師が何をしているのかを説明できることなど

7）看護診断に関する用語

- ●**診断ラベル**：手がかりのパターンを表現する用語
- ●**定義**：診断ラベルの意味を明確に説明している記述
- ●**診断指標**：診断の所見としてまとまった観察可能な手がかり・推論である[1]
- ●**関連因子**：すべての問題焦点型看護診断に不可欠な構成要素である[1]
- ●**危険因子**：個人，介護者，家族，集団，コミュニティの好ましくない人間の反応に対する脆弱性を高める先行要因である[1]

8）看護診断名の種類

NANDA-Iでは，看護診断を表現形式の違いで，「実在型」「リスク型」「ウエルネス型」の3つに分類されています。

①実在型看護診断

個人・家族・地域社会に存在する健康状態／生活過程に対する人間の反応を記述します。

②リスク型看護診断

その状態を起こしやすい個人・家族・地域社会に生じることのある健康状態／生活状態に対する人間の反応を記述します。危険因子に焦点を当てます。

③ウエルネス型看護診断

ウエルネスは，単に身体的健康だけではなく精神的・情緒的など生活すべての面で健康である状態を指します。ウエルネス型看護診断は，より高い状態へ促進される準備状態にある個人・家族・地域社会のウエルネスのレベルに対する人間の反応を記述します。広範囲な健康志向に基づいています。

9）テンポラリーリスト（temporary list）について

本書では，テンポラリーリストを紹介しています。筆者はこれを推奨します。

このテンポラリーリストは「一時的な問題リスト」という意味で，患者の状態で，たとえば，高熱ではないが微熱が今朝から出ているので，今のところ原因はわからないが一時的な問題リストに入れて観察するといった項目のことです。もし，この一時的な問題状況が続くようならばアクティブプランとして看護問題を抽出して，看護診断名をつけます。筆者が臨床に携わることになった30年前からこのような形式の記録がありました。とても活用していて，患者の小さな問題もリストに挙げられているので，観察からもれることもなく，時として看護問題として挙げることもできるため，重要な記録様式であると思っています。ここをチェックしていくことで，小さな変化も見逃さないという意識が働きます。

10）共同問題について

共同問題（collaborative problems：CP）は，カルペニート（Carpenito-Moye LJ）により提唱されたもので，潜在的な合併症（検査や治療によって生じる可能性がある身体的問題）などを，看護師・医師両方の介入が必要な問題として，共同問題（CP）としています。

電子カルテ化時代の看護診断 COLUMN

　情報科学の発展により，紙媒体のカルテは，電子カルテに代わってきていています。情報を電子化するメリットは，次のとおりです。
- ①大量のビックデータを扱える
- ②高速な情報検索・情報伝達ができる
- ③情報の再利用ができる
- ④情報の関連づけ（テキストマイニングによる解析）ができる
- ⑤情報の共有（医療の効率性）ができる
- ⑥情報の分析（EBN〈evidence-based nursing〉に基づいた医療）ができる
- ⑦AI（artificial intelligence：人工知能）による判断（診断など）ができる

　これからの方向性はIT（information technology，情報技術），AIの時代であり，看護記録を標準化し，電子化していくことが求められます。またそのデータを地域包括ケアに活かすこともこれから必要となります。

［引用文献］
1）T. ヘザー・ハードマン編，上鶴重美編・訳，カミラ・タカオ・ロペス編：NANDA-I 看護診断 定義と分類 2021-2023，原書第 12 版. pp59，医学書院，2021.

［参考文献］
1）T. ヘザー・ハードマン編，上鶴重美訳：NANDA-I 看護診断—定義と分類 2018-2020，原書第 11 版. 医学書院，2018.
2）江川隆子：江川隆子のかみくだき看護診断，日総研，2019.
3）R. アルファロール・フィーヴァ，江本愛子監訳：基本から学ぶ看護過程と看護診断，医学書院，1991.
4）厚生労働省：地域包括ケアの姿. https://www.mhlw.go.jp/wp/hakusyo/kousei/16/backdata/01-04-03-02.html（2021 年 4 月 3 日閲覧）
5）古橋洋子編：NEW 実践！　看護診断を導く情報収集・アセスメント，第 4 版，学研メディカル秀潤社，2013.
6）weblio：研究社 新英和中辞典での「assessment」の意味. https://ejje.weblio.jp/content/assessment（2021 年 6 月 3 日閲覧）
7）weblio：研究社 新英和中辞典での「assess」の意味. https://ejje.weblio.jp/content/assess（2021 年 6 月 3 日閲覧）
8）江川隆子編：ゴードンの機能的健康パターンに基づく看護過程と看護診断，第 6 版，ヌーヴェルヒロカワ，2019.
9）マージョリー・ゴードン，江川隆子監訳：ゴードン博士の看護診断アセスメント指針—よくわかる機能的健康パターン，第 2 版. 照林社，2006.

　「看護診断」と聞くと「難しい」「ラベルの意味がわからない」など，アレルギー反応を示す方も多いと聞きます。「看護過程」はどうでしょうか。看護基礎教育では，ほとんどの教育課程で看護実践活動を系統的に展開するための問題解決方法とし，講義，演習，実習などでの学習経験があるためかアレルギーを示す方はいません。1960 〜 70 年代の看護基礎教育では「問題点」「根拠」など，問題解決志向を基礎とした「看護計画」として指導されました。そのため，「看護過程」という用語が使われ始めたときには違和感がありましたが，考え方としては同じであったためか受け入れられました。1967 年にユラ（Yura H）とウォルシュ（Walsh MB）が，アセスメント，計画立案，実施，評価の 4 つのステップの看護過程を提案し，1975 年にロイ（Roy SC），1976 年にミュンディンガー（Mundinger MO）とジャローン（Jauron GD）が看護診断という用語の使用を提唱し，5 つのステップの看護過程（データの収集，看護診断，看護行為の計画，実施，評価）を使い始め，それが，現在でも使用されています。看護診断は，看護過程のワンステップです。

　「看護診断」ではなく「臨床判断」でよいのではないか，アセスメントの結論として看護診断用語を使うか自由に表現するか，などの論議は今も続いています。このような論議の背景には，看護独自の活動を明確にしようという動きがあります。社会の変動とともに看護が何を問題とし，どのように考え，何をするのかを示すためには，それらを伝えるための言葉をもつことが必要とされています。現在，何を使うかという 1 つの決まったものはありません。グローバル化や電子化がますます進むなかで，先人たちが看護診断の必要性を唱え，看護診断用語をどのようにして開発してきたかの過程を知ることとは，これからの看護の進歩や発展のための道標となるでしょう。

1）看護診断の始まり

　アメリカで初めて「看護診断」という用語が使われたのは，1950 年代です。この頃は，第二次世界大戦の終戦により多くの兵が帰還してきました。看護の専門家たちは，看護を科学的根拠と哲学に基づいた専門職業として確立させることを志向し，他の健康職種の人にはできない，看護独自の役割は何であるかを示すために次々に理論を発表し，そのなかで看護診断という用語が使われました。平岡ら[1]は，看護診断の萌芽期における看護診断の考え方で，現在使用されている看護診断の概念につながっているのは，「看護診断とは看護ケアを受ける個々の患者，あるいは，その家族によって出された看護上の問題の本質と程度を決定すること」というアブデラ（Abdelah FG）の定義（1957 年）が起源であり，換言すれば，看護診断とは，看護上の問題を正確に同定することであり，もし診断が間違っていたり，あるいはまったくなされなかったりした場合，看護上の問題解決のための適切な看護ケアを選択・提供できなくなるおそれのあるものと述べています。

　その後 1960 年代，70 年代においても，看護とは何か，看護が扱う現象とは何かの問いに対する模索が続けられ，多くの看護理論が発表されるとともに看護診断についても討議がされました。1970 年，ゲビー（Gebbie KM）とレビン（Levin B）は，ケア情報のコンピュータ化の会議に参加し，看護はまだコンピュータへの入力・検索が可能な患者データをもっていないことと，他の健康問題の職種に侵されない独自の領域をもっていないことから，患者ケアに対するチームアプローチに関するプロジェクトへの参加を断られたことにより，1973 年に看護

診断用語の分類作業を始めましたが，それ以前から看護診断についての検討は行われていたことになります。

それらの活動が行われるなかで，ANA は，1973 年の「看護業務の基準」に，「看護診断は質の高い看護ケアの提供を目的とする看護過程において必要な部分である」と提示しました。そして，1980 年の "Social Policy Statement"（社会政策声明）のなかで「看護は，実存または潜在する人間の反応の診断と治療である」とし，看護診断を正式に看護過程の基本としました。これにならって，ほとんどの州でこの定義を看護実践の条例で使用することになり，1987 年には，NANDA（北アメリカ看護診断協会）を看護診断の確立と承認を行う公式団体として承認しました。これを機に臨床での診断カテゴリーの導入が急速に進められていきました。

2）日本での看護診断の拡がり

看護診断はアメリカでは看護実践の医学モデルからの脱却と，看護の独自性の確立を目指して発展しました。日本では，診療記録として POS（problem oriented system）が 1972 年に医学界だけでなく看護界に紹介されると，臨床サイドでは，チーム医療や電子カルテ化に伴い普及していきました。ところが看護では，情報分析としてアセスメントを導き出し，問題を記載するのが困難で，一定の診断名リストが必要であったこと，1990 年代には看護診断に関する図書の翻訳出版が急増したことや 1992 年には第 1 回日本看護診断研究会（1996 年には第 1 回日本看護診断学会に発展）が開催されたことも併せて，看護診断というより看護診断分類用語への関心が促進されました。看護診断についての理解が十分されないまま看護診断用語の「ラベル」が使用されていきました。さらに，2001 年には，厚生労働省から電子カルテ普及目標が提言されたことにより，看護診断用語のシステムの導入が進みました。「クリックだけでも看護診断が作成されるから，看護師の判断能力が低下する」と危惧する声や，看護診断用語は刻々と変化しシステム維持費の負担などから，看護診断用語を使用しない施設も増加しています。看護診断用語を使うことが看護診断ではありません。また，クリニカルパスが診察の標準化，医療の質の向上，業務の改善，チーム医療の向上を目的に広く導入されています。日々の看護実施項目を処理するではなく，看護の視点で予測される問題を診断しそれに基づき計画することや，臨床判断（看護診断）の能力が求められていることを忘れないで欲しい。

3）看護診断用語

同じ現象についての看護診断の結論に各自が呼び名をつけていたのでは，同じ現象でも受け手の認識によっては意味が変わってしまいます。同じ現象を同じ意味で伝えるためには共通言語の開発が必然でした。用語の開発はいろいろな団体で行われています。

NANDA インターナショナル（略称 NANDA-I）の看護診断分類は，看護が取り扱う患者の反応を表記する用語の分類体系であり，アセスメントの段階で得た情報を分析して判断を下した結論を診断として表明する際に利用できる診断類型の 1 つです。日本で最も利用されている用語集であるため，その歴史を紹介します。

1973 年，第 1 回全米看護診断分類会議がセントルイス大学で開催され，アメリカの各地やカナダから 100 人の教育，臨床，リサーチなどの専門職ナースが招聘され，分類システムの作成が始まりました。1982 年には，カナダが加わり，北米看護診断協会（North America Nursing Diagnosis Association：NANDA）となり，2003 年からは，看護診断が世界で広く使われるようになったことから，NANDA-International になりました。

NANDA より看護診断の分類のための概念枠組みを開発するよう要請された看護理論家グ

ループは，帰納的な方法を用いて，アルファベット順の看護診断リストを検討しパターンをつくり出しました。理論家たちは最終的に，診断分類体系のための概念枠組みとして，《ユニタリマン unitaryman》（単一の存在としての人間）の9つのパターンを提案し，1986年第7回大会でNANDAの《分類法Ⅰ》（taxonomy Ⅰ）が看護診断の開発と検証のため承認されました。

その後，世界保健機構（World Health Organization：WHO）のICD-10（国際疾病分類第10版）に加えられる可能性に向けて，分類法と看護診断のコード化の開発が行われ，2000年に多軸システムの《分類法Ⅱ》（taxonomy Ⅱ）が採択されました。この分類法Ⅱの開発には，ゴードンの機能的健康パターンの枠組みが最適と判断され，その後の分類作業の結果，13領域に分類されました。看護診断・看護介入・看護成果の関連性がみえる共通構造の開発が進められているため，2007年から再度分類構造の見直しに着手し，分類法Ⅲについても検討されましたが，2016年の総会で分類法Ⅱを維持することが決まりました。新たな看護診断の提案や改訂が続けられているので，最新の診断用語を確認し，適切な診断用語を使わなければなりません。看護診断の定義は，「看護診断とは，実在または潜在する健康問題／生命過程に対する個人，家族，地域社会の経験／反応についての臨床判断である。看護診断は看護師が責任をもって結果を出すための看護介入の選択根拠になる」（2009年と2013年に改訂）[2]となっています。看護師の臨床推論を支援するために，重要な診断手がかり（診断指標，関連因子，危険因子，ハイリスク群，関連する状態）を提供している用語集です。

ゴードンの機能的健康パターンやカルペニートの看護診断ハンドブックは，NANDA-Iの看護診断がルーツであり，そこに独自の解釈や診断名を追加したものです。

ANAが，標準看護用語として認定しているのは，❶ Clinical Care Classification (CCC) System，❷ International Classification for Nursing Practice (ICNP)，❸ North American Nursing Diagnosis Association International (NANDA-I)，❹ Nursing Interventions Classification System (NIC)，❺ Nursing Outcomes Classification (NOC)，❻ Omaha System，❼ Perioperative Nursing Data Set (PNDS)，❽ ABC Codes，❾ Nursing Minimum Data Set (NMDS)，❿ Nursing Management Minimum Data Set (NMMDS)，⓫ Logical Observation Identifiers Names and Codes (LOINC)，⓬ SNOMED Clinical Terms (SNOMED CT) の12の分類です[3]。看護診断用語は，NANDA-I以外にもあり，それぞれの看護専門分野でも用語の検討が行われています。　　　　［道重文子］

［引用文献］
1) 平岡敬子，野島良子：看護診断の萌芽期―1973年以前の看護診断に対する考え方．臨床看護 20(5)：581-588，1994.
2) T. ヘザー・ハードマン編，看護診断学会監訳：NANDA-I看護診断―定義と分類 2012-2014. pp600-607，医学書院，2012.
3) T. ヘザー・ハードマン編，上鶴重美訳：NANDA-I看護診断―定義と分類 2018-2020，原書第11版．pp94-95，医学書院，2018.

［参考文献］
1) 福井公明，日下八代美，神田尚子・他：看護診断とその文献的考察．看護技術 24(10)：90-107，1978.
2) 日野原重明：わが国における Problem Oriented System (POS) の歴史．医学教育 17(6)：377-379，1986.
3) 松木光子：看護診断とは何か？　看護研究 25(1)：8-16，1992.
4) 野島良子：看護診断と看護理論．看護研究 25(1)：17-25，1992.
5) 羽山由美子：臨床看護の概念化に関する一つの問題提起―看護診断と臨床判断を巡って．看護研究 26(3)：216-224，1993.
6) 数間惠子：看護を記述する用語―その歴史と展望．看護教育 44(8)：648-660，2003.
7) 森田敏子：看護診断の歴史的発展と表現形式．月刊看護きろく 16(2)：3-10，2006.
8) 上鶴重美：看護管理者のための看護診断講座．看護管理 27(7)：530-535，2017.
9) The Office of the National Coordinator for health Information Technology: Standard Nursing Terminologies: A Landscape Analysis. https://www.healthit.gov/sites/default/files/ /snt_final_05302017.pdf (2021年3月25日閲覧)

4 ゴードンの11の機能的健康パターンの基礎知識

道重文子

1 機能的健康パターンが考案された過程

1) マージョリー・ゴードン博士について

　マージョリー・ゴードン（Marjory Gordon）博士は，1957年にアメリカのマウントサイナイ病院看護学校を卒業し，臨床に携わりながら，ニューヨーク市立大学で学士課程，修士課程を修了し，1972年にボストンカレッジで教育心理学博士号を取得されました。1962年から看護教育に携わり，1978年にボストンカレッジ教授となり，1997年にボストンカレッジを退官後，同カレッジの名誉教授となられました。

　看護診断に関しては，1982年から3期6年間にわたり，北米看護診断協会（現在のNANDA-I）の初代理事長として活躍され，多くの著書を手がけられてきましたが，1982年に『Manual of Nursing Diagnosis』の初版が出版され，2014年には第13版が出版されています。2015年に逝去されるまで，生涯にわたり看護診断の発展に寄与されてきました。

2) 機能的健康パターンの生成過程

　機能的健康パターンは，看護理論や概念枠組みでは

なく，アセスメントをするためのツールです。

　ゴードン博士は，1970年代半ば，ボストンカレッジでアセスメントと診断を教えるためにパターンを明らかにしました。1970年代に発表された膨大な数のアセスメント・フォームの見直しと分析から，アセスメントのための共通領域が浮かび上がり，それらをまとめることにより健康パターンが生まれました。やがて1985年に看護過程の教授および研究のための臨床判断の統合モデルとして提案しました。

　看護の基本核心は，人間の機能に対する関心であるため，これらを称して，アセスメント・データと診断を構成するために11の機能面からみた「健康パターン」（functional health pattern）と呼ぶことにしました。

　機能面からみた健康パターンの各パターンの定義と視点を表1に示しました。

表1　機能面からみた健康パターンの類型と定義

パターン	定義	視点
健康知覚－健康管理	クライエントが認識している健康と安寧のパターン，および健康をいかに管理しているかを表している	・自分の健康状態をどのように知覚しているか，それが現在の活動や将来の計画にどんな関係があるか ・全般的なヘルスケア行動（健康増進のための活動，健康法，医師からの処方など）
栄養－代謝	代謝のニードに関連する食物・水分の消費パターン，およびパターンの指標となる局所的栄養状態について表している	・毎日の食事時間，摂取する飲食物の種類と量，食物の嗜好，栄養剤やビタミン剤の使用 ・皮膚病変と全般的な治癒力 ・皮膚，毛髪，爪，粘膜，歯の状態 ・体温，身長，体重の測定値
排泄	排出機能（腸，膀胱，皮膚）パターンを表している	・排泄機能の規則正しい働きについてどのように知覚しているか ・排便のための手順や下剤の使用 ・時間パターン，排泄方法，質，量 ・排泄をコントロールするために使用する器具
活動－運動	運動，活動，レジャー，レクリエーションのパターンを表している	・エネルギー消費を必要とする日生活行動（清潔，料理，買い物，仕事など） ・運動の種類・量・質 ・レクリエーション活動
睡眠－休息	睡眠，休息，リラクセーションのパターンを表している	・1日24時間以内の睡眠と休息のパターン ・睡眠と休息の質と量 ・睡眠剤や就寝時の決まった手順など睡眠の助けになるもの
認知－知覚	感覚－知覚，および認知パターンを表している	・視覚，聴覚，味覚，嗅覚，触覚などの感覚と障害に対する装具 ・痛みの知覚と対処方法 ・言語，記憶，判断，意思決定というような認知機能の能力
自己知覚－自己概念	自己概念パターンを記述すること：自己知覚（たとえば，ボディイメージ，感情の状態，コントロール力や自己の能力，適性を知覚すること表している	・自己に関する態度，認知，感情表出，身体についての知覚 ・イメージ，自己統一性，価値観，情動 ・視線の交差，声と話し方
役割－関係	役割参加と関係のパターンを表している	・現在の生活状況において，主たる役割と責任をどのように知覚しているか ・家事や仕事，社会における関係と責任に対する満足度や動揺
セクシュアリティー生殖	性パターンにおけるクライエントの満足，不満足，および生殖パターンについて表している	・セクシュアリティや性的関係についての満足感または不満足度 ・女性の生殖状態，閉経前後期の問題
コーピング－ストレス耐性	一般的コーピングパターン，およびストレス耐性という点からパターンの効果について表している	・ストレス解消方法 ・家族やその他の援助システム ・状況をコントロールし管理する能力
価値－信念	価値，信念（宗教を含む），選択/決断を導き出すパターンを表している	・人生で重要だと感じられる事柄 ・健康に関連した価値，信念，葛藤

（M. Gordon，松木光子，江本愛子，江川隆子・他訳：看護診断―その過程と実践への応用，原著第3版. pp95-115，医歯薬出版，1998. を参考に作成）

② 機能的健康パターンの特徴

1) 機能的健康パターンの用語

　ゴードン博士は，枠組みを機能的健康パターンと命名しましたが，「機能」「健康」「パターン」についてどのように考えていたのでしょうか。

　「**パターン**」とは，一時的に起こる行動の全体行動であると定義しています。パターンは，観察者の頭の中で"さまざまなデータをまとめる"ことによって構成されます。共通しているパターンは11ありますが，11のパターンは，人を統一体としてみているので，それぞれが相互に影響し切り離してみることはできません。すべてのパターンについて観察し，それぞれが他のパターンに影響している情報を分析することが必要となります。

　「**機能**」とは，医学では呼吸機能，心臓機能，脳機能などの生理的機能や働きを表現するのに用いられますが，看護での機能は，"生活の仕方"であり，看護が行う健康増進，援助，リハビリテーション活動の焦点になります。

　「**健康**」とは，個人や家族，地域社会がその可能性を最大限に発揮することができるような最適の機能状態のことです。人々がもっている力（強み）を発揮できるように生活を整えるための援助内容を考えることになります。

2) 健康パターンの種類

　機能的パターン，機能障害的パターン，機能障害的

な潜在状態があります。機能的パターンは，健康パターンが機能的に働いているときであり，健康とウエルネスを意味しています。機能障害的パターンは実在する健康問題であり，機能障害的な潜在状態は，健康問題のリスク状態を表しています。

3) 枠組みの特徴

　この枠組みは，看護理論の共通する主要概念である人間と環境の相互作用を全人的（生物心理社会－スピリチュアル）にとらえて機能（生活）から分類されているので，どのような看護理論でも使うことができます。そして，あらゆる看護専門領域の多様なケア・レベル，年齢層のすべての状況で使うことが可能です。

　看護診断の分類と開発を行っているNANDA-Iは，特定のアセスメント方式やツールを支持していませんが，ゴードンの機能的健康パターンはNANDA-I看護診断を決定する際の看護師のアセスメントをサポートするという学会声明を出しています。

　11のパターンごとに関連するNANDA-Iの看護診断と異なる独自の看護診断のカテゴリーが配置されています。ゴードンの看護診断カテゴリーについては，成書を参照してください。各パターンのデータから情報の整理をしているときに仮診断を選択することができます。

③ データから診断へ

　看護診断名を立てるまでの過程については前項のステップ❶～❹で説明されています。

　ゴードンの機能的健康パターンを使い診断過程への移行を図1に示しました。診断過程は，手がかり（cue）の認識，情報解釈，看護診断の最終判断で構成されます。

1) 機能的健康パターンの型通りのアセスメント

　パターンの順序は，アセスメントをうまく進める順序になっているので，受診理由や患者の状態を理解する**健康知覚－健康管理パターンから始めます**。自己，気分状態，人間関係，性的側面については，人間関係を築いてから質問します。一方，精神看護領域では逆に，健康知覚－健康管理パターンに続いて，自己，気分状態，人間関係，性的側面について先に質問します。

2) 診断的手がかりの確認

　手がかりとは，指標（測定値や検査データなど）や関連因子・危険因子（徴候と症状など現在の状態や行

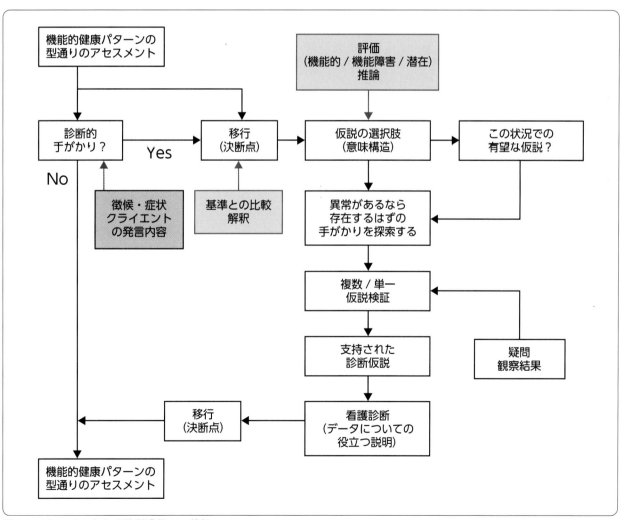

図1　アセスメントから診断過程への移行
（M. Gordon, 松木光子, 江本愛子, 江川隆子・他訳：看護診断―その過程と実践への応用, 原著第3版. pp192, 医歯薬出版, 1998. を改変）

動など），強みのことで，診断的手がかりとは診断に不可欠な診断基準です。

　①手がかりがない場合
　　▶▶次のパターン内に診断手がかりがないか確認します。
　②手がかりがある場合
　　▶▶機能的健康状態か機能障害的健康問題か潜在的な問題かを推論し評価します。推論と直感を組み合わせてデータを解釈し，有望な看護診断を選択します。

3) 複数仮説の代案

　2つ以上の仮説の代案を設定します。複数あると正しいものが含まれている可能性が高くなります。

4) 仮説の検証

　選択した看護診断について，正確に診断をつけるために，一番可能性の高い仮説から，看護診断マニュアルを参照し，ほかに必要な情報や手がかりについても確認します。支持されない診断仮説は棄却します。

5) 看護診断

　診断の書き方に決まりはありません。看護診断は，

アウトカムと介入からなる治療的判断の根拠となります。問題（診断の焦点）に基づきアウトカム（目標）が計画され，病因と関連因子や危険因子に基づき介入が計画されます。データベースとアセスメント判断を見直し，データを要約する診断文の構成と内容を検討し記述します。

　機能障害的パターン（実在する問題，problem：P）の要因，あるいは関連因子（etiology：E）は，推測される問題の原因であり，それによる症状や徴候（sign あるいは symptom：S）があるので，「○○○○○に関連した▲▲▲▲によって示される◇◇◇◇」と記述します（PES方式）。

　機能障害的な潜在状態（リスク問題）では，まだ顕著な症状や徴候はなく，将来問題を起こす可能性のある危険因子であるため危険因子のみを記述し，「○○○○に関連した◇◇◇◇」と記述します。

　問題と関連を示すのに，「〜〜に関連した」という言葉の代わりに，"/"や"R/T"と表記する方法や，PES方式で記述する方法もあります。実在する問題は，P：◇◇◇◇，E：○○○○，S：▲▲▲▲，リスク問題は，P：◇◇◇◇，E：○○○○で構成します。

［参考文献］
1）M. Gordon，松木光子，江本愛子，江川隆子・他訳：看護診断―その過程と実践への応用，原著第3版. pp123-147，医歯薬出版，1998.
2）マージョリー・ゴードン，輪湖史子監訳：ゴードン博士の看護診断. pp25-48，照林社，1995.
3）マージョリー・ゴードン，佐藤重美訳：ゴードン博士のよくわかる機能的健康パターン―看護に役立つアセスメント指針. pp113-132，照林社，1998.
4）マージョリー・ゴードン，佐藤重美訳：アセスメント覚え書き　ゴードン機能的健康パターンと看護診断. pp156-167，医学書院，2009.
5）任和子編著：実習記録の書き方はわかる看護過程展開ガイド―ヘンダーソン，ゴードン，NANDAの枠組みによる. pp106-109，照林社，2009.

第2章

看護診断の
アセスメント各論

解説と事例展開

健康知覚－健康管理

茅野友宣

 健康知覚－健康管理のアセスメントの目的と方法

健康知覚－健康管理の アセスメントの目的

1) 健康知覚－健康管理のアセスメントとは

「健康知覚－健康管理パターン」のアセスメントとは，対象者が自分自身の健康状態をどのように感じたり考えたりしているのかということ，および健康状態に影響を与える行動や習慣を明らかにするものです。ゴードン（Gordon M）は，このアセスメントは他の各健康パターン全般に関係する部分であるため最初にアセスメントすべきであると述べ，次のように定義しています。

「健康知覚－健康管理パターン」は，個人が認識している健康状態，安寧，および個人的健康管理方法のパターンを表します。これには，患者が健康状態をどのように認識しているか，またその認識が現在の活動および将来の計画へどのような関連性をもつかなどが含まれます。また，心身の健康増進活動，医師や看護師の指示や勧め，継続的な診察の遵守（アドヒアランス）など健康行動の全般的レベルも含まれます[1]。

これらをアセスメントするためには，身体・健康・疾患などに関する対象者の「認識」と「行動」について，詳細に情報を得る必要があります。たとえば，同じような健康状態であっても，「体調はまあまあよい」と感じる人もいれば不安を感じる人もいるように，人の認識（受け止め方）はさまざまです。また，疾患や合併症などに関する知識や理解も，個人によって大きく異なります。

これらの認識や理解は，行動に大きく影響する重要な情報です。そして，実際の健康管理行動について（健康のために心がけていることや慢性疾患の管理方法など），詳細に情報を得ることが必要です。さらに，認識と行動の関連についてもとらえることが重要です。

医療者からみると，健康を保つうえで望ましい行動ができていないようにみえても，その理由は，知識の不足や理解の誤りである場合，望ましい行動はわかっているができない場合，また対象者なりの何らかの価値観や信念に基づいて異なる行動をとっている場合，というようにさまざまであり，個別性を踏まえたアセスメントが効果的な介入につながるためです。

2) アセスメントに活用できる理論やモデル

この「健康知覚－健康管理パターン」のアセスメントや看護介入を行う際に，役立つ理論やモデルがあります。これらの考え方を情報収集の視点や介入の根拠として活用することは大変有用です。以下に代表的なものの概略を紹介します。

(1) 保健信念モデル（セルフ・ビリーフモデル）

保健信念モデルとは，個人が保健行動をとる際のメカニズムを明らかにしたものです。

人が望ましい保健行動をとる可能性に影響を与える要因には，「『脅威』の認識」と，「保健行動をとること

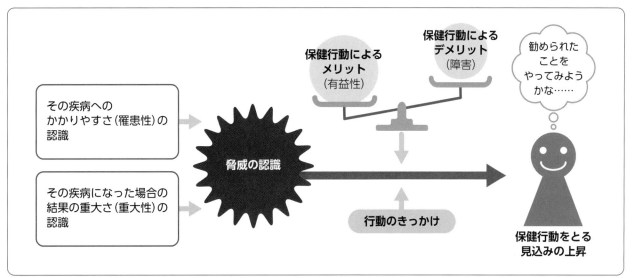

図1　保健信念モデルの概略図

での『有益性』と『障害』の認識のバランス」があるとされています。

「脅威」の認識とは，"このままではいけない"という危機感を感じることであり，疾病へのかかりやすさ（罹患性）の認識と，その疾病や合併症になった場合の結果の重大さ（重大性）の認識によって決定されます。「脅威」の認識の高まりは，保健行動をとる動機を高めます。

そして，望ましい保健行動をとることによるメリット（有益性）が，デメリット（障害）を上回ると感じられれば，その行動をとる見込みは高くなります。さらに「行動のきっかけ」（たとえば自分の身体状況の知覚や，他者からの助言，マスメディアの情報）などが刺激となると考えられています。

健康知覚−健康管理のアセスメントにおいてこのモデルを活用すると，対象者が病気や合併症に対する危機感をどのようにもっているのか，また推奨される保健行動をとることのメリットとデメリットをどのように認識しているかを把握することが必要であるといえます。そして，適度な「脅威」の認識をもち，それに対する行動の「有益性」が「障害」を上回ると感じられる関わりが有用であると考えられます（図1）。

(2) 自己効力感 (self-efficacy)

自己効力感とは，自分が行おうと思う行為について，「自分にはそれが実行できる」という自信のこと

です。ある行動に対して，自己効力感を感じているほど，それを行う可能性が高まると考えられています。人が何か行動しようとするときには，「その行為を行えば，よい結果が得られる」という予測（**結果期待**）に加えて，「その行動をうまく行うことができる」という予測（**効力期待**）が必要であり，この自己への効力期待を自己効力感といいます。

自己効力感を感じるためには，表1のようなものが影響を与えるとされています。

この考え方をアセスメントやケアに活かすには，対象者が必要な保健行動に関して，どの程度の自己効力感があるか（できそうだと感じているか）を把握する必要性があるといえます。そして，対象者の自己効力感を高めている，または低めている要因は何かをとらえていくことがケアにつながるでしょう。

表1　自己効力感を高める4つの方法

① 自己の成功経験	実際にその行動を達成できたという体験
② 代理体験	モデルとなる他者がその行動をうまくできているのを見聞きすること
③ 言語的説得	その行動について他者から説明や説得，励ましを受けること
④ 生理的・感情的状態	その行動をとることに伴って生じる，身体や気持ちの反応

(3) 行動変容ステージモデル（トランスセオリティカルモデル）

行動変容ステージモデルとは，人が禁煙，運動というような保健行動を開始し，継続していく変化を，5つのステージを通過して進むプロセスとして考えるものであり，各ステージは表2のように定義されています。ただし変容は必ずしも一方通行ではなく，後戻りすることもあるとされます。さらにそれぞれのステージを進む際に人がとる行動が，「変化のプロセス」として10個明らかにされ（表3），各時期に対応しています（図2）。

何らかの行動変容が必要な対象者にこのモデルを活かすには，対象者がその行動に対して現在どのステージにいるのかを見極めることが重要です。そして「変化のプロセス」を用いてステージに合った働きかけをすることが必要であるといえます。

これらの理論・モデルについてはぜひ成書を参考に学びを深めてください。

表2　行動変容ステージ

「無関心期（前熟考期）」	6か月以内に行動を変えようとは考えていない
「関心期（熟考期）」	6か月以内に行動を変えようと考えている
「準備期」	1か月以内に行動を変えようと考えている
「行動期」	行動を変えて6か月未満である
「維持期」	行動を変えて6か月以上である

＊6段階目に「完結期：逆戻りしたいという気持ちはなく，100％の自己効力感がある」という段階が加わっている文献もある
（松本千明：行動変容ステージモデル．https://www.e-healthnet.mhlw.go.jp/information/exercise/s-07-001.html（2022年6月閲覧）より）

表3　変化のプロセス

意識向上	不健康な行動をしている理由やそれがもたらす結果について認識を高める
感情的体験	不健康な行動に対するネガティブな感情，もしくは健康的な行動に対するポジティブな感情を高める
自己再評価	不健康な行動を行う自分，または行わない自分の自己イメージを認知的・感情的に再評価する
環境の再評価	不健康な行動の有無が周囲の人や物に与える影響を考える
自己解放	自分は変われるという自信を持ち，行動を変えることを周囲に公約する
援助関係	行動変容のために周囲から精神的物理的サポートを得ること
社会的解放	健康増進をしやすい社会的機会や選択肢を増やすこと
逆条件付け	不健康な行動の代わりになる健康的な行動について学ぶこと
刺激コントロール	不健康な行動を誘発するきっかけになるものを除去する，もしくは健康的な行動を促すものを加える
強化マネージメント	進歩を自分自身で褒める，もしくは他の人から認めてもらう

（Prochaska JO, Redding CA, Evers KE：トランスセオリティカルモデル．Glanz K 他・編．木原雅子・他訳：健康行動学―その理論，研究，実践の最新動向．p118，メディカル・サイエンス・インターナショナル，2018．を参考に筆者作成）

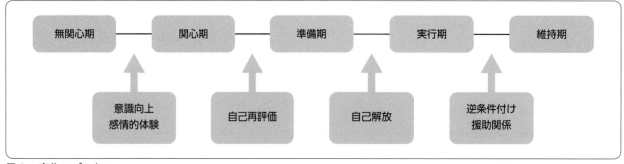

図2　変化のプロセス

（Prochaska JO, Redding CA, Evers KE：トランスセオリティカルモデル．Glanz K 他・編．木原雅子・他訳：健康行動学―その理論，研究，実践の最新動向．p123，メディカル・サイエンス・インターナショナル，2018．を参考に筆者作成）

② 健康知覚−健康管理の情報収集の内容

健康知覚−健康管理のアセスメントは，健康や生活全般にかかわるため，必要な情報は対象者の基礎情報，身体の知覚，認識，行動など多岐にわたります。まず対象者自身の表現を重視してとらえ，さらに観察や家族からの情報を加えて理解を深めていくことが有効です。また，認識や行動に影響を与える，身体の状態についての情報も必要となり，それら主観的・客観的情報が合わさって全体像を描くことができます。

1) 基礎情報

- 属性：年齢，性別，職業
- 入院目的，治療内容
- 現在の病態，症状

2) 健康知覚について

● S 情報
- 主訴
- 現病歴
- 疾患や治療についての理解と思い
- 既往歴，内服薬
- アレルギーの有無，体質
- その他の症状，全般的な健康感
- 健康や生活に関する希望，治療の目標

● O 情報
- 一般状態・外見：顔色，表情，体格，姿勢，身だしなみ
- バイタルサイン
- 意識状態，認知機能，見当識の状態
- 感染・免疫機能の状態：WBC（白血球数），好中球，CRP（C 反応性タンパク）
- 身体損傷の有無：外傷，皮下出血斑，褥瘡など

3) 健康管理について

● S 情報
- 指示されている健康管理，治療管理行動
- 疾病予防，健康の維持・増進に関する行動
- 健康観，価値観，信念
- 嗜好品

● O 情報
- 身長，体重，BMI（body mass index），栄養状態（TP〈総タンパク〉，ALB〈アルブミン〉），過去の体重変化
- 指示されている健康管理，治療管理行動
- 疾病予防，健康の維持・増進に関する行動

4) 生活背景や家族について

● S 情報
- 一日の過ごし方
- 生活環境，地理的情報
- 家族構成，家庭内の役割，関係性
- 家族歴
- 家族の認識，かかわり

● O 情報
- PS（パフォーマンスステータス），日常生活自立度，介護必要度
- 一日の過ごし方

③ 主観的（S）情報のポイント

S 情報では，対象者自身の言葉が情報となります。要約せず本人の表現をそのまま記載することで伝わりやすくなります。健康知覚−健康管理の S 情報を得るには，以下のような聞き方が参考になるでしょう。

1) 健康知覚について

- ●**主訴**
  - •「今，最もつらいことは何ですか」
  - •「今回はどうして受診されましたか」
- ●**現病歴**
  - •「今回の病気についての経過を教えてください」
  - •「最初に体調に異常を感じたのはいつですか」
  - •「それから今日までどのように過ごしましたか」
- ●**疾患や治療についての理解と思い**
  - •「医師から今回の病気や治療についてどのように聞いていますか」
  - •「それに対して今どのような気持ちですか」
- ●**既往歴，内服薬**
  - •「今回の病気以外に，過去にかかった大きな病気，手術の経験，薬を飲んでいる持病などを教えてください」
- ●**アレルギーの有無，体質**
  - •「薬，食品などでアレルギーの症状が出たことはありますか」
  - •「その他アレルギー疾患はありますか」
  - •「また体質上，特に気をつける事柄がありますか」
- ●**その他の症状，全般的な健康感**
  - •「ほかに体調で気になるところはありますか」
- ●**健康や生活に関する希望，治療の目標**
  - •「今回の入院・治療でどのような状態になることが目標でしょうか」
  - •「今後の体調や生活への希望や心配などはありますか」

2) 健康管理について

- ●**指示されている健康管理，治療管理行動**
  - •「現在，他の医療機関にかかっていますか」
  - •「薬はどのように管理していますか」
  - •「指示されている療養方法はありますか」
  - •「いつから，どのように実践していますか」

- •「実践することに対して，どのような気持ちをもっていますか」
- •「それを行ううえで，協力してくれる人はいますか」
- ●**疾病予防，健康の維持・増進に関する行動**
  - •「ほかに健康のために気をつけていることはありますか」
  - •「食事習慣，運動習慣，サプリメントの摂取などについて教えてください」
  - •「健康によくないと感じている習慣はありますか」
- ●**健康観，価値観，信念**
  - •「健康や生活に関して，大切にしていることはありますか」
- ●**嗜好品**
  - •「お酒は飲みますか」（頻度，量）
  - •「たばこは吸いますか」（一日の喫煙本数，喫煙年数，禁煙後の年数，ブリンクマン指数）

4) 生活背景や家族について

- ●**一日の過ごし方**
  - •「一日の過ごし方を教えてください」
- ●**生活環境，地理的情報**
  - •「自宅や職場の環境で特に気になることはありますか」
  - •「交通の便，生活の便などはどうですか」
- ●**家族構成，家庭内の役割，関係性**
  - •「家族構成を教えてください」（同居・別居の別，年齢）
  - •「主に家事をされる方はどなたですか」
  - •「あなたが最も頼りにしているのはどなたですか」
- ●**家族歴**
  - •「両親，きょうだいたちの血のつながっている家族で，大きな病気をされた方はいますか」
- ●**家族の認識，かかわり**
  - •「今回の病気に関して，家族はどのように思っているでしょうか」

4 客観的（O）情報の ポイント

　O情報では五感を通してとらえた事実が情報となります。計測した数値や信頼性の確立されたスケールを用いて記載することで，他の医療スタッフと理解を統一させやすくなります。得られた情報を記載する際には，対象者の尊厳を貶めるような主観的な表現を避けることや，専門用語を正しく用いることも重要です。

　対象者と出会い，最初に行う健康知覚－健康管理のアセスメントに必要な情報は幅広く，以後の各パターンと重複する項目もあります。特定のパターンに問題を感じれば，該当のパターンの情報収集の際に詳細に情報を得ることができます。

1) 健康知覚について

● 一般状態・外見について，たとえば「不潔である」という主観的な表現ではなく，頭皮に鱗屑がみられる，眼脂が多い，爪が長く伸びている，など観察したことを記載しましょう

● 意識状態は，GCS（Glasgow coma scale）やJCS（Japan coma scale）が一般的に用いられます

● 見当識の状態や認知機能については，「氏名，今日の日付，今いる場所」が不明瞭な場合や，辻褄の合わない会話をとらえた場合に，他職種と情報を共有して，さらなるアセスメントの実施〔Mini-Mental State Examination（MMSE）や改訂長谷川式簡易知能評価スケール（revised Hasegawa dementia scale：HDS-R）など〕につなげましょう

● 疼痛，掻痒感，その他なにか苦痛な症状がある部位は，視診や触診などのフィジカルアセスメントを行いましょう

2) 健康管理について

● パフォーマンスステータス（PS）とは，全身状態の指標の1つで，日常生活の制限の程度を5段階で示すものです（表4）

表4　PS（パフォーマンスステータス）（ECOGのperformance status〈PS〉の日本語訳）

スコア	定義
0	全く問題なく活動できる。 発病前と同じ日常生活が制限なく行える。
1	肉体的に激しい活動は制限されるが，歩行可能で，軽作業や座っての作業は行うことができる。 例：軽い家事，事務作業
2	歩行可能で，自分の身の回りのことはすべて可能だが作業はできない。 日中の50％以上はベッド外で過ごす。
3	限られた自分の身の回りのことしかできない。 日中の50％以上をベッドか椅子で過ごす。
4	全く動けない。 自分の身の回りのことは全くできない。 完全にベッドか椅子で過ごす。

(Common Toxicity Criteria, Version2.0 Publish Date April 30, 1999. http://ctep.cancer.gov/protocolDevelopment/electronic_applications/docs/ctcv20_4-30-992.pdf. 日本語訳：JCOG ホームページ. http://www.jcog.jp/（2021年11月閲覧）より)

5 健康知覚－健康管理で 考えられるアセスメント

1) 健康知覚－健康管理パターンに問題のあるアセスメントの例

　健康知覚－健康管理のアセスメントでは，対象者が自分の健康状態や健康問題をどのように理解しているか，そしてどのように対処行動（健康管理行動）をとっているかを明らかにし，その行動が効果的な「機能パ

ターン」であるのか，非効果的な「機能不全パターン」，「潜在的機能不全パターン」であるのかを判断します。

　機能不全パターンや，潜在的機能不全パターンの例を以下に示します。

● 医師から指示されている食事療法の必要性は理解しているが，生活のなかで実践できない
● 易疲労感を感じており，閉じこもりがちで，虚弱（フレイル）に陥る危険性がある
● 変形性膝関節症と診断されているが，「健康には歩くことが一番」と考え，痛みを我慢して毎日ウォーキングをしている

6 NANDA-I の看護診断との関連

　ゴードンの機能的健康パターンの「健康知覚－健康管理」の診断と類似性の強い NANDA-I の看護診断分類は「領域Ⅰ　ヘルスプロモーション」であるといえます。そこには，類1：健康自覚，類2：健康管理が含まれます。「領域Ⅰ　ヘルスプロモーション」は，人々が自らの健康をコントロールし，改善できるようにするプロセスをアセスメントするものであり，主体的・効果的に健康管理ができているかをみるものです。「領域Ⅰ　ヘルスプロモーション」には表5に示した看護診断名が含まれます。

表5　領域Ⅰ「ヘルスプロモーション」の看護診断名

類1 健康自覚	● 気分転換活動参加減少 ● ヘルスリテラシー促進準備状態 ● 坐位中心ライフスタイル
類2 健康管理	● 逃走企図リスク状態 ● 高齢者虚弱シンドローム ● 高齢者虚弱シンドロームリスク状態 ● 運動習慣促進準備状態 ● コミュニティヘルス不足 ● リスク傾斜健康行動 ● 非効果的健康維持行動 ● 非効果的健康自主管理 ● 健康自主管理促進準備状態 ● 非効果的家族健康自主管理 ● 非効果的家事家政行動 ● 非効果的家事家政行動リスク状態 ● 家事家政行動促進準備状態 ● 非効果的防御力

（T. ヘザー・ハードマン編，上鶴重美編・訳，カミラ・タカオ・ロペス編：NANDA-I 看護診断 定義と分類 2021-2023 原書第12版. 医学書院，2021. をもとに作成）

　また，ゴードン自身が機能的健康パターンごとに NANDA-I の看護診断カテゴリーを分類したものでは，この健康知覚－健康管理パターンに分類される看護診断名には以下のようなものも含まれます。

● 感染リスク状態
● 身体損傷リスク状態
● 転倒リスク状態

[文献]
1) マージョリー・ゴードン，江川隆子監訳：ゴードン博士の看護診断アセスメント指針―よくわかる機能的健康パターン. p19, 照林社, 2006.
2) 黒田裕子監：看護診断のためのよくわかる中範囲理論, 第2版. 学研メディカル秀潤社, 2015.
3) 佐藤栄子編：中範囲理論入門―事例を通してやさしく学ぶ, 第2版. 日総研出版, 2009.
4) 野川道子編：看護実践に活かす中範囲理論, 第2版. メヂカルフレンド社, 2016.
5) Prochaska JO, Redding CA, Evers KE：トランスセオリティカルモデル. Glanz K 他・編. 木原雅子・他訳：健康行動学―その理論, 研究, 実践の最新動向. p118, 123, メディカル・サイエンス・インターナショナル, 2018.

Ⓑ 事例展開：感染リスク状態

1 感染リスク状態の看護診断の定義

◆定義
　病原体が侵入して増殖しやすく，健康を損なうおそれのある状態

◆危険因子
- □ 侵襲的な器具の長期管理が困難
- □ 創傷ケアの管理が困難
- □ 消化管運動機能障害
- □ 完全人工栄養
- □ 皮膚統合性障害
- □ 個人用防護具へのアクセス不足
- □ 公衆衛生推奨事項の順守が不十分
- □ 十分な環境衛生
- □ ヘルスリテラシーの不足
- □ 不十分な衛生状態
- □ 病原体との接触回避についての知識不足
- □ 口腔衛生の不足
- □ ワクチン接種の不足
- □ 栄養不良（失調）
- □ 混合栄養
- □ 肥満
- □ 喫煙
- □ 体液のうっ滞

◆ハイリスク群
- □ 経済的困窮者
- □ 疾病のアウトブレイクにあった人
- □ 増大する環境病原体に曝露した人
- □ 低学歴の人
- □ 母乳育児されてない乳児

◆関連する状態
- □ 分泌物の pH の変化
- □ 貧血
- □ 慢性疾患
- □ 線毛運動の減少
- □ 免疫抑制
- □ 観血的処置（侵襲的処置）
- □ 白血球減少症
- □ 羊膜の早期破裂
- □ 羊膜の破裂遅延
- □ 炎症反応の抑制

（T. ヘザー・ハードマン編，上鶴重美編・訳，カミラ・タカオ・ロペス編：NANDA-I 看護診断 定義と分類 2021-2023，原書第 12 版. pp460-461，医学書院，2021. より）

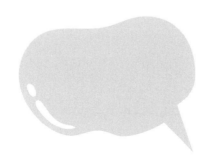

2 感染リスク状態のアセスメントの視点 (★1)

「感染リスク」状態にある患者さんの情報収集の内容の例を以下に示します。

S 情報 (例)	●現在の治療状況と健康状態についての理解・認識 ●感染症に関する理解・認識 ●病原体との接触回避についての理解・認識 ●ワクチンに関する認識
O 情報 (例)	《感染を示す症状・徴候》 ●バイタルサイン ●悪寒，倦怠感，頭痛，関節痛，筋肉痛，上気道症状 (鼻汁，鼻閉感，咽頭痛，咳嗽，喀痰) ●炎症の徴候 (発赤，熱感，腫脹，疼痛，機能障害) ●検査データ：血液一般，血液像，血清生化学 (感染症に関する項目)，尿検査，画像所見 ●分泌物の性状 ●観血的処置の挿入部の状態 《感染リスクに影響する項目》 ●現在の病態，治療状況，既往歴 ●使用薬剤 ●栄養状態 (体重，BMI，食事摂取状況，血液検査データ) ●身体の清潔に関するセルフケア能力，行動 ●皮膚統合性の状態 (皮膚，粘膜，口腔の清潔状態，外傷の状態) ●病原体との接触回避の行動 ●病床環境

Point
★1：アセスメントの視点として，情報項目を掲載しました。アセスメント項目（指標）にもなるところです

 3 感染リスク状態の事例展開

事例紹介

●易感染状態にありながら十分な
感染予防行動が実践できない A さん

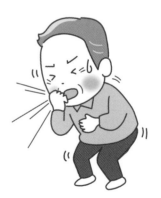

入院時の情報 ●基礎情報	**●属性** ●年齢，性別，職業：69 歳，男性，現在無職（65 歳まで会社員，定年退職） **●入院目的，治療内容** ●肺がん（右肺門部扁平上皮がん，ステージⅢb）に対する化学放射線療法（根治的放射線照射）目的 **●現在の病態，症状** ●肺がんの TMN 分類において T2aM3N0，ステージⅢb，右肺胸水貯留，胸部 X 線で肺門部異常陰影 ●咳嗽，食欲不振，倦怠感，労作時の息切れ ●心機能：CTR（心胸郭比）48%，EF（左室駆出区分）60%，12 誘導心電図の異常：なし
1）健康知覚 について	**S 情報** **●主訴，自覚症状** ●咳が出る，食欲がない，体力がなくなった **●現病歴** ●X 年 Y 月頃から咳嗽を自覚。治まらないので，妻と娘に勧められて，Y ＋ 2 月に近医を受診。X 線検査の結果，右肺野に異常陰影が見つかり，当院（総合病院）へ紹介される。外来で精査を行い，上記診断にて X 年 Y ＋ 3 月に治療目的で入院となった **●疾患・治療についての理解・思い** ●肺がんで，手術は難しそうだが，放射線と抗がん剤で治せる可能性があると聞いた。たばこを吸っていると肺がんになりやすいことは知っていたが，まさか自分がなるとは思わなかった。手術ができないほど進んでいるというのはショックだ。先生に言われた治療をするしかない。いろいろ説明されたが，細かいところはよくわからなかった **●既往歴，内服薬** ●30 歳，虫垂炎，手術で治癒 ●63 歳，高尿酸血症，会社の健康診断で指摘された。放置していたが，痛風発作が生じたため，近医を受診し，内服を開始した。しかし発作も生じなくなり，定年退職とともに受けることもなくなり，現在は通院していない。今は付き合いのお酒も減ったので大丈夫だと思っている ●内服薬：なし **●アレルギーの有無，体質** ●アレルギーなし。体質について特記すべきことなし **●その他の症状，全般的な健康感** ●昔から健康で体力にも自信があった。しかし最近ずっと調子が悪く，さすがに自分でもおかしいなと思っていた **●健康や生活に関する希望，治療の目標** ●治るものなら治したいが，つらい治療は嫌だ。副作用が心配 **O 情報** ●一般状態・外見（顔色，表情，体格，姿勢，身だしなみ）：ややるい痩あり。顔色良好 ●バイタルサイン：BT（体温）36.6℃，PR（脈拍数）80 回 / 分，BP（血圧）148/70 mmHg，RR（呼吸数）20 回 / 分，SpO$_2$；95%（Room air） ●意識状態，認知機能，見当識の状態：意識清明，認知機能障害，見当識障害は認めない ●感染・免疫機能の状態：CRP（C 反応性タンパク）0.3 mg/dL，WBC（白血球数）7,800 × 10^3/mL，TP（総タンパク）6.8 g/dL，ALB（アルブミン）3.7 g/dL ●身体損傷の有無（外傷，皮下出血斑，褥瘡など）：特になし，PLT（血小板数）14.3 万 /μL，その他凝固系血液データ正常

Point
★2
・適切な情報収集を行うには，疾患や治療についての医学的知識が不可欠となります
・情報収集は，患者や家族との関係性に基づき，個別性を十分考慮したうえで行いましょう。膨大な情報を一方的に聞き出すのではなく，コミュニケーション技術を用い，環境にも配慮することが必要です

2) 健康管理 について	**S 情報** ●指示されている健康管理，治療管理行動 ●産業医から禁煙を指導され，一時的に本数を減らしたが，禁煙はできなかった。「どうしても吸いたくてイライラするし，辞めるメリットがあまり感じられなくて……。肺がんのことも言われたけど，そこまで深刻に考えてなかった」 ●高尿酸血症の受診は自己中断しており，内服薬はなし ●疾病予防，健康の維持・増進に関する行動 ●ストレスを溜めないこと，運動すること ●健康観，価値観，信念 ●人の世話になってまで長生きしたくない。子どもも成人したし，後悔はない ●嗜好品 ●たばこ：20歳から1日1箱。近医を受診したときからは禁煙している。「吸いたくはなるけど，先生にやめないと治療できない，と言われたから仕方ない」 ●飲酒：60歳頃までは毎晩付き合いのお酒が多かった。退職後は量を控えている **O 情報** ●身長165 cm，体重50 kg，BMI 18.4，栄養状態：TP（総タンパク）6.8 g/dL，ALB（アルブミン）3.7 g/dL，過去の体重変動：ここ2か月で3 kgほどやせた ●ブリンクマン指数：20本×45年＝900，飲酒量：毎日ビール350〜700 mL程度（1単位前後）
3) 生活背景 や家族に ついて	**S 情報** ●1日の過ごし方 ●会社員（営業職）だったが定年退職。定年後は週3回スポーツジムに通い，月2回ほどゴルフ場に行っていた ●生活環境，地理的情報 ●日常生活に特に不便はない。住宅街の一戸建てに居住 ●家族構成，家庭内の役割，関係性 ●妻と二人暮らし。近くに娘一家が在住。家事は妻が担っている。家族関係は良好。妻については「ずいぶんショックを受けていた。あまり心配はかけたくないと思う」 ●家族歴 ●近親者にがんの罹患者はいない。父親が高血圧あり，脳梗塞で死去，母親は老衰 ●家族の認識，かかわり ●妻は外来では涙も見せていたが，今は落ち着いている。「夫を頼ってきたのでショックでしたけど……治る可能性があるということなので，希望をもって頑張ります」「私の言うことは全然聞かないで好き勝手にするので，厳しく言ってやってください」 **O 情報** ●PS（パフォーマンスステータス）0，障害高齢者の日常生活自立度：自立，介護必要度：申請なし
入院 10日目の 追加情報 **●基礎情報**	●治療内容 ●入院翌日より放射線治療と化学療法（Weekly CBDCA + Paclitaxel conc TRT）が開始された ●放射線治療：2 Gy/回，5回/週。総線量60 Gy，縦隔から右胸部が照射部位 ●化学療法：day 1，8，15…36までパクリタキセル，カルボプラチンを使用。治療日には副腎皮質ステロイド，制吐薬，H_2受容体拮抗薬，電解質補液を経静脈的に投与 ●内服・外用薬は，胃粘膜保護薬，去痰薬，緩下剤，アルギン酸ナトリウム，照射部位の保湿剤が処方された ●放射線治療，化学療法開始時に，パンフレットを用いて副作用についての説明と指導が薬剤師，看護師より行われた（嘔気・嘔吐，骨髄抑制，神経障害，粘膜障害，下痢・便秘，脱毛，放射線性皮膚炎，放射線性食道炎，放射線肺臓炎などの説明とその予防・対処行動について）

入院 10日目の 追加情報 ●基礎情報 （つづき）	●病態，症状 ●化学療法当日 day 1，8 共に，急性の副反応なく終了 ●入院 10 日目（day 9）の血液検査で WBC（白血球数）2,800 × 10³/mL（好中球 48%），RBC（赤血球数）300 × 10⁴/mL，Hb（ヘモグロビン）10.8 g/dL，PLT（血小板数）10.6 万/μL と汎血球減少が認められた。CRP（C反応性タンパク）0.3 mg/dL。嘔気，神経障害，排便の異常，脱毛，放射線宿酔は現在出現なし ●バイタルサイン：BT（体温）36.8℃，PR（脈拍数）76 回/分，BP（血圧）138/68 mmHg，SpO₂ 96%（Room air）。
1）健康知覚 について	S 情報 ●主訴・自覚症状 ●「喉の違和感が少しあります。痛みまではいかないです。皮膚は言われてみれば少し赤っぽいのかな？　自分ではなんともないです」 ●疾患・治療についての理解・思い ●「治療自体は思ったより大変ではないね。しんどいとかは全然ないですよ。食欲もあるし」 O 情報 ●前胸部放射線照射部位に軽度発赤あり
2）健康管理 について	S 情報 ●指示されている健康管理，治療管理行動 ●「パンフレットは読みましたよ。わからない，という内容はなかったけど，多すぎて 1 つひとつは覚えてないですね。いろいろ書いてあったけど，実際はそんなに起こらないんでしょう？」 ●手洗いについて「トイレのあとは洗っていますよ。そんなに何度も何度もしなくていいでしょう。そこまできっちりとはできないなあ」 ●「手洗いもうがいも別にしてなかったけど，今まで風邪なんかほとんどひいたことないよ」 ●「マスクはしたほうがいいんでしょうけどね。昨日妻にも怒られました。けどまあ，外来も人が少ないし，大丈夫でしょ」 ●温水洗浄便座について，「こういうほかの人も使うのは，あまり使いたくないですね」 ●「このクリームを 1 日 2 回塗るんですね。わかりました。自分で塗れます。痛くなったら嫌だからやりますよ」 ●疾病予防，健康の維持・増進に関する行動 ●「病室にいないときは，1 階の外来あたりを歩いています。暇ですし，体を動かさないとなまってしまうから」 O 情報 ●体重，BMI 指数，栄養状態（TP〈総タンパク〉，ALB〈アルブミン〉） ●Day 9：体重 50.2 kg，TP（総タンパク）7.0 g/dL，ALB（アルブミン）3.9 g/dL ●指示されている健康管理，治療管理行動 ●内服薬は自己管理で飲み忘れなし ●感染予防行動について，手洗いはトイレ後には行っているが，放射線治療からの帰室時や食事前には行っていない。放射線治療などで外来フロアへ出向く際もマスクは着用していない ●身体の清潔は，2 日に 1 回，男性の入浴日にシャワー浴をしている ●歯磨きは朝と夜の 2 回 ●1 日の過ごし方 ●日中，食事時以外は病室にいないことが多い
3）生活背景 や家族に ついて	●家族の認識，かかわり ●妻はほぼ毎日面会に来ている。表情はにこやかである。看護師が副作用対策について患者と話をしていると，「ほら，私が言っているとおりでしょう。ちゃんとやらないと」と妻が声をかけるが，患者は「はい，はい，大丈夫だって」と真剣にとらえていない様子

Point

★3

- アセスメントも十分な専門知識を基盤に行いましょう。医師等，他職種との情報共有や連携，また，看護の理論やモデルの活用も有益といえます
- 患者や家族の問題点のみを探すだけではなく，どのような力や強み，よい変化があるかなどに目を向けるようにしましょう
- アセスメントの過程でも不足している情報や変化している点に気づくでしょう。常に情報収集を続け，精度の高いアセスメントにしていくことが必要です

入院時の情報	情　報（例）	アセスメント（例）
●基礎情報	●入院目的，治療内容 ①肺がん（右肺門部扁平上皮がん，ステージⅢb）に対する化学放射線療法（根治的放射線照射）目的 ●現在の病態，症状 ②肺がんの TMN 分類において T2aM3N0，ステージⅢb，右肺胸水貯留，胸部 X 線で肺門部異常陰影 ●咳嗽，食欲不振，倦怠感，労作時の息切れ ●心機能：CTR（心胸郭比）48%，EF（左室駆出区分）60%，12 誘導心電図異常なし	①扁平上皮がんは喫煙との関連が強いといわれている。ステージⅢb で手術ができない進行度である。健康知覚，健康管理について他の情報と合わせて解釈／推論する必要がある ②がんによる症状が出現している。また胸水の貯留により，呼吸器症状が悪化しているおそれがある。がんの進行によりさらに悪化するおそれがある。心機能は正常である
1）健康知覚について	●現病歴 ③X年Y月頃から咳嗽を自覚。治まらないので，妻と娘に勧められて，Y + 2 月に近医を受診。X 線検査の結果，右肺野に異常陰影が見つかり，当院（総合病院）へ紹介される。外来で精査を行い，上記診断にて X 年 Y + 3 月に治療目的で入院となった ●疾患・治療についての理解・思い ④肺がんで，手術は難しそうだが，放射線と抗がん剤で治せる可能性があると聞いた。たばこを吸っていると肺がんになりやすいことは知っていたが，まさか自分がなるとは思わなかった。手術ができないほど進んでいるというのはショックだ。先生に言われた治療をするしかない。いろいろ説明されたが，細かいところは，よくわからなかった ●既往歴，内服薬 ⑤既往歴 ●30 歳，虫垂炎，手術で治癒 ●63 歳，高尿酸血症，会社の健康診断で指摘された。放置していたが，痛風発作が生じたため，近医を受診し，内服を開始した。しかし発作も生じなくなり，定年退職とともに健康診断を受けることもなくなり，現在は通院していない。今は付き合いのお酒も減ったので大丈夫だと思っている ●内服薬：なし ●その他の症状，全般的な健康感 ⑥昔から健康で体力にも自信があった。しかし最近ずっと調子が悪く，さすがに自分でもおかしいと思っていた	③症状を自覚してから 2 か月後に妻と娘の勧めで受診に至っている。健康知覚，健康管理について他の情報と合わせて解釈／推論する必要がある ④治療方法についての理解は正しくできている。予想以上の病状の進行にショックを受けている。治療に前向きな言葉はあるが，詳細は理解できていないおそれがあり，今後も確認する必要がある ⑤苦痛な症状が生じてから受診行動をとっている。症状がなくなると受診を中断している。積極的に健康管理行動をとらないように見受けられる ⑥健康への自信が，逆に細やかな健康管理行動の阻害につながっているおそれがある ▶▶①③⑤⑥より，予防的または早期からの健康管理行動には積極的でなく，今後も実践しないおそれがある

1) 健康知覚 について （つづき）	S情報 ●健康や生活に関する希望，治療の目標 ⑦治るものなら治したいが，つらい治療は嫌。副作用が心配 O情報 ⑧バイタルサイン：BT（体温）36.6℃，PR（脈拍数）80回/分，BP（血圧）148/70 mmHg，RR（呼吸数）20回/分，SpO$_2$ 95%（Room air） ⑨意識状態，認知機能，見当識の状態：意識清明，認知機能障害，見当識障害は認めない ⑩感染・免疫機能の状態：CRP（C反応性タンパク）0.3 mg/dL，WBC（白血球数）7,800×10^3/mL，TP（総タンパク）6.8 g/dL，ALB（アルブミン）3.7 g/dL ⑪身体損傷の有無（外傷，皮下出血斑，褥瘡など）：特になし，PLT（血小板数）14.3万/μL，その他凝固系血液データ正常	⑦つらい症状を心配している。前向きに治療に取り組めるよう，積極的に苦痛緩和を図る必要がある ⑧呼吸状態は正常範囲内の値である。しかし，活動によって酸素需要が高まると，低酸素状態をきたすおそれがある ⑨意識状態や認知機能は，理解や認識を阻害する状態ではない ⑩現在感染徴候は認められない。栄養状態はALBが低値である ▶▶体重変動や食事内容と合わせて，栄養状態について解釈/判断する必要がある ⑪現在のところ身体損傷のリスクを高める要因はない
2) 健康管理 について	S情報 ●指示されている健康管理，治療管理行動 ⑫産業医から禁煙を指導され，一時的に本数を減らしたが，禁煙はできなかった。「どうしても吸いたくてイライラするし，やめるメリットがあまり感じられなくて……。肺がんのことも言われたけど，そこまで深刻に考えてなかった」 ⑬高尿酸血症の受診は自己中断しており，内服薬はなし ●疾病予防，健康の維持・増進に関する行動 ⑭ストレスを溜めないこと，運動すること ●健康観，価値観，信念 ⑮人の世話になってまで長生きしたくない。子どもも成人したし，後悔はない ●嗜好品 ⑯たばこ：20歳から1日1箱。近医を受診したときから禁煙している。「吸いたくはなるけど，先生にやめないと治療できない，と言われたから仕方ない」 ●お酒：60歳頃までは毎晩付き合いのお酒が多かった。定年からは量は控えている ●ブリンクマン指数：20本×45年＝900，飲酒量：毎日ビール350〜700 mL程度（1単位前後） O情報 ⑰身長，体重，BMI指数，栄養状態（TP〈総タンパク〉，ALB〈アルブミン〉），過去の体重変動：165 cm，50 kg，BMI 18.4，TP（総タンパク）6.8 g/dL，ALB（アルブミン）；3.7 g/dL，ここ2か月で3 kgほどやせた	⑫推奨される保健行動に取り組んでいたが完遂できなかった。保健信念モデルでは，罹患性と重大性の認識が曖昧で，脅威の認識が高まらなかった。また禁煙による障害を上回るような有益性も感じられなかったといえる ⑬ここからも，身体的苦痛がなくなると保健行動を積極的に行わない傾向がうかがえる ⑭ストレスに感じられる保健行動は避ける可能性がある ⑮望ましい保健行動に変容するうえでの動機となる価値観は見いだせない ⑯ブリンクマン指数は高いが，現在は「治療のため」という有益性を認識し，禁煙できている。酒量も自ら調整しており，自身の健康管理について自己決定し，行動変容できる面も見受けられる ⑰BMIからは低体重（やせ型）である。しかし今回体重が減少する前は，普通体重（BMI；18.5〜25）に分類される。TP，ALBからも，極端な低栄養状態にはなく，今回の罹患によって栄養状態が悪化傾向にあるといえる

	2) 健康管理について（つづき）		⑩⑰▶▶今後，治療の副作用や疾患の進行によってさらに栄養状態が悪化するリスクがある。食事について詳細に情報を得て，食事量を確保できるようにかかわる必要がある（★4）
		●1日の過ごし方 ⑱会社員（営業職）だったが定年退職。定年後週3回スポーツジムに通い，月2回ほどゴルフ場に行っていた	⑱身体を動かすことを好んでいるといえる
	3) 生活背景や家族について	**S 情報** ●家族構成，家庭内の役割，関係性 ⑲妻と二人暮らし。近くに娘一家が在住。家事は妻が担っている。家族関係は良好。妻については「ずいぶんショックを受けていた。あまり心配はかけたくないと思う」	⑲妻がキーパーソンであり，物理的，心理的サポートが得られるよう妻の思いや言動をとらえ，支援していく必要がある
		●家族歴 ⑳近親者にがんの罹患者はいない。父親が高血圧あり，脳梗塞で死去，母親は老衰	⑳近親者にがんの罹患者がいないことから，がんのリスクや初期症状に対して脅威の認識が高まらなかった可能性がある
		●家族の認識，かかわり ㉑妻は外来では涙も見せていたが，今は落ち着いている。「夫を頼ってきたのでショックでしたけど……治る可能性があるということなので，希望をもって頑張ります」「私の言うことは全然聞かないで好き勝手にするので，厳しく言ってやってください」	㉑妻との関係は良好なようであるが，行動変容につながる影響力は大きいとはいえず，本人の自己決定が重要と感じられる。本人の行動変容には，医療者からのアプローチが必要と考えられる
		O 情報 ㉒PS（パフォーマンスステータス）0，障害高齢者の日常生活自立度：自立，介護必要度：申請なし	㉒日常生活活動（ADL），手段的日常生活活動（IADL）は自立しており，現時点では健康管理の大きな障害となる状態にはない
	入院10日目の追加情報 ●基礎情報	●治療内容 ㉓入院翌日より放射線治療と化学療法（Weekly CBDCA + Paclitaxel conc TRT）が開始された ●放射線治療：2 Gy/回，5回/週　総線量60 Gy 縦隔から右胸部が照射部位 ●化学療法：day 1，8，15…36までパクリタキセル，カルボプラチンを使用。治療日には副腎皮質ステロイド，制吐薬，H₂受容体拮抗薬，電解質補液を経静脈的に投与 ●内服・外用薬は，胃粘膜保護薬，去痰薬，緩下剤，アルギン酸ナトリウム，照射部位の保湿剤が処方された ●放射線治療，化学療法開始時に，パンフレットを用いて副作用についての説明と指導が薬剤師，看護師より行われた。（嘔気・嘔吐／骨髄抑制／神経障害／粘膜障害／下痢，便秘／脱毛／放射線性皮膚炎／放射線性食道炎／放射線肺臓炎などの説明と予防・対処行動について）	㉓放射線治療，化学療法を併用していることで，副作用の種類，罹患性，重篤性が増す。予防・緩和のための薬剤が使用されているが，患者は副作用を心配していたこともあり，早期発見，早期対処が必要である。起こりうる副作用が多く，説明も多くなるため，患者の受け止めに注意が必要である

1) 健康知覚 について	**S情報**	
	●病態・症状	
	㉔入院10日目（day 9）の血液検査でWBC（白血球数）2,800 × 10³/mL（好中球48%），RBC（赤血球数）300 × 10⁴/mL，Hb（ヘモグロビン）10.8 g/dL，PLT（血小板数）10.6万/μLと汎血球減少が認められた。CRP（C反応性タンパク）；0.3 mg/dL。嘔気・神経障害，排便の異常，脱毛，放射線宿酔は現在出現なし	㉔白血球，好中球が減少しており，易感染状態にある。現在感染徴候は認めない。また貧血があり，酸素需要が高まると低酸素状態をきたしやすい。化学療法，放射線治療の併用により，骨髄抑制が生じやすい状態であり，今後も治療が続くため，悪化するおそれがある ▶▶感染予防のための効果的な健康管理行動が必要である
	●バイタルサイン：BT（体温）36.8℃，PR（脈拍数）76回／分，BP（血圧）138/68 mmHg，SpO₂ 96%（Room air）	▶▶酸素化能に合わせ，身体に過度な負担とならない活動調整が必要となる
	●主訴・自覚症状	
	㉕「喉の違和感が少しあります。痛みまではいかないです。皮膚は言われてみれば少し赤っぽいのかな？ 自分ではなんともないです」	㉕㉗放射線治療の副作用として食道の炎症と皮膚炎が生じている。今後も治療が続くため，さらに悪化するおそれがある ▶▶副作用が悪化しないよう健康管理，治療管理行動が必要である
	●疾患・治療についての理解・思い	
	㉖「治療自体は思ったより大変ではないね。しんどいとかは全然ないですよ。食欲もあるし」	㉖患者が心配していた苦痛は現時点では生じていない。入院前の倦怠感や食欲不振は副腎皮質ステロイドの影響か軽減している
	O情報	
	㉗前胸部放射線照射部位に軽度発赤あり	
2) 健康管理 について	**S情報**	
	●指示されている健康管理，治療管理行動	
	㉘「パンフレットは読みましたよ。わからない，という内容はなかったけど，多すぎて1つひとつは覚えてないですね。いろいろ書いてあったけど，実際はそんなに起こらないんでしょう？」	㉘副作用やその対策について，情報量が多く印象に残っていない。また自分は大丈夫だろうと考えており，罹患性と重大性の認識が低いといえる ▶▶優先順位を考慮して，再度教育的かかわりが必要
	㉙手洗いについて「トイレのあとは洗っていますよ。そんなに何度も何度もしなくていいでしょう。そこまできっちりとはできないなあ」	㉙㉚㉛頻回な手指衛生に対して自己効力感が低い。また手洗いや含嗽，マスク着用などが感染予防につながるという結果予期の認識も低い
	㉚「手洗いもうがいも別にしてなかったけど，今まで風邪なんかほとんどひいたことないよ」	▶▶感染予防行動に関して，結果予期の認識や自己効力感を高める必要がある
	㉛「マスクはしたほうがいいんでしょうけどね。昨日妻にも怒られました。けどまあ，外来も人が少ないし，大丈夫でしょ」	
	㉜温水洗浄便座について，「こういうほかの人も使うのは，あまり使いたくないですね」	㉜温水洗浄便座については検討が必要である
	㉝「このクリームを1日2回塗るんですね。わかりました。自分で塗れます。痛くなったら嫌だからやりますよ」	㉝皮膚炎に対しては対処行動をとる意欲がある。行動が簡易なこと，苦痛が予期しやすいことが行動化につながっているのではないか
	●疾病予防，健康の維持・増進に関する行動	
	㉞「病室にいないときは，1階の外来あたりを歩いています。暇ですし，体を動かさないとなまってしまうから」	㉞㊵外来を歩く行動は，病原体との接触の機会となり，現在は望ましくないが，自己の健康観から行動している

	2) 健康管理について（つづき）		▶▶本人の意欲を重視しながらも感染リスクが高まらない行動を検討する必要がある
		○情報	
		●体重, BMI指数, 栄養状態 (TP〈総タンパク〉, ALB〈アルブミン〉), 過去の体重変動	
		㉟Day 9：体重50.2 kg, TP (総タンパク) 7.0 g/dL, ALB (アルブミン) 3.9 g/dL	㉟栄養状態のデータに大きな変化はない
		●指示されている健康管理, 治療管理行動	
		㊱内服薬は自己管理で飲み忘れなし	㊱内服薬に関しては効果的な健康管理行動ができている
		㊲感染予防行動について, 手洗いはトイレ後には行っているが, 放射線治療からの帰室時や食事前には行っていない。放射線治療など, 外来フロアへ出向く際もマスクは着用していない	㊲㊳㊴現在の感染予防に関する健康管理行動は, 通常の生活においては問題ないが, 易感染状態においては不十分であるといえる
		㊳身体の清潔は, 2日に1回, 男性の入浴日にシャワー浴をしている	▶▶非効果的な健康管理行動により, 感染リスクが高まる
		㊴歯磨きは朝と夜の2回	
		●1日の過ごし方	
		㊵日中, 食事時以外は病室にいないことが多い	
	3) 生活背景や家族について	●家族の認識, 協力	
		㊶妻はほぼ毎日面会に来ている。表情はにこやか。看護師が副作用対策について患者と話をしていると, 「ほら, 私が言っているとおりでしょう。ちゃんとやらないと」と声をかけるが, 患者は「大丈夫だって」と応えている	㊶妻は効果的な健康管理行動を勧めるが, 本人の行動変容に至る影響力はない
			▶▶有効な行動変容のアプローチを検討する必要がある

総合アセスメント（＊入院10日目までの情報を含む）（★5）

- 患者は進行性の肺がんであり, 化学放射線療法を受けている。現在, 治療の副作用として骨髄抑制による易感染状態, 貧血, また軽度の放射線性皮膚炎, 食道炎が生じている。患者は治療による苦痛を心配していたが, 現在苦痛症状はないと感じている。疾患や治療法についての理解は良好で, 副作用についても知識はあるが, 罹患性や重大性の認識が低く, 脅威の認識は高まっていない
- 健康管理として, 易感染状態における感染予防行動が不十分であり, 非効果的な健康管理によって感染リスクが高まっている。入院前より, 苦痛が迫っていない場合, 問題がイメージしにくい場合, 対処に労力を要する場合などは, 非効果的な健康管理行動をとりがちであった。現在は感染予防行動に対して, 行動変容ステージモデルにおける無関心期（前熟考期）といえる
- 今後も治療は継続することから, 骨髄抑制は遷延・悪化するおそれがある。感染症の罹患性, 重大性の認識を正しく高め, 感染予防行動の有益性が障害を上回ると感じることで, 行動変容に至るよう目指す必要がある。その他の副作用に対しても, 異常の早期発見, 早期対処が必要である

Point

★5：情報収集, アセスメントの過程を経て, 十分にその患者の全体像がとらえられてきたでしょうか。その理解が真に意義のある計画につながっていくと思います

ステップ3　看護問題（の抽出）

①易感染状態にあるが，感染予防行動が不十分であることから，感染症を発症するリスクがある。

②治療の継続に伴い，他の副作用も出現・悪化するおそれがあり，全身状態の悪化，心身の苦痛，セルフケアの低下などをきたす。

ステップ4　看護診断名

☐ 感染リスク状態

ステップ5　感染リスク状態の看護診断の診断指標・危険因子・ハイリスク群などの確認（★6）

◆危険因子
☐ 侵襲的な器具の長期管理が困難
☐ 創傷ケアの管理が困難
☐ 消化管運動機能障害
☐ 完全人工栄養
☐ 皮膚統合性障害
☐ 個人用防護具へのアクセス不足
☑ 公衆衛生推奨事項の順守が不十分
　→暇なときは外来フロアを散歩している。外来フロアへ出向く際もマスクを着用していない
☐ 十分な環境衛生
☐ ヘルスリテラシーの不足
☐ 不十分な衛生状態
☐ 病原体との接触回避についての知識不足
☐ 口腔衛生の不足
☐ ワクチン接種の不足
☐ 栄養不良（失調）
☐ 混合栄養
☐ 肥満
☐ 喫煙
☐ 体液のうっ滞
◆ハイリスク群
☐ 経済的困窮者
☐ 疾病のアウトブレイクにあった人
☐ 増大する環境病原体に曝露した人
☐ 低学歴の人
☐ 母乳育児されてない乳児

◆関連する状態
☐ 分泌物の pH の変化
☐ 貧血
☐ 慢性疾患
☐ 線毛運動の減少
☑ 免疫抑制
　→入院 10 日目（day 9）の血液検査で，WBC（白血球数）2,800 × 10^3/mL，（好中球 48%），TP（総タンパク）7.0 g/dL，ALB（アルブミン）3.9 g/dL と低値である
☑ 観血的処置（侵襲的処置）
　→留置針を用いて経静脈的に，化学療法の薬剤を投与している
☑ 白血球減少症
　→入院 10 日目（day 9）の血液検査で，WBC（白血球数）2,800 × 10^3/mL，（好中球 48%）と減少が認められた
☐ 羊膜の早期破裂
☐ 羊膜の破裂遅延
☑ 炎症反応の抑制
　→化学療法実施時に副腎皮質ステロイドを使用しており，炎症反応が抑制される

（T. ヘザー・ハードマン編，上鶴重美編・訳，カミラ・タカオ・ロペス編：NANDA-I 看護診断 定義と分類 2021-2023，原書第 12 版. pp460-461，医学書院，2021. より一部改変）

Point
★6：看護診断についての理解を深め，用語や定義を確認しておきましょう

●患者は治療の副作用で易感染状態にあるが，非効果的健康管理となっていることで感染リスクが高まっている。副作用の罹患性や重大性を認識し，脅威の認識が高まること，および，健康管理行動が簡易なものであり，自己効力感を感じられることが，患者の行動変容につながると考えられる。そのため以下の看護計画を立てた

●目標（★7）
●長期目標
　必要な感染予防行動が過度なストレスになることなく継続でき，感染を起こさず生活できる。
●短期目標
　必要な感染予防行動を理解し，実践することで感染を起こさない。
●観察計画（O-P）
《感染を示す症状・徴候》
●バイタルサイン
●悪寒，倦怠感，頭痛，関節痛，筋肉痛，上気道症状：鼻汁，鼻閉感，咽頭痛，咳嗽，喀痰
●炎症の徴候：発赤，熱感，腫脹，疼痛，機能障害
●検査データ：血液一般，血液像，血清生化学（感染症に関する項目），尿検査，画像所見
●分泌物の性状
●観血的処置の挿入部の状態
《感染リスクに影響する項目》
●栄養状態：体重，BMI，・食事摂取状況，血液検査データ
●身体の清潔に関するセルフケア能力，行動
●皮膚統合性の状態：皮膚，粘膜，口腔の清潔状態，外傷の状態
●現在の治療状況と健康状態についての理解，認識
●感染症に関する理解，認識
●病原体との接触回避についての認識，行動：手指衛生，口腔衛生，マスクの着用，人混みを避ける
●病床環境
●ケア計画（T-P）
●標準予防策（スタンダードプリコーション），PPE（個人用防護服）の適切な使用の徹底
●検査データに合わせてマニュアルを基準に，個室使用，面会制限，クリーンベッドの設置，加熱食の提供，物品の専用化を行う
●環境整備：手指の触れる場所，埃の溜まる場所を中心に，清掃用クロスで環境表面を清拭する。換気，温湿度の調整。汚染物の速やかな除去
●シャワー浴が毎日行えるよう時間調整する（温水洗浄便座に抵抗感があるため）
●体力，筋力の低下を防ぐ活動，運動をリハビリスタッフと相談する（安全に散歩が可能なコースやリハビリ室の使用など）
●タンパク質を十分摂れる食事や，本人の食べやすい食事の提供
●教育計画（E-P）（★8）
●白血球，好中球の減少と感染症の関連について再説明する。（日和見感染，発熱性好中球減少症についても含める）
●感染症が重症化した際の重篤性，治療への影響について説明する
●易感染状態における必要な感染予防行動（手指衛生，口腔衛生，マスクの着用，人混みを避ける）について，パンフレットを用いて，方法・頻度を具体的に説明する
●擦式手指消毒剤の活用など，簡易で実施しやすい方法を提案し，本人と相談のうえ決定する
●感染症の徴候について説明し，異常を感じたら早期に報告してもらうよう説明する
●内服，外用薬の適切な管理の継続の重要性を説明する
●本人，妻に心配なこと，気になることはいつでも相談することを伝える
●妻にも手指消毒，マスクの着用を説明する。患者への声がけを継続することを説明する

Point
★7
・目標やケア計画はその患者に合ったものとなっているでしょうか？　情報収集やアセスメントを十分いかして，具体的な計画を立案しましょう
・可能であれば，患者や家族と目標や計画を共有し，ともに目標達成を目指しましょう

Point
★8
・これらの教育計画は行動変容ステージモデルにおける「無関心期」にあるＡさんにとって，「意識向上」という変化のプロセスを支援し，「関心期」に繋げることに役立つでしょう
・また健康管理行動に対して自己効力感が低くなっているＡさんにとって，簡易で「これならできそう」と思える行動を提案することが有効と考えられます

ステップ7 実施

- 計画にそって，易感染状態における感染症発症の重大性について，医師および看護師から再度説明した（★9）
  - ▶▶「今そんなに（白血球や好中球が）低くて，さらにこれから下がるんですね。本当に命にかかわることと思ってなかったです。かぜをひくぐらいかなと」
  - ▶▶携帯用の手指消毒剤を紹介すると「これならできそう」と言い，複数購入して携帯および床頭台に置いて使用している
- シャワー浴は「毎日できてありがたいです」と発言している。口腔衛生は「昼はつい忘れますが，妻が面会に来たとき必ず聞かれるので，まあなんとかやってます」との反応があった

Point
★9：計画に沿って実践することはもちろん，その効果や反応を観察して記録に残すことが大切です

ステップ8 評価（★10）

- 手指衛生，口腔衛生，マスクの着用，人混みを避けることについては，目標どおりできている
- 皮膚，粘膜，口腔は清潔に保たれている
- 感染症は発症しておらず，治療が継続できている
- 「甘く考えていましたが，感染症のことを細かく教えてもらえてよかったです。毎回手を洗うのは無理でも，手指消毒剤ならできそうです」との発言があり，認識，行動ともに改善が認められる
- 気になることは自ら医療者に伝えることができている

●長期目標 ①必要な感染予防行動が過度なストレスになることなく継続でき，感染を起こさず生活できる	▶▶①現在は過度な負担なくできているが，今後治療の継続とともに，他の苦痛な副作用（神経障害，倦怠感，貧血）などが生じ，感染予防行動が継続できないおそれがあるため，引き続き計画を継続とする
●短期目標 ②必要な感染予防行動を理解し，実践することで感染を起こさない	▶▶②達成できている

Point
★10
・評価はいつ行うのがよいかも考えましょう。患者の変化が激しい急性期には，評価も短期間に行う必要があります
・計画によって「目標が達成されているのか」を評価し，計画および目標について見直しを行いましょう

（参考）一時的な看護問題リスト（★11）

- 放射線性皮膚炎，食道炎悪化のおそれ
- 神経障害，放射線肺臓炎など重大な副作用が出現するおそれ

Point
★11：temporary problemともいわれています

[文献]
1）T. ヘザー・ハードマン原著編，上鶴重美訳：NANDA-Ⅰ看護診断―定義と分類 2018-2020，原書第11版. 医学書院，2018.
2）宝来威編：癌研有明病院 最新化学療法レジメン―肺癌，改定第2版. pp56-57，メジカルビュー社，2010.

栄養－代謝

西田直子

A 栄養－代謝のアセスメントの目的と方法

栄養－代謝の アセスメントの目的

栄養と代謝は，生命維持または，成長発達に伴う栄養・代謝状態を日常生活面からアセスメントを行い，栄養摂取状況，栄養状況，水分代謝状況，皮膚や粘膜の統合状態，歯・爪・毛髪の状況が健康的に機能しているかを評価します。

人間にとって，栄養摂取は，マズロー（Maslow AH）やヘンダーソン（Henderson V）のいう基本的ニーズの１つであり，生命維持ならびに正常な成長や発達にかかわる身体のエネルギーと栄養を得ることです。

栄養を摂取する仕組みは，飲食，嚥下の仕組み，消化吸収の仕組みが関連し，その栄養を活用して身体内部での代謝が生じて生命維持としてのエネルギーや身体組織の構成要素になります。まず栄養についての内容と代謝について説明します。

1) 栄養とは

栄養を摂取するには，食物を求める食欲という欲求があり，食物を摂取することで成り立ちます。食物を摂取することは満足感を与え，消化吸収を促進させるものです。食欲は身体的・心理的要因などの影響を受けやすく，運動不足，便秘，抑うつ，消化器系の疾患，薬物の副作用により食欲不振になります。

嚥下においては，食物は口腔内で咀嚼され細かくかみ砕かれ，嚥下されて胃に送られます。この嚥下は，段階的に嚥下されますが，順調に行われない場合は，適切な栄養摂取ができないことになり，必要な栄養がとれず，輸液や経管栄養による治療的介入が必要となります。

栄養には，身体の栄養状態をアセスメントすることが重要で，それには身長や体重といった発達段階による成長に合わせた体格（表１）の目安を知っておくことが必要です。

栄養には，５つの栄養素（炭水化物，脂質，タンパク質，無機質，ビタミン）および水分の摂取量が適切であるかを判断する必要があります。１日のエネルギー摂取量は，表２で示すように，年齢，性別，妊婦，授乳婦により異なります。また，基礎代謝量は年齢，性別により異なり，１日のエネルギー消費量は活動レベルによって分けられます（表３）。

身体の活動レベルのⅠ，Ⅱ，Ⅲは３つの活動内容と活動時間によって異なります。５つの栄養素の摂取量が適切であるのか，摂取量の観察を行い適切な量か，を判断することが重要です。

人間の体液は，体重の約60％を占め，細胞内液が体重の40％，細胞外液が20％となっています。細胞外液の2/3が血管外にある組織間液（間質液）で，1/3が血管内にある血漿です。１日の水分摂取量は，簡易必要水分計算式でみると25～35 mL/kg/日×体重（kg）で求められます。水分の摂取量と水分排出量の収支である水分出納のバランスを観察する必要があります。水分のバランスを判断するには，水分摂取量は

飲水，食物中の水分，燃焼水の量および輸液などの合計であり，排泄量は尿，便中の水分，不感蒸泄量および排液・出血・嘔吐なども含まれます。健康な成人では 1 日 1,000 ～ 2,000 mL の水分量が必要で，不感蒸泄と最低必要な尿量を維持するには 1,100 mL が必要となります。

食習慣は 1 日の回数や時間帯，食事にかける時間などであり，食事を食べるときの動作（姿勢，食器，用具など），味覚や視力障害，痛みや発熱も食事量の摂取に影響します。

口腔内の疾患や嚥下障害なども栄養の摂取において影響を与えるとともに，消化器系の疾患により胃液，胆汁などの消化液の分泌低下，結石や腫瘍による胆管の閉塞，消化器系の治療としての胃，胆嚢などの喪失，肝臓や膵臓の障害なども影響します。

表 1　参照体位（参照身長，参照体重）

性別	男性		女性	
年齢等	参照身長 (cm)	参照体重 (kg)	参照身長 (cm)	参照体重 (kg)
0～5（月）	61.5	6.3	60.1	5.9
6～11（月）	71.6	8.8	70.2	8.1
6～8（月）	69.8	8.4	68.3	7.8
9～11（月）	73.2	9.1	71.9	8.4
1～2（歳）	85.8	11.5	84.6	11.0
3～5（歳）	103.6	16.5	103.2	16.1
6～7（歳）	119.5	22.2	118.3	21.9
8～9（歳）	130.4	28.0	130.4	27.4
10～11（歳）	142.0	35.6	144.0	36.3
12～14（歳）	160.5	49.0	155.1	47.5
15～17（歳）	170.1	59.7	157.7	51.9
18～29（歳）	171.0	64.5	158.0	50.3
30～49（歳）	171.0	68.1	158.0	53.0
50～64（歳）	169.0	68.0	155.8	53.8
65～74（歳）	165.2	65.0	152.0	52.1
75 以上（歳）	160.8	59.6	148.0	48.8

①0 ～ 17 歳は，日本小児内分泌学会・日本成長学会合同標準値委員会による小児の体格評価に用いる身長，体重の標準値をもとに，年齢区分に応じて，当該月齢および年齢区分の中央時点における中央値を引用した。ただし，公表数値が年齢区分と合致しない場合は，同様の方法で算出した値を用いた。18 歳以上は，平成 28 年国民健康・栄養調査における当該の性および年齢区分における身長・体重の中央値を用いた。
②妊婦，授乳婦を除く。
（厚生労働省：日本人の食事摂取基準（2020 年版）.「日本人の食事摂取基準」策定検討会報告書, p10, 2019. より）

表2 推定エネルギー必要量（kcal/日）

性別	男性			女性		
身体活動レベル	Ⅰ	Ⅱ	Ⅲ	Ⅰ	Ⅱ	Ⅲ
0〜5（月）	−	550	−	−	500	−
6〜8（月）	−	650	−	−	600	−
9〜11（月）	−	700	−	−	650	−
1〜2（歳）	−	950	−	−	900	−
3〜5（歳）	−	1,300	−	−	1,250	−
6〜7（歳）	1,350	1,550	1,750	1,250	1,450	1,650
8〜9（歳）	1,600	1,850	2,100	1,500	1,700	1,900
10〜11（歳）	1,950	2,250	2,500	1,850	2,100	2,350
12〜14（歳）	2,300	2,600	2,900	2,150	2,400	2,700
15〜17（歳）	2,500	2,800	3,150	2,050	2,300	2,550
18〜29（歳）	2,300	2,650	3,050	1,700	2,000	2,300
30〜49（歳）	2,300	2,700	3,050	1,750	2,050	2,350
50〜64（歳）	2,200	2,600	2,950	1,650	1,950	2,250
65〜74（歳）	2,050	2,400	2,750	1,550	1,850	2,100
75以上（歳）	1,800	2,100	−	1,400	1,650	−
妊婦（付加量）初期				+50	+50	+50
中期				+250	+250	+250
後期				+450	+450	+450
授乳婦（付加量）				+350	+350	+350

①身体活動レベルは，低い，ふつう，高いの3つのレベルとして，それぞれⅠ，Ⅱ，Ⅲで示した。
②レベルⅡは自立している者，レベルⅠは自宅にいてほとんど外出しない者に相当する。レベルⅠは高齢者施設
　で自立に近い状態で過ごしている者にも適用できる値である。
③妊婦個々の体格や妊娠中の体重増加量および胎児の発育状況の評価を行うことが必要である。
（厚生労働省：日本人の食事摂取基準（2020年版）.「日本人の食事摂取基準」策定検討会報告書, p10, 2019. より）

表3 参照体重における基礎代謝量

性別	男性			女性		
年齢等	基礎代謝基準値（kcal/kg/日）	参照体重（kg）	基礎代謝量（kcal/日）	基礎代謝基準値（kcal/kg/日）	参照体重（kg）	基礎代謝量（kcal/日）
1〜2（歳）	61.0	11.5	700	59.7	11.0	660
3〜5（歳）	54.8	16.5	900	52.2	16.1	840
6〜7（歳）	44.3	22.2	980	41.9	21.9	920
8〜9（歳）	40.8	28.0	1,140	38.3	27.4	1,050
10〜11（歳）	37.4	35.6	1,330	34.8	36.3	1,260
12〜14（歳）	31.0	49.0	1,520	29.6	47.5	1,410
15〜17（歳）	27.0	59.7	1,610	25.3	51.9	1,310
18〜29（歳）	23.7	64.5	1,530	22.1	50.3	1,110
30〜49（歳）	22.5	68.1	1,530	21.9	53.0	1,160
50〜64（歳）	21.8	68.0	1,480	20.7	53.8	1,110
65〜74（歳）	21.6	65.0	1,400	20.7	52.1	1,080
75以上（歳）	21.5	59.6	1,280	20.7	48.8	1,010

（厚生労働省：日本人の食事摂取基準（2020年版）.「日本人の食事摂取基準」策定検討会報告書, p74, 2019. より）

2) 代謝とは

　代謝とは生命を維持するために，体外から物質を取り入れ，分解してエネルギーを取り出し生体に必要な物質を産生する物理学的・化学的過程です。これには，エネルギー代謝，同化作用，異化作用，合成作用があります。エネルギー代謝は身体活動の程度によって変動します（表4）。

　消費されたエネルギーに見合うだけの栄養摂取が必要で，消費エネルギー以上の摂取の場合は肥満に，消費エネルギー以下の摂取の場合はやせとなります。体温の維持にもかかわり，高熱では代謝が促進し，低温では代謝が低下します。

表4　身体活動レベル別にみた活動内容と活動時間の代表例

身体活動レベル[1]	低い（Ⅰ）1.50（1.40～1.60）	ふつう（Ⅱ）1.75（1.60～1.90）	高い（Ⅲ）2.00（1.90～2.20）
日常生活の内容[2]	生活の大部分が座位で，静的な活動が中心の場合	座位中心の仕事だが，職場内での移動や立位での作業・接客等，通勤・買い物での歩行，家事，軽いスポーツのいずれかを含む場合	移動や立位の多い仕事への従事者，あるいはスポーツなど余暇における活発な運動習慣をもっている場合
中程度の強度（3.0～5.9メッツ）の身体活動の1日あたりの合計時間（時間/日）[3]	1.65	2.06	2.53
仕事での1日当たりの合計歩行時間（時間/日）[3]	0.25	0.54	1.00

1)：代表値。（　）内はおよその範囲。
2)：Black AE, et l: Eur J Clin Nutr, 50: 70-92, 1996, Ishikawa-Takata K, et al: Eur JClin Nutr, 62: 885-891, 2008 を参考に，身体的活動レベル（PAL）におよぼす仕事時間中の労作の影響が大きいことを考慮して作成。
3)：Lshikawa-Takata Takata K, et al: J Epidemiol, 21: 114-121, 2011 による。
（厚生労働省：日本人の食事摂取基準（2020年版）.「日本人の食事摂取基準」策定検討会報告書, p10, 2019. より）

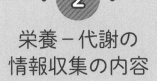

2 栄養－代謝の情報収集の内容

1) 主観的（S）情報（表5）

- **食習慣**：1日の摂取パターン（回数，時間帯），夜食の有無・外食の有無，嗜好と偏食の有無，サプリメントの摂取，食事のとり方，栄養に関する知識
- **栄養摂取量**：1日の摂取量（朝食，昼食，夕食，間食，夜食），塩分の摂取量状況
- **栄養状態**：体重減少（増加，減少），1日のエネルギー消費量，ダイエットの実施の有無，皮膚状態の変化（緊張，乾燥），爪の変化，毛髪について
- **全身状態**：倦怠感の有無と程度，腹満感，嘔気，口腔内の不快感，食欲
- **嚥下機能**：飲み込みにくい，喉の疼痛の有無，唾液分泌の低下，咀嚼しにくいか，義歯の有無と装着状況
- **感染徴候**：熱感の有無，倦怠感の有無，悪寒の有無
- **水分摂取状況**：水分の摂取状況，喉の渇きの有無，発汗の有無と量

表5　主観的（S）情報の聴き取り方

① 「あなたの平均的な1日の食事内容・状況を教えてください」
　・朝・昼・夕食・間食（主食，副食，間食の内容と摂取量）
② 「1日の食事回数は何回ですか？」「食事を抜いたり，食事回数が増えたりすることがありますか？」
　・朝食抜き，昼食抜き，夜食を食べる
③ 「ふだん，何時頃食事をしますか？」「食事時間は規則的ですか？」「食事の習慣に変化がありましたか？」「それはいつ頃からですか？」
④ 「好きな食物は何ですか？」「嫌いな食物は何ですか？」「身体に合わない食物は何ですか？」「食物アレルギーはないですか？」
⑤ 「外食（出前，ファストフード，レトルト食品，コンビニエンスストアの弁当なども含む）は週に何回くらいですか？」
⑥ 「1日にどれくらい水分をとりますか？」「どんなものを飲みますか？」
⑦ 「以前と比べて食欲に変化はありますか？」食欲がない場合「胸やけ，吐き気，腹痛などのおなかの症状がありますか？」「胃薬を服用していますか？　どんな種類の薬ですか？」
⑧ 「食事に対して何か制限をしていますか？」「何か食事療法をしていますか？」「それを続けるのは大変ですか？」
⑨ 「脂肪，カロリー，砂糖，塩のどれかを制限して食べていますか？」「減らす必要があると思っていますか？」
⑩ 「体重に増減がありますか？」「自分の体重に満足していますか？」「今までに減量しようと思ったことはありますか？」「減量のために何か服用したものはありますか？」

2) 客観的（O）情報 [1]

● 体格

- 身長・体重：標準体重（kg）＝身長（m）×身長（m）× 22
- 体格指数：BMI（body mass index）＝体重（kg）÷〔身長（m）^{2}〕
- BMI ＝ 22.0：標準体重
- BMI ＜ 18.5：やせ
- 18.5 ≦ BMI ＜ 25.0：普通体重
- BMI ≧ 25.0：肥満
- ブローカ指数（Broca index）：体重（kg）÷ 身長（cm）－ 100
- ローレル指数（Rohrer index）（小児の体格指数）：体重（kg）÷身長（cm）^{3} × 10^7

● 身体的状況

- 皮膚の状態，肉づき
- 腹囲（へそまわり）：男性≧ 85 cm，女性≧ 90 cm
- メタボリックシンドローム（内臓脂肪面積）：男女とも≧ 100
- ％上腕三頭筋皮下脂肪厚（90％以下栄養不良）：男性 8.3 mm，女性 15.3 mm
- ％上腕周囲長（90％以下栄養不良）：男性 27.4 cm，女性 25.8 cm
- ％上腕三頭筋囲（90％以下栄養不良）：男性 24.8 cm，女性 21.0 cm

● 体脂肪率

- 男性〔4.57 ÷（1.0913 － 0.00116 ×皮脂厚）－ 4.142〕× 100
- 女性〔4.57 ÷（1.0897 － 0.00133 ×皮脂厚）－ 4.142〕× 100

● 皮脂厚

上腕三頭筋皮下脂肪厚＋肩甲骨下脂肪厚（mm）

● 機能的判定：成人（正常範囲）＝脈拍（60 ～ 80 回／分），血圧（100 ～ 140 ／ 90 ～ 60 mmHg），肺活量，瞬発力，持続筋力，神経系機能

● 尿検査：タンパク，尿糖，アセトン（ケトン）体，クレアチニン〔男性 23 mg ÷標準体重（kg），女性 18 mg ÷標準体重（kg）〕

● 血液検査

- 赤血球数（RBC）：男性 450 ～ 610 万／μL，女性 370 ～ 470 万／μL
- ヘモグロビン（Hb）：男性 13 ～ 18 g/dL，女性 11 ～ 16 g/dL
- ヘマトクリット（Ht）：男性 37 ～ 49％，女性 36 ～ 46％
- 白血球数（WBC）：4,000 ～ 10,000/μL
- リンパ球数（LYM）：1,500 ～ 4,000/μL

- 血小板数（PLT）：15 ～ 35 万 / μ L
- 血清総タンパク（TP）：6.5 ～ 8.0 g/dL
- 血清総アルブミン（ALB）：3.9 ～ 4.9 g/dL
- プレアルブミン（トランスサイレチン；TTR）：16～ 40 mg/dL
- 鉄結合能（TIBC）：男性 260 ～ 398 μ g/dL，女性 261 ～ 421 μ g/dL
- 血中尿素窒素（BUN）：9 ～ 20 mg/dL
- 総コレステロール（TC）：130 ～ 250 mg/dL
- 中性脂肪（TG）：35 ～ 150 mg/dL
- 血糖（空腹時）（FPG）：65 ～ 110 mg/dL
- ヘモグロビンA1c（HbA1c）：4.3～5.8%（JDS〈Japan Diabetes Society〉値）
- ナトリウム（Na）：138 ～ 146 mEq/L
- カリウム（K）：3.7 ～ 5.0 mEq/L
- カルシウム（Ca）：9.2 ～ 10.7 mEq/L
- アスパラギン酸アミノトランスフェラーゼ（AST）：10 ～ 35 U/L
- アラニンアミノトランスフェラーゼ（ALT）：5～30 U/L
- ガンマグルタミルトランスペプチダーゼ（γ-GTP）：男性 10 ～ 50 U/L，女性 10 ～ 30 U/L
- 乳酸脱水素酵素（LDH）：120 ～ 220 U/L

● **皮膚の状態**：皮膚の光沢，張り，皮膚組織の破綻の有無，皮膚の剝離，紅斑，病変，湿潤，乾燥，骨の隆起

● **水分の IN と OUT**：飲水量，食物中の水分量，輸液などの水分量，尿量，発汗状態，下痢の有無，浮腫・腹水の有無，透析実施の有無，薬剤の使用

● **口腔内の状態**：歯数，口腔内の食物残渣の有無，むせる・咳嗽の有無，活動状況・体力の有無，食物の大きさ・硬さ，舌の動き，胃内圧の上昇，胃管からの逆流，曖気，嘔吐，嚥下障害，経管栄養の実施，気管切開，気管内チューブ，口腔粘膜の状態，舌苔の有無，口腔内の乾燥の有無，口内炎の有無，口臭，口呼吸の有無

● **その他**：体温，爪の状況，毛髪の状況

アセスメント（分析）の視点

● **分析の視点**：生命維持または，成長発達に伴う栄養・代謝状態を日常生活面から判断します。クライエントの日常の栄養摂取状況を明らかにし，健康維持の基本である栄養状況や水分代謝状況，皮膚や粘膜の統合状態，歯・爪・毛髪について評価し，栄養・代謝障害の問題点を判断します

● **栄養状態について**：成長発達に応じた体格であるか，肥満ややせではないか，食事摂取量が適切か，摂取に関したリズムやとり方は適切か，摂取内容は成長発達や活動内容に適切か，身体的な栄養状態としての血液データが正常かどうかを判断します

● **全身状態について**：創部の程度，治療を阻害する因子の有無や影響・褥瘡の有無と原因誘因について，今後の予測を判断します

● **嚥下障害について**：嚥下障害を起こす条件はないか，嚥下障害の徴候や症状はないか，誤嚥の危険性はないか，口腔内の状態による嚥下障害の影響はないか，体力の消耗や膝下による影響はないか，体位，体力の消耗による誤嚥の可能性はないかを判断します

● **体温調節について**：体温調整が行われているか，新生児や高齢者であるのか，意識障害や麻酔の影響下で自己調整できない状況にあるのか，体温調整が適切にできない環境下にあるのか，発汗による体温調整ができているかを判断します

● **水分消費について**
- 毎日の水分摂取量と身体状況の関連
- 浮腫や腹水の原因と程度
- 使用している薬剤と水分代謝の関係

栄養−代謝パターンの看護診断名 (ゴードンによる看護診断名)

ゴードン（Gordon M）による栄養−代謝パターンの看護診断名と定義を表6に示します。

表6　栄養−代謝パターンの看護診断名

看護診断名	定義
栄養摂取消費バランス異常：必要以上または肥満（リスク）	代謝上の必要量を上回る栄養摂取
栄養摂取消費バランス異常：必要以下または栄養不足（促進準備状態）	代謝上の必要量を満たすには不十分な栄養摂取
母乳栄養中断	母乳を与えるために乳児を乳房にあてがうことが不可能なため，または望ましくないために起こる，母乳栄養を実施する過程の中断
非効果的母乳栄養	母乳栄養を実施する過程で，母親，乳児／小児が不満足あるいは困難を経験している状態
非効果的母乳栄養	母乳栄養を実施する過程で，母親，乳児／小児が不満足あるいは困難を経験している状態
効果的母乳栄養	一組の母子／家族が母乳栄養を実施する過程に適切な熟練と満足を示している状態
非効果的乳児哺乳パターン	乳児の吸啜能力または吸啜／嚥下反射の調整能力の障害
嚥下障害	口から胃まで自発的に液体／固形を随意的に通過させる能力の減退
悪心	嘔吐の衝動または必要性をもたらす，咽喉の後部，心窩部，あるいは腹部の主観的な不快の波状感覚
誤嚥リスク状態	消化管分泌物や口腔咽頭分泌物，または固形物や液体を，気管−気管支に侵入させる危険がある状態
口腔粘膜障害	更新および口腔の軟部組織の破綻
歯生障害	歯の発達／萌出パターン，または個々の歯の構造整合性の破綻
体液量平衡異常リスク状態	血管内液，組織間液，そして／または細胞内液が減少または増加するか，急速に移行する危険がある状態
体液量過剰	等張性液体の貯留の増加
体液量不足	血管内液，組織間液，そして／または細胞内液が減少
体液量不足リスク状態	体液量が減少する危険因子がある状態（血管内，組織内，または細胞間陵の脱水）
体液量平衡促進準備状態	身体的ニーズを満足させるには十分であり，かつさらに強化する力を持っている，体液量と体液の化学的組成の平衡パターン
皮膚統合性障害	表皮そして／または真皮の裂傷
皮膚統合性障害リスク状態	皮膚の潰瘍形成／表皮剥離の危険因子が存在すること
組織統合性障害	粘膜・角膜・皮膚・皮下組織などの組織の損傷
褥瘡（圧迫潰瘍）	長期におよぶ臥床，座位によって通常突出部の上に発生する皮膚統合性の障害
ラテックスアレルギー反応	天然ラテックスゴム製品に対する過敏反応
ラテックスアレルギー反応リスク状態	天然ラテックスゴム製品に対する過敏反応の危険がある状態
非効果的体温調節機能	低体温と高体温との間の体温の変動
高体温	正常範囲より高く上昇した体温
低体温	正常範囲より低い体温
体温平衡異常リスク状態	体温を正常範囲内に維持できない危険がある状態

（マージョリー・ゴードン，看護アセスメント研究会訳：ゴードン看護診断マニュアル—機能的健康パターンに基づく看護診断，原書第11版. pp110-147，医学書院，2010. より作成）

NANDA-I の看護診断との関連

ゴードンの機能的健康パターンの「栄養−代謝」の定義と類似性の強い NANDA-I の看護診断分類は「領域2　栄養」であり，1類：摂食，2類：消化，3類：吸収，4類：代謝，5類：水化で構成されています（表7）。「領域2　栄養」は，組織の維持と修復，およびエネルギー産生の目的で，栄養素を摂取し，吸収するとともに代謝する活動のプロセスをアセスメントするものであり，栄養領域には，摂取，消化，吸収，代謝，水化の5つの類に分け，栄養の摂取消費バランスについて深く学習し，栄養には以下の看護診断名が含まれます。

表7　領域2　「栄養」の看護診断名

領域2　栄養	
組織の維持と修復，およびエネルギー産生の目的で，栄養素を摂取し，吸収し，利用する活動	
類1　摂食　食物や栄養素を体内に取り入れること	
●栄養摂取消費バランス異常：必要以下	●非効果的小児食生活動態
●栄養促進準備状態	●非効果的乳児食生活動態
●母乳栄養不足	●肥満
●非効果的母乳栄養	●過体重
●母乳栄養中断	●過体重リスク状態
●母乳栄養促進準備状態	●非効果的乳児吸啜嚥下反応
●非効果的青年食生活動態	●嚥下障害
類2　消化　食品を吸収や同化に適した物質に変化する物理的・化学的活動	
類3　吸収　身体組織を通じて栄養素を取り入れる働き	
類4　代謝　生体・細胞内で起きている，原形質の生成・利用や老廃物・エネルギー産生のための化学的・物理的過程で，生命維持に必要なエネルギー放出を伴う	
●血糖不安定リスク状態	●肝機能障害リスク状態
●新生児高ビリルビン血症	●メタボリックシンドロームリスク状態
●新生児高ビリルビン血症リスク状態	
類5　水和　水分と電解質の摂取と吸収	
●電解質バランス異常リスク状態	●体液量不足リスク状態
●体液量バランス異常リスク状態	●体液量過剰
●体液量不足	

（T. ヘザー・ハードマン編，上鶴重美編・訳，カミラ・タカオ・ロペス編：NANDA-I 看護診断 定義と分類 2021-2023，原書第12版. 医学書院，2021. をもとに作成）

［引用文献］
1）日本病態栄養学会編：認定 NST ガイドブック. pp11-27，メディカルビュー社. 2007.
［参考文献］
1）西田直子：食生活と栄養摂取の援助技術. 深井喜代子編，新体系基礎看護学③基礎看護技術Ⅱ，pp23-31，メヂカルフレンド社，2020.
2）香川明夫監：食品成分表 2020 資料編，七訂. p19. 女子栄養大学出版会，2020.
3）マージョリー・ゴードン，江川隆子監訳：ゴードン博士の看護診断アセスメント指針─よくわかる機能的健康パターン，p19，照林社，2006.
4）看護アセスメント研究会訳：ゴードン看護診断マニュアル─機能的健康パターンに基づく看護診断，第11版. pp110-147，医学書院，2013.
5）T. ヘザー・ハードマン編，上鶴重美訳：NANDA-I 看護診断─定義と分類 2018-2020，原書第11版. pp179-180，医学書院，2018.

① 皮膚統合性障害リスク状態の看護診断の定義

◆定義
　表皮と真皮の両方またはどちらか一方に変化が起こりやすく，健康を損なうおそれのある状態

◆危険因子
　[外的因子]
　□ 過度の水分（湿気）
　□ 排泄物
　□ 湿度
　□ 高体温
　□ 低体温
　□ 介護者の組織統合性の維持についての知識不足
　□ 介護者の組織統合性の保護についての知識不足
　□ 不適切な化学薬品（物質）の使用
　□ 骨突出部上の圧迫
　□ 精神運動性激越
　□ 分泌物
　□ 剪断力（ずれ力）
　□ 表面摩擦
　□ 吸水性の足りないリネンの使用
　[内的因子]
　□ 体格指数（BMI）が年齢・性別基準より高い
　□ 体格指数（BMI）が年齢・性別基準より低い
　□ 身体活動減少
　□ 身体可動性の低下
　□ 浮腫
　□ 失禁治療計画の順守が不十分
　□ 皮膚統合性の維持についての知識不足
　□ 皮膚統合性の保護についての知識不足
　□ 栄養不良（失調）
　□ 心因性因子
　□ 自己傷害（自傷行為）

　□ 喫煙
　□ 物質（薬物）乱用
　□ 水・電解質バランス異常

◆ハイリスク群
　□ 両極端の年齢の人（乳幼児と高齢者）
　□ 集中治療室にいる人
　□ 長期ケア施設にいる人
　□ 緩和ケア環境にいる人
　□ 在宅ケアを受けている人

◆関連する状態
　□ 色素沈着の変化
　□ 貧血
　□ 心血管疾患
　□ 意識レベル低下
　□ 組織酸素化低下
　□ 組織灌流低下
　□ 糖尿病
　□ ホルモンの変化
　□ 拘束（固定）
　□ 免疫不全
　□ 代謝障害
　□ 感染
　□ 医療機器（器具・装置）
　□ 新生物（腫瘍）
　□ 末梢神経障害（末梢性ニューロパチー）
　□ 医薬品
　□ 穿刺
　□ 感覚障害

（T. ヘザー・ハードマン編，上鶴重美編・訳，カミラ・タカオ・ロペス編：NANDA-I 看護診断 定義と分類 2021-2023 原書第 12 版．pp512-513, 医学書院，2021．より）

◆ NPUAP（national pressure ulcer advisory panel）褥瘡の分類

Ⅰ度	通常骨突出部位に限局する招待しない発赤を伴う，損傷のない皮膚。暗赤色部位の明白な消退は起こらず，その色は周囲の皮膚と異なることがある。
Ⅱ度	スラフ（水分を含んだ黄色調の壊死組織）を伴わない，赤色または薄赤色の創底をもつ，浅い開放潰瘍として現れる真皮の部分欠損。破れていないまたは開放した／破裂した血清で満たされた水疱として現れることがある。
Ⅲ度	前奏組織欠損。皮下脂肪は確認できるが，骨，腱，筋肉は露出していないことがある。スラフが存在することがあるが，組織欠損の深度わからなくなるほどではない。ポケットや瘻孔が存在することがある
Ⅳ度	骨，腱，筋肉の露出を伴う全層組織欠損。黄色または黒色壊死が創底に存在することがある。ポケットや瘻孔を伴うことが多い。

（日本褥瘡学会編：褥瘡予防・管理ガイドライン．p21，照林社，2009 をもとに改変）

② 皮膚統合性障害リスク状態のアセスメントの視点 (★1)

●「皮膚統合性障害リスク状態」にある患者さんの情報収集の内容を以下に示します。

S 情報（例）	●食欲がない，食べたくない（★2） ●食事がおいしくない ●味が薄い，濃い，甘すぎる ●手が不自由でひとりで食べられない ●食べたり飲んだりするとむせる，すぐに誤嚥性肺炎になる ●料理ができない ●買い物に行けない ●歯が痛くて食べられない ●義歯が合わず痛くて食べられない ●好き嫌いが多い ●食物アレルギーがある ●身体によいものを食べたい
O 情報（例）	●身長，体重（★3） ●BMI，体重減少率 ●体組成量（体脂肪率，骨格筋量） ●食事状況 ●現在の栄養に関する治療，食事療法 ●検査データ ●歯：全般的な外見と歯並び，義歯，齲歯等の観察 ●徴候があれば腹部の観察 ●浮腫（部位，状態，圧痕の有無）の有無 ●身体観察

Point
★1：アセスメントの視点として，情報項目を掲載しました。アセスメント項目（指標）にもなるところです

Point
★2：S情報として皮膚や組織を再生する栄養素（タンパク質，ミネラル）が摂取できているか，食べられるか，飲めるかが重要です

Point
★3：O情報として，食事状況，体格状況，浮腫，身体観察が重要で，特に検査データ（血液総タンパク，血清総アルブミン）の値が低い場合は，輸液療法を行うことがあります

③ 皮膚統合性障害リスク状態の事例展開

事例紹介

●栄養低下と活動低下に伴う
　皮膚統合性障害リスク状態の B さん

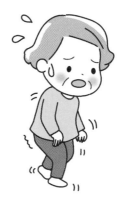

Point
★4：身長と体重は
BMIが22（標準体重）
より低く，18.5以下で
あり，やせ，るいそう
がみられると判断さ
れ，栄養低下状態であ
ると考えられます

Point
★5：現在の病態と症
状では，心機能低下，
脈拍微弱で循環が低下
し，食欲不振で栄養摂
取もできず，栄養低下
も考えられます

Point
★6：腰痛のためコル
セットを使用し，圧迫
される脇部や前腸骨棘
に紅斑がみられます

Point
★7：パーキンソン病
治療薬の副作用とし
て，幻覚や妄想がみら
れ，薬物のコントロー
ルが必要と考えられま
す

●基礎情報

●属性
- 身長 140.2 cm，体重 31.1 kg，BMI 15.8（★4）

●入院目的，治療内容
- 慢性期治療として薬物治療，リハビリテーション，検査のため入院

●現在の病態，症状
- 心機能低下，脈拍微弱，四肢振戦，倦怠感，せん妄，幻覚あり，四肢不随運動，腰痛，食欲不振，脇部や前腸骨棘への紅斑（★5）

●主訴，自覚症状
- 時々「しんどい」と話すがしばらくすると楽になったという。夜間は「どうしてカメラで撮るの」「変な人が来た」など幻覚であったことを言う。動くと腰が痛い，足がしびれるなど訴える。食欲がないので食べられないと話す。コルセットがわきに当たり痛みがある（★6）

●現病歴
- X年Y月頃から振戦があり，足もとがふらつき，スムーズに歩けなかった。近医に受診し，検査の結果，当院に紹介された。外来で精査を行い，検査と治療目的で入院となった

●現在の病名：パーキンソン病，腰椎すべり症，腰部脊柱管狭窄症

●既往歴
- 64歳代：B型肝炎完治
- 70歳代：白内障と緑内障がみられた
- 70歳代：胃がん（部分切除再発なし）
- 80歳代：心臓弁膜症（79歳大動脈弁置換術）
- 80歳代：右眼白内障手術を他院で受け転院したのち再入院

●治療方針
- 慢性期治療として薬物治療，腰椎すべり症，腰部脊柱管狭窄症のためコルセットによる保存療法，リハビリテーション，検査のため入院

●疾患・治療についての理解・思い
- 心臓弁膜症のために弁を変えてもらって楽になった。パーキンソン病はコントロールが難しい。腰が痛くて動きづらい。コルセットをつけるのが大変である

●内服薬（★7）
- メネシット配合錠100 mg（カルビドパ水和物・レボドパ含有製剤，パーキンソン病治療薬）[副作用：妄想・悪性黒色腫]
- トレリーフ25 mg（ゾニサミド，パーキンソン病治療薬）[副作用：幻覚，妄想，食欲不振，悪心，肝機能低下，体重減少，倦怠感]，エンタカポン100 mg（パーキンソン病治療薬）[副作用：悪性症候群，傾眠，幻覚，幻視，幻聴，食欲不振，悪心，肝障害，貧血，頭痛]
- ビ・シフロール（プラミペキソール塩酸塩水和物，ドパミン受容対刺激薬，パーキンソン病治療薬）[副作用：突発性睡眠，幻覚，妄想，肝障害]
- ネキシウムカプセル（エソメプラゾールマグネシウム水和物，消化性潰瘍治療薬）
- アルダクトン（スピロノラクトン，利尿薬）[副作用：電解質異常]
- ビソプロロールフマル酸塩（降圧薬，β遮断薬）
- フロセミド10 mg（利尿薬）
- アゾセミド30 mg（利尿薬）
- クエン酸第一鉄Na錠100 mg（クエン酸第一鉄ナトリウム，有機酸鉄）
- モサプリドクエン酸塩5 mg（モサプリドクエン酸塩水和物，セロトニン受容体作動薬）
- 酸化マグネシウム200 mg（塩類下剤）
- セレコックス（セレコキシブ，非ステロイド性抗炎症薬）

●基礎情報 （つづき）	●生活状況
	●一人暮らし（★8）
	●清潔状況：入浴介助，更衣は介助必要
	●排泄状況：日中は車いすを使用して介助にてトイレで排泄するが，夜間はおむつを使用している。排尿は6回／日，排便は1回／1〜2日普通便
	●活動状況：動作緩慢，時々腰痛（コルセット使用），歩行器を使用して廊下歩行を1回／日，理学療法士が行う
	●嗜好品
	●喫煙なし，飲酒なし
	●1日の過ごし方
	●入院前は一人暮らしで，買い物や掃除はヘルパーに依頼し，洗濯の整理と食事の準備をして生活している。入院後は，午前中に洗濯室に車いすで移動し洗濯と乾燥を行い，衣類をたたみ整理する。午後からはベッド周囲の片づけ，歩行練習がある。夜間にトイレに起きて車いすで勝手に移動しないように説明しているが，ひとりでトイレに行ったり，夜間に幻覚がみられ移動したりすることがある
	●家族構成
	●一人暮らしで，長男は50歳代，神戸に在住。次男は50歳代，大阪に在住して家庭をもっている
	●家族歴
	●夫は70歳代に脳出血で亡くなった。それ以後20年は一人暮らして，血圧が高いので近医に受診して降圧薬を飲んでいた
	●家族の認識，協力
	●息子たちは遠方に住んでおり，新型コロナウイルス感染症のため，お見舞いもない。洗濯物は自分で自動洗濯機と乾燥機を使用して行っている
栄養・代謝 パターン 1）主観的 （S）情報	●栄養と代謝の情報
	●食習慣：1日の摂取パターン（3回，8時，12時，18時），夜食無嗜好と偏食の有無・サプリメントの摂取，食事の摂り方，栄養に関する知識
	●栄養摂取量（1日の摂取量）：心臓病食（Nacl〈塩化ナトリウム〉6g制限），1,200 kcal，摂取量2/3，間食なし（★9）
	●栄養状態：体重減少あり（1kg/週減少），1日のエネルギー消費量（基礎代謝程度），皮膚状態は乾燥している
	●全身状態：倦怠感は時々みられ，強いときは安静にしてベッドで休んでいる。腹満感はなく，嘔気もない。口腔内の不快感がみられ，食欲は低下している
	●嚥下機能：飲み込みにくい，喉の疼痛なし，唾液分泌の低下，咀嚼しにくいか，義歯なし
	●感染徴候：熱感なし，倦怠感あり，悪寒なし
	●水分摂取状況：水分制限（エンシュア250 mL，お茶850 mL），喉の渇きなし，発汗なし（★10）
2）客観的 （O）情報	●80歳，女性
	●体格：身長140.2 cm，体重31.1 kg，BMI 15.8（★11）
	●機能的判定：高齢者
	●バイタルサイン：体温36.1〜37.6℃，脈拍56〜68回／分，血圧84〜108／54〜80 mmHg，SpO2 93〜97%，義歯なし，一人暮らし
	●症状：動作緩慢，時々腰痛があり，移動時にコルセット使用している），入浴，更衣は介助必要，排泄は日中介助にてトイレ，夜間はおむつの使用
	●食事の摂取：心臓病食（Nacl〈塩化ナトリウム〉6g制限），1,200 kcal，摂取量2/3，水分制限（エンシュア250 mL，お茶850 mL）
	●皮膚の状態：皮膚の光沢はなし，張りなし，皮膚は乾燥気味，コルセットが胸郭に当たり痛みと発赤が時々ある。褥瘡の分類ではⅠ度である（★11）

Point
★8：20年間一人暮らしをしており，日常生活支援としてヘルパーに依頼しています。長男は遠方のため，生活への支援は難しいです

Point
★9：栄養摂取量は800kcal／日で，基礎代謝もなく，体重減少で栄養低下があり，エンシュア250 mL飲用してます

Point
★10：循環低下により，心臓への負担軽減のため，水分摂取制限を行っています

Point
★11：BMI 15.8とやせ状態で，腰痛のため使用しているコルセットによって胸部に痛みと紅斑がみられ，NPUAP褥瘡分類ではⅠ度であります

2）客観的 （O）情報 （つづき）	●水分のINとOUT：水分制限：エンシュア250 mL，お茶850 mL，輸液はなし，尿量7回/日，発汗なし，排便1回/日，浮腫・腹水なし，透析実施なし，薬剤の使用，歯数（義歯なし），口腔内の食物残渣の無，むせる・咳嗽なし，活動状況・体力（動作緩慢，歩行は歩行器で1回/日廊下の往復），食物の大きさ・硬さ，舌の動きについて問題なし，胃内圧の上昇なし，胃管からの逆流なし，曖気・嘔吐なし，嚥下障害なし，口腔粘膜の状態，舌苔なし，口腔内の乾燥あり，口内炎なし，口臭，口呼吸の無爪が白く縦に線がはいている。毛髪は白髪である。骨の隆起が仙骨部と前腸骨棘突起にみられる

Point
★ 12：栄養摂取量が低下し，TP，ALBが低下しています。これが持続すると低アルブミン血症が生じ，浮腫と褥瘡がみられる可能性があり，皮膚統合性障害リスク状態と判断します

●検査データ（★ 12）

RBC（赤血球数）	$380 \times 10^4/\mu L$	TG（中性脂肪）	150 mg/dL
Hb（ヘモグロビン）	10.5 g/dL	PG（血糖）	空腹時 110 mg/dL
Ht（ヘマトクリット）	31.3%	HbA1c（ヘモグロビンA1c）	4.3%
WBC（白血球数）	$8,300/\mu L$	Na（ナトリウム）	143 mEq/L
PLT（血小板数）	$10.0 \times 10^4/\mu L$	K（カリウム）	4.1 mEq/L
TP（血清総タンパク）	6.1 g/dL	Ca（カルシウム）	9.1 mEq/L
ALB（血清総アルブミン）	3.0 g/dL	CRP（C反応性タンパク）	0.19 mg/dL
TIBC（鉄結合能）	$261 \sim 421 \ \mu g/dL$	ALP	$365 \ \mu g/dL$
LDH（乳酸脱水素酵素）	276 U/L	AST	27 U/L
BUN（血中尿素窒素）	32 mg/dL	ALT	8 U/L
TC（総コレステロール）	200 mg/dL	γ-GTP	14 U/L

ステップ2　情報からアセスメントへ

情　報（例）	アセスメント（例）
①情報 ●80歳，女性（★ 13） ●現在の病名：パーキンソン病，腰椎すべり症，腰部脊柱管狭窄症（★ 14） ●現在の病態，症状 ●心機能低下，脈拍微弱，四肢振戦，倦怠感，せん妄，幻覚あり四肢不随運動，腰痛，食欲不振，脇部や前腸骨棘への紅斑 ●主訴，自覚症状 ●時々「しんどい」と話すがしばらくすると「楽になった」と言う。夜間は「どうしてカメラでとるの」，「変な人が来た」など幻覚であったことを言う。動くと腰が痛い，足がしびれるなど訴える。食欲がないので食べられないと話す。コルセットがわきに当たり痛みがある ●疾患・治療についての理解・思い ●心臓弁膜症のために弁を変えてもらって楽になった。パーキンソン病はコントロールが難しい。腰が痛くて思うに動けずつらい。コルセットをつけるのが大変である	①80歳の女性で体格としてやせでBMIが15.8と低い状態である（★ 13）。現在の病名はパーキンソン病，腰椎すべり症，腰部脊柱管狭窄症と診断されて，症状は四肢不随運動，腰痛，脇部や前腸骨棘への紅斑がある。これは腰痛によるコルセット装着のため脇部や前腸骨棘への紅斑があり褥瘡の発生の可能性が高い。また，栄養状態もTP（血清総タンパク）6.1 g/dL，ALB（血清総アルブミン）3.0 g/dL，TIBC（鉄結合能）$261 \sim 421 \ \mu g/dL$と低い値であり，食欲不振もあり，今後の栄養低下により褥瘡のリスクも高くなる（★ 14）

Point
★ 13：年齢，性別に応じた栄養状態であるか，確認します

Point
★ 14：病名と病態，症状や自覚症状により，病状のレベル，副作用，反応を総合的に考えます

●体重変動
●体格：身長 140.2 cm，体重 31.1 kg，BMI 15.8 （★ 15）
●TP（血清総タンパク）6.1 g/dL
●ALB（血清総アルブミン）3.0 g/dL
●TIBC（鉄結合能）261 ～ 421 μg/dL
●理学療法
●1 日 1 回コルセットを装着し，歩行器を用いて病棟内を歩行
●コルセットの使用（★ 16）
●臥床中はコルセットを使用していないが，車いすに乗るときや歩行器を使用しての歩行練習時には装着している。コルセットがわきと腰部に当たり痛みと紅斑がある。装着時の確認をするが固定が甘く，緩い止め方をしている

②情報
●80 歳，女性
●体格：身長 140.2 cm，体重 31.1 kg，BMI 15.8
●既往歴
●64 歳：B 型肝炎完治
●70 歳代：胃がん（部分切除再発なし）
●検査データ
●RBC（赤血球数）80 × 10⁴ /μL
●Hb（ヘモグロビン）10.5 g/dL
●Ht（ヘマトクリット）31.3％
●WBC（白血球数）8,300 /μL
●PLT（血小板数）10.0 × 10⁴ /μL
●TP（血清総タンパク）6.1 g/dL
●ALB（血清総アルブミン）3.0 g/dL
●TIBC（鉄結合能）261 ～ 421 μg/dL
●内服薬
●クエン酸第一鉄 Na 錠 100 mg（有機酸鉄）
●食事
●心臓病食（Nacl〈塩化ナトリウム〉6 g 制限），1,200 kcal，摂取量 2/3，間食なし，水分制限（エンシュア 250 mL，お茶 850 mL）

③情報
●バイタルサイン
●体温 36.1 ～ 37.6℃，脈拍 56 ～ 68 回 / 分，血圧 84 ～ 108 / 54 ～ 80 mmHg，SpO₂ 93 ～ 97％（room air）
●既往歴
●80 歳代，心臓弁膜症（79 歳大動脈弁置換術）
●疾患・治療についての理解・思い
●心臓弁膜症のために弁を変えてもらって楽になった（★ 17）

②体格は BMI が 15.8（BMI < 18.5 やせ）で平均より低く，やせている状況にある。食事の摂取量 1,200 kcal の 2/3 の摂取で 900 kcal しかなく，ますますやせていく傾向にある。そのためエンシュアリキッドを飲用しているが十分な摂取量ではない。血液検査において TP 6.1 g/dL，ALB 3.0 g/dL と低く，タンパク質の摂取の必要性がある。また，Hb 10.5 g/dL，TIBC は正常で貧血傾向もあり，タンパク質の摂取とクエン酸第一鉄 Na 錠を服用している

嚥下障害の徴候や症状はなく，口腔内の状態はよいので問題はない。体力の消耗はあるが誤嚥の可能性はない。しかし，70 代で胃がんのため部分切除をしていて一度に多量の摂取ができない

③体温調節について，午後からの微熱があるが，熱感はなく高熱にはなっていない。体温調整を行うように掛け物や室温の調整は行われている。毎日の水分摂取量は心臓疾患との関係もあり制限内で維持され，塩分制限も守られている。排尿回数から尿量や排便回数など問題なく，浮腫はみられていない

内服薬として，利尿薬，降圧薬の服用があるが，血圧の収縮期圧は 84 ～ 108 mmHg と低く，降圧薬については調整していく必要がある。心雑音もなく，チアノーゼなどもみられないため観察をしていく必要がある（★ 17）

Point
★ 15：BMI の検査，栄養判定の検査データの状況を判定します

Point
★ 16：移動時にコルセットを使用し，わきと腰部に痛みと紅斑がみられます

Point
★ 17：心臓弁膜症による弁置換術を行っているため，利尿薬，降圧薬の服用があり，水分コントロールが必要です。また循環器への症状観察も大切です

●治療内容
●内服薬：ネキシウムカプセル（エソメプラ
ゾールマグネシウム水和物，消化性潰瘍治療
薬），アルダクトン（スピロノラクトン，利
尿薬）［副作用：電解質異常］，ビソプロロー
ルフマル酸塩（降圧薬，β遮断薬），フロセ
ミド 10 mg（利尿薬），アゾセミド 30 mg（利
尿薬），クエン酸第一鉄 Na 錠 100 mg（ク
エン酸第一鉄ナトリウム，有機酸鉄），モサ
プリドクエン酸塩 5 mg（モサプリドクエン
酸塩水和物，セロトニン受容体作動薬），酸
化マグネシウム 200 mg（塩類下剤）
●食事
●心臓病食（Nacl〈塩化ナトリウム〉6 g制限），
1,200 kcal，摂取量 2/3，間食なし，水分
制限（エンシュア 250 mL，お茶 850 mL）

④情報
●現在の病名：パーキンソン病，腰椎すべり症，
腰部脊柱管狭窄症
●治療内容
●内服薬：メネシット配合錠 100 mg（レボド
バ含有製剤（パーキンソン病治療薬）［副作
用：妄想・悪性黒色腫］，トレリーフ 25 mg
（パーキンソン病治療薬）［副作用：幻覚，妄
想，食欲不振，悪心，肝機能低下，体重減少，
倦怠感］，エンタカポン 100 mg（パーキン
ソン病治療薬）［副作用：悪性症候群，傾眠，
幻覚，幻視，幻聴，食欲不振，悪心，肝障害，
貧血，頭痛］，ビ・シフロール（ドパミン受
容体刺激薬，パーキンソン病治療薬）［副作
用：突発性睡眠，幻覚，妄想，肝障害］，セ
レコックス（非ステロイド性抗炎症薬）（★
18）
●1日の過ごし方
●夜間にトイレに起きて車いすで勝手に行かな
いようにと説明しているが，ひとりでトイレ
に行ったり，夜間に幻覚がみられ移動したり
することがある
●食事の状況
●心臓病食（Nacl〈塩化ナトリウム〉6 g制限），
1,200 kcal で摂取量 2/3 である。口腔内の
不快感がみられ，食欲は低下している

④生活のなかで幻覚があり，意識の鮮明な状態
での移動ができず，転倒，転落の危険性があ
る
●パーキンソン病のため時間的に四肢の不随運
動が生じることから，多くのパーキンソン病
治療薬を服用し，調整中である。どの時間に
症状が現れるのかを観察し，食事時間の確保
をする必要性がある。薬物服用による食欲不
振，嘔気，肝障害，貧血などがみられるため，
定期的に血液検査が必要になる。症状悪化の
早期発見と薬物の調整が必要となる（★ 18）
●腰椎すべり症と腰部脊柱管狭窄症のため，移
動時にコルセット装着をする必要がある

Point
★ 18：パーキンソン
病治療薬を服用し，
調整中であり，症状
出現の時間，症状の
観察が必要です

総合アセスメント
●体格は BMI が 15.8（BMI ＜ 18.5 やせ）で平均より低く，やせている状況にある（★ 19-①） ●腰痛によるコルセット装着のため，脇部や前腸骨棘への紅斑があり褥瘡の発生の可能性が高い（★ 19-②）。食事摂取量 1,200 kcal のうち 2/3（900 kcal）しか摂取しておらず，ますますやせていく傾向にある。そのためエンシュアリキッド 200 kcal を飲用しているがそれでも十分な摂取量ではない ●基礎代謝量は年齢からすると 1,050 kcal 必要であるが体重から考えると維持できる摂取量である（★ 19-③） ●血液検査において，TP（血清総タンパク）6.1 g/dL，ALB（血清総アルブミン）3.0 g/dL と低く，タンパク質の摂取の必要性がある ●嚥下障害の徴候や症状はなく，口腔内の状態もよいので問題はない ●体力の消耗はあるが誤嚥の可能性はない ●体温調節は午後からの微熱があるが，熱感はなく高熱にはなっていない ●体温調整を行うように掛け物や室温の調整は行われている ●毎日の水分摂取量は心臓疾患との関係もあり制限内で維持され，塩分制限も守られており，排尿回数から尿量や排便回数など問題なく，浮腫はみられていない（★ 19-④）

Point
★19
①BMI の判定が大切です
②コルセット装着による褥瘡発生の可能性がみられます
③栄養摂取量と活動量を比べます
④水分摂取制限の維持により浮腫ではない状態です

ステップ3　看護問題（の抽出）

●栄養状態の低下とコルセット装着による皮膚統合性障害の可能性

ステップ4　看護診断名

□ 皮膚統合性障害リスク状態または褥瘡リスク状態
R：低タンパク質，局所の圧迫
E：TP（血清総タンパク）6.1 g/dL，ALB（血清総アルブミン）3.0 g/dL，コルセット装着，BMI が 15.8

ステップ5　皮膚統合性障害リスク状態の看護診断の危険因子・ハイリスク群・関連する状態の確認（★ 20）

◆危険因子
[外的因子]
□ 過度の水分（湿気）
□ 排泄物
□ 湿度
□ 高体温
□ 低体温
□ 介護者の組織統合性の維持についての知識不足
□ 介護者の組織統合性の保護についての知識不足
□ 不適切な化学薬品（物質）の使用
☑ 骨突出部上の圧迫
□ 精神運動性激越

□ 分泌物
☑ 剪断力（ずれ力）
□ 表面摩擦
□ 吸水性の足りないリネンの使用
[内的因子]
□ 体格指数（BMI）が年齢・性別基準より高い
☑ 体格指数（BMI）が年齢・性別基準より低い
☑ 身体活動減少
□ 身体可動性の低下
□ 浮腫
□ 失禁治療計画の順守が不十分
□ 皮膚統合性の維持についての知識不足
□ 皮膚統合性の保護についての知識不足
□ 栄養不良（失調）

Point
★20：NANDA-I の看護診断「皮膚統合性障害リスク状態」の危険因子，ハイリスク群，関連する状態を事例の情報データをみてチェックします

第2章　看護診断のアセスメント各論：解説と事例展開

	☐ 心因性因子	☐ 組織灌流低下
	☐ 自己傷害（自傷行為）	☐ 糖尿病
	☐ 喫煙	☐ ホルモンの変化
	☐ 物質（薬物）乱用	☑ 拘束（固定）
	☐ 水・電解質バランス異常	☐ 免疫不全
	◆ハイリスク群	☐ 代謝障害
	☐ 両極端の年齢の人（乳幼児と高齢者）	☐ 感染
	☐ 集中治療室にいる人	☐ 医療機器（器具・装置）
	☐ 長期ケア施設にいる人	☐ 新生物（腫瘍）
	☐ 緩和ケア環境にいる人	☐ 抹消神経障害（末梢性ニューロパチー）
	☐ 在宅ケアを受けている人	☐ 医薬品
	◆関連する状態	☐ 穿刺
	☐ 色素沈着の変化	☐ 感覚障害
	☐ 貧血	
	☑ 心血管疾患	（T. ヘザー・ハードマン編，上鶴重美編・訳，カミラ・タカオ・ロペス編：NANDA-I 看護診断 定義と分類 2021-2023 原書第 12 版. pp512-513, 医学書院，2021. より一部改変）
	☐ 意識レベル低下	
	☐ 組織酸素化低下	

ステップ6　皮膚統合性障害（褥瘡）リスク状態の看護計画（★ 21）

Point
★ 21：皮膚統合性障害（褥瘡）リスク状態を防ぐために長期目標として危険をなくすための退院または回復の状態を考えます

Point
★ 22：長期目標を実現するための短期目標を立てます

Point
★ 23：主語は患者で，何を，どのように，いつするのかを具体的に記述します

●目標
●長期目標（★ 22・23）
①栄養状態の改善を図る
②コルセット装着よる皮膚圧迫を軽減する
●短期目標
①来週までに病院食を全量摂取できる
②コルセット装着時間を短時間にすることができる
③体重を維持または増加することができる
④水分摂取量の制限を守ることができる
●観察計画（O-P）
①食事の摂取状況の毎食後観察
②食事にタンパク質の食品が多く食べられるよう栄養士と連携し間食などを工夫する
③コルセットの圧迫部の皮膚状態をコルセット除去時に観察し，NPUAP 褥瘡の深度分類を用いて経過をみる
④血液検査（TP〈血清総タンパク〉，ALB〈血清総アルブミン〉）を週に 1 回行う
⑤体重測定を週に 1 回行う
⑥毎日水分の摂取量を観察する
●ケア計画（T-P）
①食事を配膳し食べやすいように設定する
②水分摂取の量を記録できるシートを作成する
③コルセット装着時間を座位時と歩行練習時のみとし短時間にする
④コルセット装着時の紅斑部に対してのマッサージや圧迫を除去する
●教育計画（E-P）
①食事でタンパク質を多く摂取するように理由を含めて指導を行う
②水分摂取の制限についての理由を説明して理解してもらう
③コルセット装着時間を座位時と歩行練習時のみとし昼寝のときは取り外し，痛みがあればすぐ報告するように指導する

ステップ7　実施（★24）

- 毎日の食事の摂取量の確認を行い，栄養士と相談し間食にプリンなどがつくように調整した
- 食事の間にエンシュアリキッドを2回に分け飲んでもらった
- 血液検査データは1週間に1回行い，TP（血清総タンパク）とALB（血清総アルブミン）はわずかに改善した
- コルセットによる脇部と腰部の紅斑は朝はみられないが，夕方にはみられた。今のところコルセットを使用しないと紅斑はみられない
- 毎日洗濯物をたたみ，歩行練習をすると痛みを訴える
- 四肢不随運動はみられるが，転倒は起こしていない
- 薬物の服用はできているが，体温の変動があり，脈拍も微弱で，血圧は低い状態であり，降圧薬は服用しないときが多くなった

Point
★24
- 看護計画で立てた項目について実施したことを記述します
- 誰が，いつ，何をしたか，どのような状況かを記述します

ステップ8　評価

●短期目標（★25）	
①来週までに病院食を全量摂取できる	▶▶①3回の食事の摂取量は全量摂取ではないが，プリンなどの間食を食べるようになり，エンシュアリキッドも飲めるようになった
②コルセット装着時間を短時間にすることができる	▶▶②コルセット装着時間を座位時と歩行練習時にのみとし昼寝のときは取り外し圧迫する時間を短くしたので痛みの訴えが軽減し，紅斑も30分以内には消失した
③体重を維持または増加することができる	▶▶③体重の減少はみられないが現状の維持はできた
④水分摂取量の制限を守ることができる	▶▶④水分摂取の記録はコップで計測したので記録はでき，守ることはできた
●長期目標（★26・27）	
①栄養状態の改善を図る	▶▶①栄養状態はTP（血清総タンパク）とALB（血清総アルブミン）の改善があったが体重増加まではいかなかった
②コルセット装着による皮膚圧迫を軽減する	▶▶②コルセットの装着時間を短時間にすると皮膚圧迫を軽減でき，痛みや亜紅斑を減少することができた

Point
★25：短期目標の1つひとつに対応して評価します。どのようになったのか状況を具体的に記述します

Point
★26：長期目標の1つひとつがどこまで達成したのか，期待した結果になったのかを評価します

Point
★27：各結果がどこが達成されなかったのか，どうしてかを考え，情報収集からアセスメント，看護診断，計画を振り返ります

（参考）一時的な看護問題リスト

- 栄養摂取消費バランス異常：必要以下または栄養不足

［文献］
1）浦部晶夫，島田和幸，川合眞一編：今日の治療薬2019―解説と便覧．第41版．南江堂，2019.
2）阿部俊子監：エビデンスに基づく症状別看護ケア関連図，改訂版．中央法規出版，2015.
3）浅野嘉延，吉山直樹編：看護のための臨床病態学，第3版．南山堂，2017.

3 排泄

上野栄一

A 排泄のアセスメントの目的と方法

1 排泄のアセスメントの目的

1）排泄とは

アセスメントは，情報収集した意図的に集めたデータを解釈し，推論・分析し，判断することです。具体的には，情報をどう読むか，どう見るか，どう評価するか，どう査定するかといった次元より多角的にみます。

排泄パターンのアセスメントでは，排尿問題，便秘の問題を中心に，生体に及ぼす影響をみます。そのアセスメントのポイントは，以下に示すようにゴードン（Gordon M）の排泄パターンの定義に記載があります。

ゴードンの排泄パターンの定義は次のとおりです。

排泄（腸，膀胱，皮膚）のパターンを表す。これには患者が知覚している排泄機能の規則性排便のための日課行為，または緩下剤の使用，および排泄の時間パターン，排泄方法・質・量の変動または障害。また排泄のコントロールに使われている器具が何かあればそれも含む[1]。

2）排泄パターンについて

排泄パターンの大きな特徴は，個人の生活習慣に依拠するものです。

また，排泄パターンのアセスメントの目的は，排泄に関するパターンの規則性とコントロール状態に関するデータの収集です。

2 排泄の情報収集の内容

表1には排泄の情報の範囲とS・O情報の記載例を示します。

表1　S・O情報の記載例

S）最近尿が出にくくなった
O）BUN（血中尿素窒素）14 mg/dL，Cr（クレアチニン）1.3 mg/dL，尿量 1,100 mL/ 日
O）入院5日目であるが，まだ排便みられない

1）基本情報

● 主訴
● 現症状
● 便秘
● 便秘気味
● 3日以上便が出ない
● 不規則な食事
● 不規則な生活

2）入院基本情報

● 入院目的
● 現病歴
● 家族構成
● 連絡先および緊急連絡先
● 入院までの経過
● 病気の説明と理解
● 既往歴

3）排泄状態

● 排泄回数，量，性状
● 腎機能データ
● 排泄行動
● 介助の有無
● 下剤使用の有無
● 安静度
● 膀胱留置カテーテルの有無
● 腸蠕動音
● 不快感
● オストミーバッグの使用

4）栄養状態・精神的要因

● 食物繊維・水分・脂質などの摂取不足
● 低栄養
● ビタミン欠乏症
● 全身衰弱
● 緊張
● 恐怖・悲しみなどの精神的要因
● 神経障害
● 浣腸や下剤の乱用
● 体質
● 便意を抑制する習慣

5）健康観・自己健康管理

● インフォームドコンセントに対する（医師の説明に
　対する）理解度

● 健康観
● 健康習慣に関する増進行動
● 薬剤の使用の有無・種類
● 疾病予防
● 治療管理行動
● 嗜好品
● 特異体質の有無
● アレルギーの有無
● 感染症の有無
● 地理的情報（坂が多い，海が近い，山が近い，交通
　が至便・不便，最寄駅，バス停が近いか遠いか，病
　院が近いなど）

6）食文化

● 文化的情報（食文化）
● 伝統的食材
● 和食，洋食

7）ライフスタイル

● 菜食主義，肉食中心の食事
● 食事の回数，3食摂取しているか
● 1回の食時間

3 主観的（S）情報のポイント

　患者の言ったことを記載します。要約はしないでそのまま書くことがよいでしょう。ここでは，客観的指標となる数値は入れません。「おなかが大きくなった」「おなかが張っている」「便が詰まっている感じ」「なかなか便が出ない」「硬い便が出る」「力むと肛門が痛い」「血が出る」「げっぷが出る」などです。

　ただし，たとえば「昨日の体温は37℃でした」など，患者の言った数値は記載します。

- ●排泄に関する患者の主観的（S）情報（言動）
  - •「おなかがすっきりしない」
  - •「おなかが張る」
  - •「おならが多く出る」
  - •「げっぷが出る」
  - •「胸やけを感じる」
  - •「口臭が強くなる」
  - •「疲れやすくなる」
  - •「頭が重い」
  - •「肩こりを感じる」
  - •「気分が悪くなる」
  - •「眠れなくなる」
  - •「便が硬くなる」
  - •「食欲が落ちる」
  - •「おなかが痛くなる」
- ●情報を得るための看護師のコミュニケーションや聞き方
  - •「1日，水をどれくらい飲みますか？」
  - •「どれくらいの食事を摂りますか？」
  - •「朝食は食べますか（1日3食食べていますか）？」
  - •「何時に食事を摂りますか？」
  - •「バランスのよい食事をされていますか？」
  - •「外食はされますか？」
  - •「食欲はありますか？」
  - •「どのような薬を飲んでいますか？」
  - •「薬の副作用を知っていますか（便秘等の副作用）？」
  - •「毎日運動をしていますか（その運動は，1日どれくらいしていますか）？」
  - •「どのような運動をしていますか？」
  - •「食べる量はどれくらいですか（カロリーを意識して食べていますか）？」
  - •「下痢はしますか？」
  - •「痔がありますか？」
  - •「便に血がつくことがありますか？」

4 客観的（O）情報のポイント

- ●便秘を生じやすい病気の有無：糖尿病（糖尿病性神経障害による），橋本病（慢性甲状腺炎），過敏性腸症候群，子宮筋腫，脱水症，大腸がん（特に直腸や左半結腸にある場合），腰部脊柱管狭窄症，椎間板ヘルニア，パーキンソン症候群，急性腎不全，脊椎圧迫骨折，大腸過長症，腸閉塞，大腸ポリープ，自律神経失調症，ヒルシュスプルング病，腸回転異常症
- ●健康時の排便習慣
- ●排便への影響因子
- ●年齢
- ●食事の嗜好
- ●喫煙状況
- ●食事量
- ●水分摂取量
- ●排便習慣
- ●運動量
- ●ストレスの有無
- ●体重
- ●身長
- ●BMI（body mass index）
- ●体脂肪率
- ●神経障害
- ●口腔衛生
- ●腹痛，嘔気，胃もたれ，食欲の低下，環境の変化など

5 排泄で考えられるアセスメント

　排泄でのアセスメントは，患者が今ある健康問題について，自分の健康状態についてどのように理解して

いるか，そして，どのように対処行動（健康管理）を行っているかについて記載します。また，その対処行動（健康管理）が効果的なのかどうかについてアセスメントします。

便秘（リスク状態）がある場合の情報と考え方を以下に示します。

- 小食である→小食は，便が滞留しやすくなる
- 運動不足である→運動をしないと，便秘になりやすくなる
- 臥床がちだと，便秘になりやすい→腸は蠕動運動によって便を押し出すが，運動不足で腹筋が弱まると，腸の蠕動運動が悪くなる
- 精神的あるいは肉体的なストレスが原因となって，大腸が緊張し痙攣することで便が移動しにくくなる
- 環境が変わったことによるストレスにより便秘になる
- 食生活が悪い→繊維質が少ない，脂肪が多い，水分が少ない，ミネラルが少ない，ダイエットなどで食事量自体が少ないと便秘になりやすい
- 精神的あるいは肉体的なストレスが原因となって，大腸が緊張し痙攣することで便が移動しにくくなる
- 健康時の排便習慣（決まった時間の排便習慣）
- 排便への影響因子：食事内容，量，水分摂取量，運動量，性格など

⑥ NANDA-I 看護診断との関連

ゴードンの機能的健康パターンの「排泄」の診断としては，便秘，下痢，便失禁，排尿障害などが挙げられます[4]。詳しくは，成書[3, 4]を参照してください。

表2 領域3「排泄と交換」の看護診断名

類1 排尿機能 尿の分泌，再吸収，排出のプロセス	● 機能障害性尿失禁 ● 排尿障害 ● 混合性尿失禁 ● 腹圧性尿失禁 ● 切迫性尿失禁 ● 切迫性尿失禁リスク状態 ● 尿閉 ● 尿閉リスク状態
類2 消化管機能 消化の最終産物の吸収と排出のプロセス	● 便秘 ● 便秘リスク状態 *1 ● 知覚的便秘 *2 ● 慢性機能性便秘 ● 慢性機能性便秘リスク状態 ● 排便抑制障害 ● 下痢 ● 消化管運動機能障害 ● 消化管運動機能障害リスク状態
類3 外皮機能 皮膚からの分泌と排出のプロセス	現在該当なし
類4 呼吸機能 ガス交換および代謝の最終産物の除去のプロセス	● ガス交換障害

＊1：便秘リスク状態：通常の排便回数が減り，排便困難や不完全な便の排出が起こりやすく，健康を損なうおそれのある状態
＊2：知覚的便秘：便秘だと自己診断し，必ず毎日排便すべく，下剤，浣腸，座薬を乱用している状態
（T. ヘザー・ハードマン編，上鶴重美編・訳，カミラ・タカオ・ロペス編：NANDA-I 看護診断 定義と分類 2021-2023 原書第12版. 医学書院，2021. をもとに作成）

排泄パターンに関連する NANDA-I の看護診断名を表2に示しました。

[文献]
1) 江川隆子編：ゴードンの機能的健康パターンに基づく看護過程と看護診断，第6版. p44，ヌーヴェルヒロカワ，2019.
2) マージョリー・ゴードン，江川隆子監訳：ゴードン博士の看護診断アセスメント指針―よくわかる機能的健康パターン. p39，照林社，2006.
3) マージョリー・ゴードン，看護アセスメント研究会訳：ゴードン看護診断マニュアル 原書第11版 機能的健康パターンに基づく看護診断. p24，医学書院，2010.
4) マージョリー・ゴードン，上鶴重美訳：アセスメント覚え書 ゴードン機能的健康パターンと看護診断. pp207-215，医学書院，2009.

事例展開：便秘

1　便秘の看護診断の定義

◆便秘の定義
　便の排出が低頻度または困難な状態
◆診断指標
　□ 標準的診断基準の症状がある
　□ 硬い便
　□ 兎糞状の便
　□ 手を使って排便を促す工夫が必要
　□ 週3回未満の排便
　□ 肛門直腸の閉塞感
　□ 残便感
　□ 排便時にいきむ
◆関連因子
　□ 習慣的な行動の変化
　□ 平均的な1日の身体活動量が年齢・性別推奨量以下
　□ 認知機能障害
　□ コミュニケーションの障壁
　□ 便意の習慣的な無視
　□ 身体可動性障害
　□ 姿勢バランス障害
　□ 無修正可能な因子についての知識不足
　□ トイレの習慣化が不十分
　□ 食物繊維の摂取不足
　□ 水分摂取不足
　□ プライバシー不足
　□ ストレッサー (ストレス要因)
　□ 物質 (薬物) 乱用

◆ハイリスク群
　□ 入院した人
　□ 入院が長期化している人
　□ 老人介護施設 (老人ホーム) にいる人
　□ 術後早期の人
　□ 高齢者
　□ 妊婦
　□ 女性
◆関連する状態
　□ 結腸の閉塞
　□ 直腸の閉塞
　□ うつ病
　□ 発達障害
　□ 消化器系疾患
　□ 内分泌系疾患
　□ 心疾患
　□ 精神障害
　□ 筋疾患
　□ 神経系疾患
　□ 神経認知障害
　□ 骨盤底障害
　□ 医薬品
　□ 放射線治療
　□ 泌尿生殖器障害

(T. ヘザー・ハードマン・他編，上鶴重美訳：NANDA-I 看護診断─定義と分類 2021-2023，原書第12版. pp230-231，医学書院，2021. より)

2 便秘のアセスメントの視点 (★1)

●便秘の情報収集の内容の例を以下に示します。

S情報 （例）	●おなかが張る ●便が数日間出ていない ●トイレに行っても出た感じがしない ●薬はたくさん飲んでいる ●あまり水分を摂らない ●会社の協力・理解が得られない ●病気を完全に治したい ●多くの治療を同時にするのが負担である ●意思が弱くて治療を続けることができない ●何もする気がない	●数日にわたって排便がない ●排便の間隔が不規則である ●便が硬くて，なかなか排泄できない ●便の量が少ない ●小食で，あまり食欲がない ●便がすっきり出た感じがない ●便が残っている感じがする ●おなかが張っていると感じる
O情報 （例）	●身長，体重 ●年齢 ●血清データ ●感染症データ ●心理検査結果：ストレス等をみる	●病気は治らないとあきらめている ●血糖値コントロールの状態 ●治療を続けるのがつらい ●意志の程度 ●無力感の訴え

Point
★1：アセスメントの視点として，情報項目を掲載しました。アセスメント項目（指標）にもなるところです

 3 便秘の事例展開

事例紹介

●患者Dさん，56歳，男性。30歳時より，糖尿病，高血圧の治療を続けていました。最近，倦怠感が持続し，健診で肝機能の低下を指摘され，精査目的で入院しました
●看護師Cさんは，本日入院してきた患者Dさんの情報をとりました

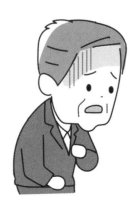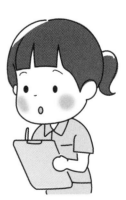

第2章　看護診断のアセスメント各論：解説と事例展開

3 排泄　**69**

入院時の情報

●属性
●患者：56歳，男性
●主訴，自覚症状
●体がだるい，食欲がなくなってきた，胃腸の調子が悪い
●おなかにしこりがある，目がみえにくい，足に傷があるがわからない（神経障害〈足の壊疽〉）
●現病歴，症状
●検診にて肝炎を疑われ，精査目的で受診した結果，肝炎と診断される
●両下肢に冷感がある。しびれ感がある
●便が出ないので，薬を飲んでいる
●おなかが時々痛いのがつらい
●体がだるくて動くことが億劫
●切れ痔がある
●既往歴
●30歳のとき虫垂炎にて手術
●30歳のとき，糖尿病，高血圧と診断される
●糖尿病，高血圧のため，30歳より糖尿病薬，降圧薬の薬物使用
●飲酒歴：日本酒2合/日，約30年間
●たばこ喫煙歴：30年（1箱/日）
●輸血歴：なし
●家族歴
●4人暮らし（子2人）
●身体所見
●意識清明，身長172 cm，体重80 kg，BMI肥満度27%，BT（体温）36.1℃，HR（脈拍数）70回/分，BP（血圧）160/95 mmHg，心・肺異常なし，腹部は右肋骨弓下に弾性軟な肝を2横指触知．腹水認めず。顔面・上肢・下腿浮腫なし
●入院時検査
●血液生化学検査ではAST（アスパラギン酸アミノトランスフェラーゼ）およびALT（アラニンアミノトランスフェラーゼ）の著増を認めたが，T-Bil（総ビリルビン）は正常で末梢血および凝固能にも異常を認めず，HBs抗原（＋）．入院時の検査結果は次のとおりである
●バイタルサイン：BT（体温）36.7℃，HR（脈拍数）70回/分，RR（呼吸数）15回/分，BP（血圧）160/94 mmHg
●血液検査
●WBC（白血球数）4,504/mm^3，RBC（赤血球数）380×100/mm^3，Hb（ヘモグロビン）14.4 g/dL，PLT（血小板数）12.4×105/mm^3，ESR（赤血球沈降速度）16 mm/時，HBs抗原（＋）
●TC（総コレステロール）232 mg/dL，LDL（低比重リポタンパク）210 mg/dL，HDL（高比重リポタンパク）70 mg/dL，HbA1c 10.0%，PG（食後血糖）230 mg/dL，Hb（ヘモグロビン）2.7%（基準値4.3～5.8%），TP（血清総タンパク）10.9 g/dL（高値），ALB（血清総アルブミン）2.7 g/dL，RBC（赤血球数）420×100/mm^3（正常），Na 198 mEq/L（高値），K（カリウム）5.8 mEq/L（基準値3.5～5.0 mEq/L），（GOT〈グルタミン酸オキサロ酢酸トランスアミナーゼ〉）66 U/L（高値），LDH（乳酸脱水素酵素）340 U/L，ALT（アラニンアミノトランスフェラーゼ）（GPT〈グルタミン酸ピルビン酸トランスアミナーゼ〉）96 U/L（高値）
●ウイルスマーカー
●HBs抗原（＋）
●経過
●入院時，倦怠感が強かったが，肝硬変の治療をして，徐々に検査データも正常値に近くなっていった。しかし便秘傾向が続き，腹部不快感を訴えていた。ふだんの日常生活では便秘はなかったが入院してから便秘症状が出た。ほかに糖尿病，高血圧があり，これらの治療も開

入院時の情報 （つづき）	始することとなった

●入院時医師からのインフォームドコンセント

●「検査データからは，肝炎と診断されました。お酒を飲まれていますので，アルコール性肝障害も疑いましたが，検査結果からは，典型的なB型肝炎です。原則的には原因に対する治療を行います。食事には強い制限はありませんが食事療法はとても大切です。十分なカロリーの摂取と筋肉の維持が大事ですので適度な運動を行うことがよいです。運動については後ほど説明をしますが，規則的に軽い運動をすることがよいです。それから，便秘もあるということで，硬い便が出ると聞いていますので少し様子をみて，おなかが張るようでしたら緩下薬を出します。痔もありますが，痔というのは便秘による硬い便に原因があるかもしれません。調べます」

●「肝硬変の説明ですが，肝硬変の一般的症状は，食欲がなくなること，体がだるくなります。肝硬変は放置すると，黄疸など肝機能の低下や血流障害による症状が現れ，最悪の場合は正常な機能をはたせない肝不全や，肝臓がんに発展することもあります。一方，初期の肝硬変では肝機能はある程度保たれているため，早期に原因を取り除き線維化の進行を食い止めることが重要となります。肝硬変では肝臓がんの発症リスクが非常に高くなりますので，抗ウイルス療法をします。薬物を用いてウイルスの排除・減少を図る治療法です」
以上が，医師からの説明であった

●患者は，とても詳しい説明をしていただきよくわかった。この入院をきっかけに正しい生活習慣を心がけますと話される

●健康観

●健康は，自分の意思が必要と思ってはいるが，なかなか実行できないジレンマをもっている

●自分のこれまでの生活習慣が悪かったと話す

●健康管理

●自分では，よくない健康管理を行っていると自覚している。また，意思が弱く，生活習慣に乱れがある

●本人からの情報

●体重は1か月前に比べて5kg増えた

●「お通じが3日くらい出ないときがあるんです」

●「自分は体重を減らそうと思っています，自分は意思が弱いんです。外食中心の生活で間食もします，食事時間は不規則です。さらに人に誘われるとつい飲み会にしょっちゅう参加します。ここ1か月で体重が5kg増えました。努力をしようとは思いますが，うまくいきません」

●その他の情報

●「間食はやめられない」

●「定期的な運動はしていない」

●「病院食は味が薄いので醤油をよくかけます」

●「お酒は毎日2合ほど飲む。やめることができない」

●「最近おなかが出てきたので，気になっている。少し体が重い感じがします」

●家では妻が食事に気をつけているが，外食が多く，肉料理を食べていることが多い

●簡易型（ポータブル血糖測定器）を購入したが，測定を忘れることが多く（面倒くさくて），ほとんど測定をしていない

●甘いものを食べるときは注意しているがすぐに忘れる

●食事療法は，妻に依存している

●会社の仕事が多忙で残業が増え，ストレスとなっている。「仕事量が増えた」

●食事療法はつらいと話をよくする

●「何で我慢しなきゃならないんだ」と時々妻に話す

●将来について不安がある，心配事がある

●何か困ったことがあれば妻に話す。妻はよき相談者です。感謝しています

●将来，腎臓障害が起こると大変だと話す

●糖尿病が怖いとはわかってはいるが，すぐに忘れている自分を発見する

●たばこの量が増えた。お酒の量が増えた

入院時の情報 (つづき)	●入院時のデータ

●入院時のデータ

●バイタルサイン：BT（体温）36.1℃，BP（血圧）140 / 92 mmHg（降圧薬服用），HR（脈拍数）69回 / 分，RR（呼吸数）16回 / 分

●血圧のコントロールは薬物にて管理している。セタプリル服用（ACE阻害薬〈アンジオテンシン変換酵素阻害薬〉）。なお本人は「高血圧ではない」と言う

●排便は3日に1回，腹部膨満感持続，グル音微弱

●食事摂取状況

●3食は食べているが，夜の食事は，残業が多く午後8時くらいである。昼は外食中心（焼肉弁当をよく食べる）。「肉を食べないと力が出ないからね」と言う

●気になること

●おなかが出てきた。腹囲は，1か月前の検診で95 cm

●靴に石が入っているのがわからず，出血していて病院に行ったことがある

●「糖尿病の怖さを知っているが，ついつい食べてしまいます」

●視力（右0.1，左0.3），視力の低下がここ1か月の間に生じたという。現在めがねをかけている

●退職後の健康（経済問題）に対する不安がある

●時々ふらつくことが多い

●風邪をひきやすい

●飲み会が多い。いつも参加している。飲み過ぎることがある。意思が弱いとは自覚している

●家族に糖尿病の人がいる

●体重は1か月前に比べて5 kg増えた

●「自分は体重を減らそうと思っているが，自分は意思が弱い。外食や間食，食事時間の不規則なこともある。さらに人に誘われるとついつい食べてしまいます。ここ1か月で5 kg増えた」

●間食はやめられない

●ほとんど運動はしていない

●残業が多い。「仕事が増えてきている。なかなか定時には終わらない」

●残業が続き不眠がある

●歯周病であり歯科医に通っている

●時間切迫感がある。「性格テストでタイプAといわれたことがある」と言っている

●最近おなかが出てきたので，気になっている

●妻が食事に気をつけているから助かる

●甘いものを食べるときも注意している

●会社の仕事が多忙で残業が増え，ストレスとなっている。「仕事量が増えた」

●食事療法はつらいと話をよくする

●「何で我慢しなきゃならないんだ」と時々妻に話す

●腎臓障害が起こると大変だと話す

●たばこの量が増えた

●好きなことをしたいと言っている

●時々ふらつくことが多い

●風邪をひきやすくなった

入院時の情報	情　報（例）	アセスメント（例）
●基礎情報	●血清データ ① LDH（乳酸脱水素酵素）340 IU ●属性 ②腹囲判定 95 cm ③祖父も糖尿病で網膜症になっている ④ HbA1c（ヘモグロビン A1c）10.0% ⑤時々血糖測定を忘れる ⑥血圧 165 / 95 mmHg ⑦喉が渇く ⑧倦怠感あり ●現病歴 ⑨ X 年 12 月 5 日に，職場の検診で血糖値が 210 mg を指摘され，糖尿病と診断された ⑩その後，肝硬変による腹部症状が出たため入院となった ●主訴 ⑪体がだるい，なかなかトイレに行くのもつらい ⑫おなかが時々痛む ⑬靴に石が入っていても気づかず，裂傷の経験あり ⑭神経障害（足の壊疽）がある ⑮便が出にくい ⑯両下肢に冷感がある。しびれ感がある ⑰肥満の指標：BMI 27，腹囲 96 cm ⑱体重は 1 か月前に比べて 5 kg 増えた。便が出にくいという。3 日でないこともあるという	①急性肝炎，慢性肝炎，肝硬変，肝臓がんなどの指標となる。患者は肝がんであり，根拠となるものである ②腹囲は 95 cm で肥満状態である ③糖尿病は遺伝性の可能性もある。確認が必要である ④ HbA1c 10.0%は，血糖コントロールができていない状態である。心血管疾患による死亡率が高くなる ⑤再度，血糖測定についての説明をする必要がある ▶▶血糖測定を忘れることを解釈 / 推論する必要がある ⑥高血圧である ⑦口渇は糖尿病の重要な症状である ▶▶飲水量のチェックも必要である ⑧糖尿病の症状が出現している。このままの状態が続くと，合併症が進行して，失明，末梢神経障害が増悪する可能性がある ⑨倦怠感により活動不足が生じる可能性がある。また，便秘になりやすい。非効果的な健康管理となっている ⑩腹部症状は，腹水の可能性もある。便秘を助長している可能性がある ⑪倦怠感があるのは肝炎の症状の 1 つである ⑫腹痛は，肝硬変からくるものと便秘から由来するものがあるので，鑑別する必要がある ⑬⑭靴に石が入っていても気がつかないのは，神経障害が悪化しているものと考えられる ⑭自覚はしているが，足の観察が必要である ⑮便秘の典型的症状である。「仕事で，会議などで我慢することもある」と言う。健康管理ができていない ⑯糖尿病の合併症が進んできている。末梢循環障害が起こっている ▶▶運動不足は，血糖値の上昇を生じさせる ⑰⑱指標より肥満と診断できる ⑱肥満が進んでいる。このままでは，さらなる肝硬変の増悪，糖尿病の増悪が考えられるまた，便が 3 日も出ないことから，便秘の状態である

現在の症状	⑲「糖尿病のことはよくわかっていません。自分は体重を減らそうと思っています。自分は意思が弱いんです」	⑲⑳㉑糖尿病に対する意志が弱い。再度食事療法について本人が理解する必要がある。また，ストレスについて情報をもっと得る必要がある
		▶▶食事療法はつらいと表出していることから，食事療法自体がストレスとなっている可能性がある
	⑳「外食中心の生活で間食もします。食事時間は不規則です」	⑳生活習慣の乱れがあるが自分では制御できない状態と考える
	㉑「同僚に誘われるとつい飲み会にしょっちゅう参加します」	㉑意思が弱い。会社に協力してもらえる体制作りも必要と考える
	㉒「ここ 1 か月で体重が 5 kg 増えました。努力をしようとは思いますが，うまくいきません」	㉒㉓糖尿病に対する知識を理解してもらうように指導が必要である
		▶▶正しい健康管理が阻害されている状態である
	㉓「定期的な運動はしていない」	㉓会社の仕事が忙しくて運動する余裕がない状態である
	㉔「最近おなかが出てきたので，気になっている。少し体が重い感じがします」	㉔おなかが出ていることは，肥満傾向にある。腹囲を測定したところ 93 cm あった
		▶▶外食は，バランスのとれない食事になる可能性が高い。そのことが，血糖のコントロールを悪くする可能性がある
		▶▶食事は，摂取時刻によってエネルギー代謝に与える効果は異なり，夜食の頻度が高い人ほど 2 型糖尿病や肥満のリスクが上昇する
		▶▶非効果的な健康管理となっている
	㉕会社の仕事が多忙で残業が増え，ストレスとなっている。「仕事量が増えた」	㉕ストレス軽減のために定期的な運動ができるよう，また適切な運動を選択することができるように指導をする
	㉖食事療法はつらいと話をよくする	㉖食事療法については，かなりストレスがある状態であり，メンタル的なサポートも必要である。また，このストレスが自律神経系の乱れを起こし，便秘の誘因となる
	㉗糖尿病が怖いとはわかってはいるが，すぐに忘れている自分を発見する。薬の管理はできている	㉗意志が弱い。糖尿病と便秘との関係は以下のように考える
		▶▶糖尿病の人が便秘になりやすい要因として，高血糖による大腸（結腸）の自律神経障害，高血糖による直腸・肛門の機能障害，糖尿病薬（GLP-1 受容体作動薬・SGLT 2 阻害薬など）の副作用が考えられる
		▶▶糖尿病の血糖値の管理がよくないと，糖尿病の神経障害などの合併症は進行しやすくなる。したがって，便秘予防のためには良好な血糖コントロールを維持することが大切である
	㉘たばこの量が増えた	㉘喫煙は，閉塞性動脈硬化症をより起こしやすくなる。高血圧の増悪のリスクも生じる
	㉙足のしびれがある	㉙糖尿病からくる神経障害がある。このまま放置すると，壊疽などの皮膚の統合性の障害が起こる

現在の症状 （つづき）	⑳食事摂取状況：朝は食べるときと食べないときがある。夜の食事は，毎晩残業が多く午後8時くらいに食べている。外食中心である ㉛下剤をたまに服用はするが，飲まないとお通じがなくなる ㉜排便してもすっきりしない	⑳朝食を抜くことで，大腸への刺激が少なくなり，便秘になりやすくなる。また，夜遅く食べることは，糖尿病の増悪につながる ㉛便秘が持続している。薬剤の依存になっている ㉜残便感があるのは，便秘になりやすい

総合アセスメント

- 患者は，肝硬変，高血圧，糖尿病であり，検査データからは異常値（HbA1c〈ヘモグロビンA1c〉など）がいくつか見てとれる。患者本人の糖尿病，高血圧の症状に対する理解力はあまりよくなく，非効果的な健康管理を行っている。便が3日以上出ないことがあり，便秘と考えられる
- 本事例は，肝硬変が基礎疾患にあり便秘の大きな影響要因として考えられるが，ほかにも便秘を引き起こす要因が散在し，患者本人とも相談して目標を決めながらケアすることが重要である。便秘にはさまざまな原因があるが，糖尿病の場合も便秘になりやすいといわれている。糖尿病の合併症である神経障害もある。また，薬剤による便秘，ストレスによる便秘も考えられる。多くの要因が複合しているため，1つひとつに目標を立てて，対応する必要がある
- 食後血糖値が高く，このままの状態が続くと，血糖値・HbA1cのコントロールは不良となり，目の症状（網膜症）や神経障害が悪化する可能性がある。このことで便秘の状態はなかなか改善しないと考えられる
- 糖尿病治療に対する健康の管理ができていないことと倦怠感は，血糖コントロールができていないために生じている。便秘を改善させるためにも，血糖コントロールは重要である。患者には血糖コントロールの重要性も話す

ステップ3　看護問題（の抽出）

- 糖尿病の合併症による神経障害，倦怠感などからくるストレスによる便秘が生じていると考える（★2）
  ①糖尿病に対する知識がない
  ②便秘に対する知識がない
  ③倦怠感と神経障害があり，自律神経系に変調をきたしていて，便秘になりやすい状態となっていると推察する

Point
★2：ここでの看護問題は，まだ決定（看護診断）ではないが，患者にとって問題となることを最初に挙げることが重要です

ステップ4　看護診断名

☐ 神経障害，薬剤の副作用，生活習慣の変調に関連した便秘（★3）

Point
★3：「非効果的健康管理」と「便秘」が看護診断名となるが，ここでは，便秘に焦点を当てて記載をします

Point
★4：あるとよい指標
①月経前（黄体ホルモンの影響による）
②妊娠初期（黄体ホルモンの影響による。この黄体ホルモンは流産しないように，子宮筋の収縮を抑制させ，その影響で腸の蠕動運動を抑制する）
③不安

◆診断指標（★4）
☐ 標準的診断基準の症状がある
☐ 硬い便
☐ 兎糞状の便
☐ 手を使って排便を促す工夫が必要
☐ 週3回未満の排便
☐ 肛門直腸の閉塞感
☐ 残便感
☐ 排便時にいきむ
◆関連因子
☐ 習慣的な行動の変化
☐ 平均的な1日の身体活動量が年齢・性別推奨量以下
☐ 認知機能障害
☐ コミュニケーションの障壁
☐ 便意の習慣的な無視
☐ 身体可動性障害
☐ 姿勢バランス障害
☐ 無修正可能な因子についての知識不足
☐ トイレの習慣化が不十分
☐ 食物繊維の摂取不足
☐ 水分摂取不足
☐ プライバシー不足
☑ ストレッサー（ストレス要因）
☐ 物質（薬物）乱用
◆ハイリスク群
☐ 入院した人

☐ 入院が長期化している人
☐ 老人介護施設（老人ホーム）にいる人
☐ 術後早期の人
☐ 高齢者
☐ 妊婦
☐ 女性
◆関連する状態
☐ 結腸の閉塞
☐ 直腸の閉塞
☐ うつ病
☐ 発達障害
☐ 消化器系疾患
☐ 内分泌系疾患
☐ 心疾患
☑ 精神障害
☐ 筋疾患
☐ 神経系疾患
☐ 神経認知障害
☐ 骨盤底障害
☐ 医薬品
☐ 放射線治療
☐ 泌尿生殖器障害

（T.ヘザー・ハードマン・他編，上鶴重美訳：NANDA-I看護診断―定義と分類 2021-2023，原書第12版. pp230-231，医学書院，2021．より一部改変）

Point
★5：ケアプランの根拠
①肝炎は肝機能障害による全身症状が現れることが多い。よって肝細胞の修復再生を促すために，活動が制限される。そのため便秘になりやすく，身体症状や活動制限によるストレスを軽減するように援助を行う。このことが便秘の予防にもつながる
②薬物療法は，服用している薬の副作用として，便秘がないかどうかを確認する
③退院後，不安なく日常生活が送れ，自己管理が維持できるよう支援する

【看護目標の指針】
①便秘に伴う苦痛が軽減する
②便秘が改善する
③便秘に対する対処行動ができる
【ケアプランの指針】（★5）
①身体苦痛，精神的ストレスが軽減する
②食事療法の指導をする
③生活指導をする
④精神面での支援をする
⑤肝機能低下を防ぐためのセルフケア行動ができる。退院後の生活に関する不安が軽減する
●目標
●長期目標
　①便秘が解消され排便のコントロールができる
●短期目標
　②排便の習慣をつける
●観察計画（O-P）
●排便の回数・性状

- 便の色，におい，硬さと太さ，血の混入
- 残便感
- 排便動作
- 怒責の有無
- 排便の所要時間
- 入院による食事・排泄の習慣
- 生活リズム
- 性格
- 排泄環境
- トイレ様式
- 体重，腹囲の変化
- 腹部膨満感
- 下腹部不快感
- 悪心・嘔吐
- 不安
- イライラ感
- 集中力の低下
- 頭重感
- 頭痛
- バイタルサイン：RR（呼吸数），HR（脈拍数），BP（血圧），BT（体温）
- その他合併症の有無
  場合によっては怒責の禁止
- 食生活（食事量），飲酒（量），喫煙の状況
- 検査データ：FBS（空腹時血糖），FPG（空腹時血漿グルコース），HbA1c（ヘモグロビンA1c）の変化など
- ストレス（★6）の内容と対処方法
- 家族や職場での理解と支援状況
- 言行動（言動と行動）
- 睡眠時間
- 検査項目：一般血液検査，糞便検査，X線検査，内視鏡検査，消化管造影検査，腹部超音波検査
- 腹部画像検査（CT，MRI）
- 便秘評価尺度（constipation assessment scale：CAS）の得点

●ケア計画（T-P）（★7）
- 毎日一定の時間に排便をする。特に朝の空腹時に食事を摂ることは胃への刺激にもなる
  →条件反射による習慣を身につけやすくすることで定時に排便がしやすくなる
- 排便を抑制させない
  →排便を我慢し続けると，便意を感じる閾値が上昇し，生理的刺激に反応しにくくなる。便の貯留時間が長くなり，腸で水分が吸収され便が固くなる
  →適切な下剤の使用をする（医師の指示のもと）
  →習慣的にトイレに行くという習慣をつける。排便を我慢すると腸から水分が吸収され，便が固くなり，便秘さらには切れ痔につながる可能性がある
- 水分の十分な摂取
  →便が柔らかくなる
- 食物繊維に富む野菜，イモなどを摂取する
  →食物繊維は，腸管粘膜を刺激して腸蠕動を亢進させる
- 腹部マッサージ
  →血液循環を良好にして腸蠕動を亢進する
- 患者自身が腹部マッサージを施行できる
- 不安・恐怖などの軽減
  →自律神経のアンバランスを防ぐ。自律神経の緊張をとく

Point
★6：ストレスは交感神経を優位にし（胃腸を動かす副交感神経が弱くなる），胃腸を動かそうとして，腸が痙攣状態になり，便が排出されにくくなり便秘となります

Point
★7：患者は肝硬変と糖尿病と高血圧の3つの疾患をもっている。ヘモグロビンA1cが高く，食後の血糖も高いことから血糖の改善がなされていません。ストレスもあり，さまざまな症状に対する健康管理はうまく行われていません。生活習慣が改善されておらず非効果的になっています。神経障害も起こっています。これらは便秘の要因ともなっています。闘病意欲はありますが，行動が伴っていないため，看護計画を立てました

- 薬物療法の管理
  - →治療薬の副作用に気をつける。薬の種類によっては便秘の副作用もある
- 排便浣腸
  - →3日以上排便がない場合に施行する
- 糖尿病の知識（糖尿病の症状，食事療法，薬物療法，運動療法）の確認をする
- インスリン療法の説明をする
- 食事療法の説明をする
- 薬物療法の説明をする
- 高血糖時にはインスリン皮下注射をする
- 低血糖時の対応方法について指導する
- 糖尿病に関する情報（知識）について定期的にクイズを解いてもらう
  - →目標を決めて実施する
  - →個別指導のほか，集団指導もする
- 糖尿病に関する視聴覚教材を貸し出す
- 院内にある患者専門の図書館にて糖尿病に関する書籍を紹介して読んでもらうように指導する
- 血糖データ，食事量，飲水量のチェックをしてもらい，可視化するとともに自己のフィードバックを促す
- 患者だけではなく家族にも糖尿病の知識とケア方法について指導する
- 自己血糖測定の方法を指導する
- 社会資源の利用方法について説明する
- 便秘を予防するための食生活について説明をする

● 教育計画（E-P）（★8）

Point
★8：教育計画を立てるときは，一度に多くの項目を説明するのではなく，焦点を絞って説明します

- 排便や便秘について，正しく理解できるように説明と指導をする
- 観察項目について，報告できるように指導をする
- チェックリストを使って可視化することを提言する
- 便秘の対処方法について自分にあったものを選択してもらい指導する
- 栄養士からの食事指導を受ける
- 栄養指導について家族（キーパーソンなど）にも協力をしてもらう
- 適切な軽い運動を推奨する（肝硬変の状態による。医師から指示を受ける）
- 病院や地域で開催される資源を活用するように勧める
- 現状の状況について，運動療法や食事療法などについて理解できることや遵守できることなどを説明して認める（支持する）
- 低血糖症状があればすぐに連絡するように伝える
- 運動することによる血糖値の変動について説明する
- 血糖値のコントロールをすることが合併症の予防につながることを伝える
- 高血糖，低血糖の症状の説明をする。わからないことがあればいつでも知らせて欲しいと伝える
- 症状悪化時の緊急の連絡先を見やすい目立つ場所に掲示するように勧める
- 心配なことはいつでも相談するように伝える
- 自己血糖測定後は，記録して自分の血糖状況を常に把握することの重要性を説明する
- （家族に対する指導を依頼）服薬管理ができているかについてみてもらう
- （家族に対する指導を依頼）患者に食事療法の大切さを説明してもらう

ステップ7　実施

- 上記のケアを実施したあとの患者の状態を観察し，評価につなげる
- 看護計画にそって実施した内容を記載する

ステップ8 評価（★9）

	●日常時の排便の状態に戻ったかどうかを評価する ●便秘評価尺度の評価が向上したか（5点以下）客観的評価をする ●食事療法，運動療法について理解できたかを評価する ●患者が理解できたと述べたかどうかを評価する ●血糖コントロールができたかどうかを評価する 　→（例）水分チェックについてチェックリストを作成した場合には，チェックリストをしっかり書いているかどうか評価する ●実施した内容について，どの適度できたか評価をする。評価は客観的評価のみならず，主観的評価もする ●短期目標，長期目標について評価する	
	●長期目標 ①便秘が解消され排便のコントロールができる ●短期目標 ②排便の習慣をつける	▶▶①規則どおりに排便ができた ▶▶②毎日決まった時間にトイレに行くことができた

Point
★9：評価のポイント
・目標にそった内容で評価をする
・看護計画にそって実施した内容について評価をする
・具体的に記載する

（参考）一時的な看護問題リスト（★10）

□ 食後血糖値が高い。血糖値のコントロールができない □ 臥床がちである。活動不耐 □ 体重増加がある。肥満傾向。→便秘と診断（〇月〇日）

Point
★10：temporary problem ともいわれています

［文献］
1) T. ヘザー・ハードマン・他編，上鶴重美訳：NANDA-I 看護診断―定義と分類 2018-2020，原書第 11 版. 医学書院，2018.
2) Koh H, Lee MJ, Kim MJ, et al: Simple diagnostic approach to childhood fecal retention using the Leech score and Bristol stool form scale in medical practice. J Gastroenterol Hepatol 25(2): 334-338, 2010.
3) Corsetti M, De Nardi P, Di Pietro S, et al: Rectal distensibility and symptoms after stapled and Milligan-Morgan operation for hemorrhoids. J Gastrointest Surg 13(12): 2245-2251, 2009.
4) Wang HJ, Liang XM, Yu ZL, et al: A randomised, controlled comparison of low-dose polyethylene glycol 3350 plus electrolytes with ispaghula husk in the treatment of adults with chronic functional constipation. Clin Drug Investig 24(10): 569-576, 2004.
5) Betty J. Ackley, Gail B. Ladwig eds: Nursing diagnosis handbook, An evidence-based guide to planning care, 10th Edition. p240, Elsevier Health Sciences, 2013.
6) Riegler G, Esposito I: Bristol scale stool form. A still valid help in medical practice and clinical research. Tech Coloproctol 5(3): 163-164, 2001.
7) 有村愛子，出口尚寿，西尾善彦：6. 糖尿病合併症としての消化管―糖尿病性胃麻痺，便秘・下痢. 糖尿病 61（3）：114-116，2018.
8) 日本消化器病学会・日本肝臓学会編：肝硬変診療ガイドライン 2020，改訂第 3 版. 南江堂，2020.
9) 日本消化器病学会：患者さんと家族のための肝硬変ガイドブック. 2011. https://www.jsge.or.jp/files/uploads/04_kankouhen.pdf（2021 年 6 月 1 日閲覧）
10) ロザリンダ・アルファロール・フィーヴァ，江本愛子監訳：基本から学ぶ看護過程と看護診断，第 6 版. 医学書院，2008.
11) 任和子編著：実習記録の書き方がわかる看護過程展開ガイド. 照林社，2015.

活動－運動

杉島優子

A 活動－運動のアセスメントの目的と方法

活動－運動のアセスメントの目的

1) 活動－運動のアセスメント

運動や活動時の身体反応（疲労感，疼痛などの症状，バイタルサインの変化など）や気分転換活動に関することをアセスメントします。また，現在の活動範囲，関節可動域（range of motion：ROM），麻痺，神経筋の異常などについてアセスメントし，対象者のアセスメント能力，つまり，摂食動作，移動動作，整容動作，更衣動作，排泄動作，清潔動作などの日常生活動作（activities of daily living：ADL）の評価を行います。また，バイタルサインの観察を通して，呼吸機能，心機能，末梢循環についてもアセスメントします。

活動－運動パターンにおいて，以下のような点に注意が必要です。

- ADL，運動，余暇活動のパターンはどうなっているか
  - ▶▶セルフケア，運動・余暇活動の過不足はないか
- 運動機能，呼吸機能，循環器系の機能は正常か
- 本人または他者が気づいている問題はあるか
- 患者の強みと脆弱性の両方に着目する
- 問題解決のためにどのような方法をとったか（危険性はないか）
- 得た情報から，以下の4つの視点を忘れない

① 患者の状態はどうか（正常から逸脱しているのか，いないのか，その程度はどうか）
② その状態が生じた要因は何か
③ 今後どのようなことが生じるか（成り行き・今後予測されること）
④ 援助の方向性（あくまで方向性であって，具体的な援助は書かない）を意識すること

2) アセスメントツール

- 現在のADLの状況：摂食動作，移動動作，整容動作，更衣動作，排泄動作，清潔動作などADLの評価を行う
- 日常生活動作関連：買い物，家事などのときに異常がないか
- セルフケアに対する言動・意欲・行動の変化
- 呼吸（RR），血圧（BP），体温（BT），脈拍（PR）の観察
- 循環器系作動薬の使用をしていないか
- 呼吸数，呼吸パターン，呼吸音
- データ：SpO_2，PaO_2，$PaCO_2$ など
- 関節可動域制限の有無
- 運動麻痺，拘縮の有無
- 知覚過敏，知覚鈍麻の有無
- 活動と運動により，気分転換が図られているか
- リハビリテーションの状況
- 術後何日が経過しているか

などがアセスメントツールとして挙げられます。

活動－運動パターンについて，江川は，「ここに分類する看護診断は，身体機能でいえば，肺，循環，血

管，運動機能，レクリエーション機能といった幅広い領域のものです。その肺循環や活動耐性，関節可動域，移動動作，ADL など広域的です。したがって，このパターンも解剖・生理学の領域に関する理論が説明理論とされています」[1]と述べています。

つまり，この広範な範囲に及ぶ活動－運動領域においても，まさにすべての基本となる解剖・生理学をよく踏まえておくことの重要性が指摘されています。

さらに江川は，「しかしながら，ここでのアセスメント領域は，こうした機能的健康や障害においての部分だけでなく，このような機能障害から生じる患者の心理及び社会的な問題も念頭において，アセスメントする必要があります。そこで，後述する自己概念やストレス理論などの領域も加味した患者のアセスメントが重要になります」[1]と続けています。

ようするに，活動－運動領域においては，機能面のできることやできないこと，残された障害だけに着目するのではなく，身体面の不自由さが心理・社会面にも大きな影響を及ぼすことの重要性を指摘しているのです。

だからこそ，患者のできないことばかりではなく，強みにも着目しながら，患者と共に，なりたいという患者の目標を一緒に考えることがとても大事です。たとえば，麻痺で利き手が使えなくなった場合，周囲のアプローチにより，利き手交換を勧め発想の転換をしていくことで，利き手ではないほうの活動面がアップし，さらにそれが患者の心理・社会面においても良好な方向に向いていくこともあります。障害を不自由だとのみとらえず，そこから新たな活動－運動を模索することにより，好循環を生み出すこともできるといえます。アセスメントの際は，障害やできないことを固定的にとらえず，発展的にとらえて，アセスメントしていくことが必要であるといえます。

そして，アセスメントは，情報収集した意図的に集めたデータを解釈し，推論・分析し，判断することです。具体的には，情報をどう読み，どう評価するか，どう査定するかといった点から多面的にみることが重要です。

2 活動－運動の情報収集の内容

- 望ましい活動，必要な活動のためのエネルギーは十分か
- 運動パターン：運動の種類，習慣的に行っているか
- 余暇活動の内容
- 歩行時のふらつき，めまい
- 転倒の有無
- ADL が自分ではどのくらいできていると思うか
- 脈拍：数・リズム・緊張
- 血圧
- 心音，血管音
- 呼吸：数・リズム・深さ
- 呼吸困難感・チアノーゼの有無
- 頸静脈・頸動脈の拍動，頸静脈・頸動脈の怒張
- 胸郭の変形・動き，心尖拍動，スリル
- 四肢の動脈の拍動
- 身体の欠損
- 筋緊張，筋力，握力，関節可動域
- 歩行，姿勢，ADL のレベル
- 呼吸機能検査，経皮的動脈血酸素飽和度測定・動脈血液ガス分析
- 心機能検査，心電図検査（electrokardiogram：ECG），心エコー検査
- 各種画像：X 線，CT，MRI

3 主観的（S）情報のポイント

記録には患者の言ったことそのまま記載します。
❶「食事の際の動作はどうされていますか？」
　→ひとりで食べられる。食べられない
❷「食事の際ひとりで食べられないとしたら，どの程

度の介助が必要ですか？」

　→少しの介助で食べられる。中くらいの介助で食べられる。かなりの介助が必要である

❸「排泄動作はひとりで可能ですか？」

　→ひとりでできる。ひとりではできない

❹「排泄がひとりでできない場合どの程度の介助が必要ですか？」

　→少しの介助で可能である。中くらいの介助で可能である。かなりの介助が必要である

❺「移動動作はひとりで可能ですか？」

　→ひとりで移動できる。ひとりで移動できない

❻「ひとりで身体の向きを変えられますか？」

　→ひとりで変えられる。ひとりでは変えられない

❼「体位変換がひとりでできない場合どの程度の介助が必要ですか？」

　→少しの介助で可能である。中くらいの介助で可能である。かなりの介助が必要である

❽「起き上がり動作はひとりで可能ですか？」

　→ひとりで起き上がることができる。ひとりではできない

❾「車いすにひとりで移れますか？」

　→ひとりで車いすに移れる。ひとりでは移れない

❿「更衣動作はひとりでできますか？」

　→ひとりで更衣できる。ひとりでは更衣できない

⓫「更衣がひとりでできない場合どの程度の介助が必要ですか？」

　→少しの介助で可能である。中くらいの介助で可能である。かなりの介助が必要である

⓬「整容動作はひとりでできますか？」

　→ひとりで整容はできる。ひとりでは整容できない

⓭「整容動作がひとりでできない場合どの程度の介助が必要ですか？」

　→少しの介助で可能である。中くらいの介助で可能である。かなりの介助が必要である

⓮「入浴動作はひとりでできますか？」

　→ひとりで入浴はできる。ひとりでは入浴はできない

⓯「入浴動作がひとりでできない場合どの程度の介助が必要ですか？」

　→少しの介助で可能である。中くらいの介助で可能である。かなりの介助が必要である

⓰「呼吸をする際に呼吸困難感・息切れはありませんか？」

⓱「動悸はしませんか？」

⓲「血圧は正常範囲ですか？」

⓳「1日の食事回数は何回ですか？」「食事時間は規則的ですか？」「食事の量に最近変化はありましたか？」「活動をするに当たり，空腹を感じることはありますか？」

⓴「1日のなかでどのくらいの時間歩きますか？」「習慣化している運動は何かありますか？」

㉑「何か趣味をおもちですか？」「余暇はどのように過ごしておられますか？」

4 客観的（O）情報のポイント

　客観的方法は，観察した事項に基づいて五感を通してとらえた事実を記載します。バイタルサインなどの数値もここに記載します。

1) 呼吸の観察

- 呼吸：数・リズム・深さ
- 呼吸困難感・チアノーゼの有無
- 各種検査：X線，エコー，CT，MRI
- 血液ガス所見

2) 循環の観察

- 脈拍：数・リズム・緊張
- 血圧
- 心音，血管音
- 頸静脈・頸動脈の拍動，頸静脈・頸動脈の怒張
- 胸郭の変形・動き，心尖拍動，スリル
- 四肢の動脈の拍動
- 心機能検査：ECG
- 各種検査：X線，心エコー，CT，MRI
- 浮腫の有無
- 四肢末梢の冷感・チアノーゼ

● 末梢血管の拍動の減弱

3) 体温の観察

● 日内変動・悪寒戦慄の有無，痙攣の有無，発熱の有無

4) 筋骨格の観察

● 筋緊張・筋力・握力
● 関節可動域（ROM）
● 四肢の腫脹
● 四肢の対称性

5) 日常生活動作（ADL）の観察

● 食事動作・排泄動作・移動動作・整容動作・入浴動作

6) 移動動作の観察

● 歩行状態
● 歩行時のふらつき，めまい
● 姿勢

7) 活動－運動パターンに関連する検査データ

● SpO_2，PaO_2，$PaCO_2$
● 表1は，日常生活自立度を客観的かつ短時間に判断する上で有効である

活動－運動で 考えられるアセスメント

　ゴードンのアセスメントの際に重要なことを表2に示します。
　以下のような点に注目してアセスメントを行います。
● ADL，運動，余暇活動のパターンはどうなっているか（運動・セルフケア・余暇活動の過不足はないか）
● 活動の内容はどういうものか

表1　障害高齢者の日常生活自立度（寝たきり度）

判定	ランク	内容
生活自立	ランクJ	何らかの障害等を有するが，日常生活はほぼ自立しており独力で外出する ①交通機関等を利用して外出する ②隣近所へなら外出する
準寝たきり	ランクA	屋内での生活は概ね自立しているが，介助なしには外出しない ①介助により外出し，日中はほとんどベッドから離れて生活する ②外出の頻度が少なく，日中も寝たり起きたりの生活をしている
寝たきり	ランクB	屋内での生活は何らかの介助を要し，日中もベッド上での生活が主体であるが，座位を保つ ①車いすに移乗し，食事，排泄はベッドから離れて行う ②介助により車いすに移乗する
	ランクC	1日中ベッド上で過ごし，排泄，食事，着替えにおいて介助を要する ①自力で寝返りをうつ ②自力では寝返りもうてない

（厚生労働省老健局資料：障害高齢者の日常生活自立度（寝たきり度）．に基づき筆者作成）

表2　ゴードンのアセスメントの際に重要なこと

①現状がどういうことなのか。正常か異常かの見極めが重要
②なぜこのようになっているのか要因の分析
③今後予測されること（成り行き）
④援助の方向性（具体的援助については解決策で示す）

● 運動のために使用している時間はどのくらいか
● 呼吸機能・循環器系の機能は正常か
● 必要な活動に十分な体力があるか
● 自分自身でセルフケアがどの程度できると思っているか
● 家庭でのセルフケアの状況
● 問題解決のためにどのような方法をとったか（危険性はないのか）
● 患者にとって望ましい，もしくは期待されるパターンを阻害する要因はないか
● 家庭での運動パターンの種類・習慣性

- ●余暇の活動状況
- ●本人または他者が気づいている問題はあるか
- ●身体可動性障害のレベルを特定するには，表3のコードが参考になる

表3　機能レベルコード

レベル0	完全に自立
レベル1	器具または装具の使用が必要
レベル2	他者の援助・監視が必要
レベル3	他者の援助・監視と器具または装具が必要
レベル4	全面的に依存，活動に参加しない

⑥ NANDA-I の看護診断との関連

　ゴードンの機能的健康パターンの「排泄」の診断としては，「活動耐性低下」「身体可動性障害」「徘徊」「非効果的呼吸パターン」「全体的セルフケア不足」などが挙げられます[2]。詳しくは，成書を参照してください。

　NANDA-I の看護診断では，領域4に活動-休息パターンが入っています。類としては，5つの類に分類され，「活動/休息」「活動/運動」「エネルギー平衡」「心血管/肺反応」「セルフケア」が含まれています（表4）。

表4　領域4「活動/休息」の看護診断名

類	診断名
類1 睡眠/休息	●不眠 ●睡眠剝奪 ●睡眠促進準備状態 ●睡眠パターン混乱
類2 活動/運動	●活動耐性低下 ●活動耐性低下リスク状態 ●不使用性シンドロームリスク状態 ●床上可動性障害 ●身体可動性障害 ●車椅子可動性障害 ●坐位障害 ●立位障害 ●移乗能力障害 ●歩行障害
類3 エネルギー平衡	●エネルギーフィールドバランス異常 ●倦怠感 ●徘徊
類4 心血管/肺反応	●非効果的呼吸パターン ●心拍出量減少 ●心血管機能障害リスク状態 ●非効果的リンパ浮腫自主管理 ●非効果的リンパ浮腫自主管理リスク状態 ●自発換気障害 ●血圧不安定リスク状態 ●血栓リスク状態 ●心臓組織灌流減少リスク状態 ●非効果的脳組織灌流リスク状態 ●非効果的末梢組織灌流 ●非効果的末梢組織灌流リスク状態 ●人工換気離脱困難反応 ●成人人工換気離脱困難反応
類5 セルフケア	●入浴セルフケア不足 ●更衣セルフケア不足 ●摂食セルフケア不足 ●排泄セルフケア不足 ●セルフケア促進準備状態 ●セルフネグレクト

（T. ヘザー・ハードマン・他編，上鶴重美訳：NANDA-I 看護診断―定義と分類 2021-2023，原書第 12 版. 医学書院，2021. をもとに作成）

[引用文献]
1) 江川隆子編：ゴードンの機能的健康パターンに基づく看護過程と看護診断，第6版. p45，ヌーヴェルヒロカワ，2019.
2) マージョリー・ゴードン，上鶴重美訳：アセスメント覚え書　ゴードン機能的健康パターンと看護診断. pp207-215，医学書院，2009.
[参考文献]
1) 江川隆子：かみくだき看護診断，改訂10版. p20，日総研，2019.
2) T. ヘザー・ハードマン・他編，上鶴重美訳：NANDA-I 看護診断―定義と分類 2021-2023，原書第12版. pp247-302，医学書院，2021.
3) 厚生労働省労健局：障害高齢者の日常生活自立度. https://www.mhlw.go.jp/file/06-Seisakujouhou-12300000-Roukenkyoku/0000077382.pdf（2020年10月1日閲覧）

事例展開：身体可動性障害

1 身体可動性障害の看護診断の定義

◆定義
　胴体あるいは1つ以上の四肢の，意図的な自力運動に限界のある状態
◆診断指標
　□ 歩き方の変化
　□ 微細運動技能の低下
　□ 粗大運動技能の低下
　□ 関節可動域（ROM）低下
　□ 寝返りが困難
　□ 動きに代わるものに集中する（他者の行動への注目など）
　□ 不快感を示す
　□ 運動誘発性の震え
　□ 姿勢が不安定
　□ 反応時間の延長
　□ 鈍くなった動き
　□ ぎこちない動き
　□ まとまりのない（てんでばらばらの）動き
◆関連因子
　□ 不安
　□ 体格指数（BMI）が年齢・性別基準の75パーセンタイル超
　□ 認知機能障害
　□ 受け入れ可能な活動に関する文化的信念
　□ 活動耐性低下
　□ 筋肉コントロールの低下
　□ 筋力の低下
　□ 不使用
　□ 環境面のサポート不足
　□ 身体活動の価値についての知識不足
　□ 筋肉量の不足
　□ 身体持久力の不足
　□ 関節の硬直
　□ 栄養不良（失調）
　□ 神経行動学的症状
　□ 疼痛
　□ 体調の悪化
　□ 動きを始めるのを嫌がる
　□ 坐位中心ライフスタイル
◆関連する状態
　□ 骨構造の完全性の変化
　□ 拘縮
　□ うつ病
　□ 発達障害
　□ 代謝障害
　□ 筋骨格系の障害
　□ 神経筋疾患
　□ 医薬品
　□ 指示による運動制限
　□ 感覚知覚の障害

（T. ヘザー・ハードマン・他編，上鶴重美訳：NANDA-I 看護診断—定義と分類 2021-2023，原書第12版. pp260-261，医学書院，2021. より）

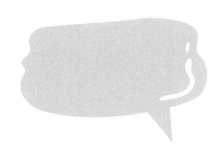

2 身体可動性障害のアセスメントの視点 (★1・2)

●身体可動性障害の情報収集の内容例を以下に示します。

S情報 (例)	●またこけると怖いので動きたくない ●動くと膝が痛い ●動くと左の足の付け根が痛い ●座位・立位は怖くてできない ●手術したほうの足は，何に気をつけたらよいのかよくわからない ●膝の痛みは前からあったので，また帰っても痛くならないか心配 ●手術をした左足の付け根が，動かすと痛いので動かしたくない ●家に帰ったら昼間は娘が働いて，家には誰もいなくなるので心配 ●家には手すりもないし，またこけたらどうしようかと心配 ●今後のことを考えると食欲がない ●今後のことを考えると，不安で夜も寝られないときがある ●一生歩けなくなったらどうしよう
O情報 (例)	●血液データ ●身長，体重，BMI (body mass index) ●痛みがあり活動運動範囲が広がらない ●動くと痛みが強くなると思っている ●立位や動くことより，転倒に対する不安が大きい ●治療法に対する見通しがもてていない ●禁忌肢位の理解が乏しい ●昼間の家族の協力は難しい ●社会資源の活用の状態 (介護支援などを今まで受けたことがあるか) ●家の中に手すりがない ●自分の部屋とトイレの場所が少し離れている ●入院の長期化に伴い，医療費や部屋代が払えるだろうかと心配している

Point
★1：アセスメントの視点として，情報項目を掲載しました。アセスメント項目（指標）にもなるところです

Point
★2：入院中の現在の状況だけでなく，退院後の自宅の状況も把握することが大切です

3 身体可動性障害の事例展開

事例紹介

●大腿骨頸部骨折の術後に離床拒否を生じた患者Fさんの看護
●痛みに関連した身体可能性障害
●新人看護師Eさんは，集合研修が終わり本日より患者さんを受け持つことになりました。そこで，患者のFさんの情報をとりました。その内容は次のとおりです。受け持ったのは術後3日目です

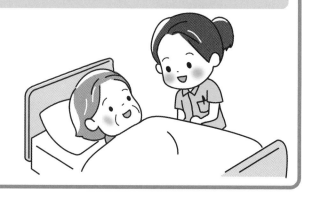

受け持ち時の情報

●属性

- ●82歳，女性，左大腿骨頸部骨折の術後3日目
- ●身長150 cm，体重38 kg，BMI 16.9
- ●70歳のときに高血圧を指摘されるも放置。今回の手術後より内服治療中
- ●今回高脂血症がわかり，入院時より内服治療中
- ●夫を10年前に肺がんで亡くしている
- ●父は20年前に脳梗塞，母は15年前に老衰で死亡
- ●娘2人。1人は他府県に嫁いで孫も3人いる。次女と同居。次女は保育士をしていて昼間はほとんど不在

●現病歴

- ●X年8月14日に左の膝関節痛・腫脹があり緊急外来を受診する。X線検査の結果，両変形性膝関節症を指摘される。痛み止めの頓服薬が処方され帰宅する。翌日も疼痛が強く，家の中を跛行気味で歩行していたら，自宅の畳の上で転倒する。左股関節を打撲し左股関節の疼痛・腫脹・熱感があり，左下肢のしびれも軽度みられ，救急車で当院を受診する。X線検査の結果，左大腿骨頸部骨折と診断される。8月21日，左人工骨頭置換術の手術を受ける。その後，創治癒の状況は良好で，リハビリテーション（以下，リハビリ）のオーダーも出ている。本日術後3日目。しかし，本人が痛がるためリハビリも進まない状況である

●主訴

- ●（体位変換時）左の膝と左の足の付け根が痛い。左足のしびれた感じがある

●現在の症状

- ●体位変換をしようとすると，左膝と左股間の疼痛がある
- ●左下肢の足趾に冷感が軽度あり。しびれ感も軽度あり。両足背動脈の触知は良好
- ●肥満の指標：BMI 16.9，やせ型
- ●今回緊急入院時，血圧は198 / 98 mmHgと高く，一度少し下がるが，術後168〜194 / 78〜90 mmHgと高値が持続するため，降圧薬が開始になる。受け持ち時は，146 / 80 mmHg。入院時に高脂血症もあり内服治療開始となる

●既往歴

- ●高血圧：12年前に検診で指摘されたが，病院嫌いのため受診せず放置してきた

●生活環境

- ●娘（次女）と二人暮らし。長女は他府県に住んでいて実家を訪れることは少ない。自宅は持ち家で一戸建て。近所の人とはお互いの家を行き来するくらいの付き合いはある

●本人からの情報

- ●もともと両方の膝が悪く，特に左が痛むことが時々あった。「最近，家でこけて左の足の付け根を折ってしまって手術をしました。歳がいくと足腰が弱ってあきませんな」と話している

●その他の情報

- ●「またこけると怖いので動きたくない」
- ●「動くと膝が痛い」
- ●「動くと左の足の付け根が痛い」
- ●「座位・立位は怖くてできない」
- ●「横を向くのもひとりでするのは大変」
- ●「手術したほうの足は，何に気をつけたらよいのかよくわからない」
- ●「膝の痛みは前からあったので，また帰っても痛くならないか心配」
- ●「手術をした左足の付け根が，動かすと痛いので動かしたくない」
- ●「家に帰ったら昼間は娘が働いて，家には誰もいないので心配」
- ●「家には手すりもないし，またこけたらどうしようかと心配」
- ●「今後のことを考えると食欲がない」
- ●「今後のことを考えると，不安で夜も寝られないときがある」
- ●「一生歩けなくなったらどうしよう」
- ●「病院の食事は味が薄い」

受け持ち時の情報 （つづき）	● 「家だったら好きなものを食べている」
	● 「酒も飲まないしたばこも吸わない」
	● 食事は本人と娘が作っており，買い物は娘が中心で，自分で食べたいものがあると自分で買ってきて食べる。揚げ物などが好きで，スーパーの総菜を買うことも多い
	● 次女とは仲がよく何でも言い合える関係
	● 外食はほとんどしない
	● もともと病院嫌いで，入院は出産のとき以外したことがない
	● 手術をした病名についてはあまりよくわからない
	● これからどんなことに気をつけて暮らしたらよいのかもわからない
	● トイレに行けないのでおむつにしている
	● 仰向けに寝ていることが多いので，おしりの後ろ（仙骨部）が痛い
	● 膝が痛くて動かさないせいか，足の形が悪くなってきたような気がする
	● 足を動かさないので，足の付け根も固まってきたような気がする
	● ギャッジ座位になって身体がずれていても自分で直そうとしない
	● 左の下肢の挙上は不可
	● 趣味はテレビでの野球観戦。阪神ファンである。近所の人と会話することも楽しみにしている

● 血液検査データ

RBC（赤血球数）	$315 \times 10^4/\mu L$	Na（ナトリウム）	140 mEq/L
Hb（ヘモグロビン）	9.4 g/dL	K（カリウム）	4.4 mEq/L
Ht（ヘマトクリット）	29.4%	Cl（クロール）	107 mEq/L
WBC（白血球数）	4500/μL	CRP（C反応性タンパク）	0.5 mg/dL
PG（血糖）	98 mg/dL	LDL（低比重リポタンパク）	180 mg/dL
TP（血清総タンパク）	6.0 g/dL	HDL（高比重リポタンパク）	50 mg/dL
ALB（血清総アルブミン）	3.2 g/dL	AST（GOT）	28 U/L
BUN（血中尿素窒素）	24.0 mg/dL	ALT（GPT）	35 U/L
CRE（クレアチニン）	0.82 mg/dL	Dダイマー	0.2 μg/mL
eGFR（糸球体ろ過値）	50.3		

● 食事摂取状況

● 主食5割，副食3〜4割摂取（減塩食：1,600 kcal）

● 気になること

● 今動けないことが心配

● いつまで足が痛むのかを心配している

● いつになったらもとのように生活できるのか

● リハビリの先生に左足を上げてと言われましたが，上がりません

● おむつにしているので，陰部や殿部がいつも濡れているようで気持ちが悪い

● 大便のとき，便器をもってきてもらうのだけど，においや音が気になって落ち着いてできない

● 早くトイレに行きたいとは思っています。ただ，またこけたらと思うと怖くて……

入院時の情報	情　報（例）	アセスメント（例）
	●属性 ① 82歳，女性，左大腿骨頸部骨折の術後 3 日目 　 創の状況問題なし 　 バイタルサインは正常値	① 創の状態も良好でバイタルサインも問題なく 　 創部は順調に回復している
	② 身長 150 cm，体重 38 kg，BMI 16.9 　 RBC（赤血球数）315 × 10^4/μL，Hb（ヘモグ 　 ロビン）9.4 g/dL，Ht（ヘマトクリット） 　 29.4%，TP（総タンパク）6.0 g/dL，ALB（ア 　 ルブミン）3.2 g/dL	② かなりのやせ型である。栄養状態がよくない 　 ことに加え，同一体位により仙骨部の疼痛も 　 あるため，褥瘡に注意する必要がある
	③ 70 歳のときに高血圧を指摘され，内服治療中 ④ 入院時に高脂血症を指摘され，内服治療中	③④ 病気に対する自己管理の意識は薄い。今回 　 の入院から高血圧の内服治療が始まる。高脂 　 血症もあり今回治療が開始される。父親を脳 　 梗塞で亡くしている経過もあるので，血圧の 　 観察は慎重に行っていく必要がある
	⑤ 夫を 10 年前にがんで亡くしている。次女と 　 は仲がよく何でも言い合える関係	⑤ 娘と 2 人で暮らしている期間が長く，次女 　 との関係は良好である
	⑥ 父は 20 年前に脳梗塞，母は 15 年前に老衰 　 で死亡	⑥ 母は老衰であったが，父は脳梗塞である。高 　 脂血症・高血圧があるが，本人に病識があま 　 りないので，内服管理が必要である
	⑦ 娘 2 人。1 人は他府県に嫁いでおり，孫も 3 　 人いる。次女と同居。次女は保育士をしてい 　 て昼間はほとんど不在	⑦ 長女は他府県に住んでいて，援助を得ること 　 は難しい。次女との関係はよいが，日中仕事 　 をしているため，支援を得ることが難しい。 　 今後は社会的資源を活用することも考える必 　 要がある
	●現病歴 ⑧ X 年 8 月 14 日に左の膝関節痛・腫脹があり 　 緊急外来を受診する。X 線検査の結果，両 　 変形性膝関節症を指摘される。痛み止めの 　 頓服薬を処方してもらい帰宅する	⑧ 左膝の疼痛は変形性膝関節症によるものであ 　 り，それに伴う関節炎が原因となり，腫脹が 　 出現していたと考えられる。これは，加齢に 　 よる関節軟骨の摩耗が原因といえる
	⑨ 翌日も疼痛が強く，家の中を跛行気味で歩行 　 していたら，自宅の畳の上で転倒する。左股 　 関節を打撲し左股関節の疼痛・腫脹・熱感あ 　 り，左下肢のしびれも軽度あり救急車で当院 　 を受診する。X 線検査の結果，左大腿骨頸部 　 骨折と診断される	⑨ 80 代の女性である。加齢と閉経によるエス 　 トロゲンの減少が原因となり骨吸収が骨形 　 成を上回ることで骨量が減少し，骨折しや 　 すい状態であったと考えられる。そこに転 　 倒という外力が加わり左大腿骨頸部骨折を 　 起こしたと考えられる
	⑩ 8 月 21 日，左人工骨頭置換術の手術を受け 　 る ⑪ その後，術後の創治癒の状況は良好で，リハ 　 ビリのオーダーも出ている。しかし，本人が 　 痛がるためリハビリも進まない状況である。 　 E 看護師が受け持ちとなったのは術後 3 日目 　 である	⑩⑪ 創の回復は良好であるが，痛みのため本人 　 は現在下肢の運動を拒否している状態であ 　 る。医師からリハビリのオーダーが出ている 　 が，転倒の恐怖と左膝と股関節の疼痛のため 　 動けない。今後の経過に不安があるようなの 　 で，今後の経過をきちんと説明し理解を得る 　 ことが大事である ▸▸ 身体可動性障害の状態である
現在の症状	●主訴 ⑫ （体位変換時）左の膝と左の足の付け根が痛 　 い。左足のしびれた感じがある	⑫ 左膝の疼痛は変形性膝関節症によるものであ 　 り，股関節の疼痛は術後みられるものであ 　 る。創も順調であるので，痛み止めの内服の

現在の症状 （つづき）		量を調整しつつ，離床を促ししていく必要がある
	⑬体位変換をしようとすると，左膝と左股関節の疼痛がある	⑬左膝の疼痛は変形性膝関節症によるものであり，左股関節の疼痛は術後もしばらくはみられるものである。体位変換をすると多少痛みの増強はあるが，体位変換をしないで動かないと，褥瘡等の廃用症候群になることも考えらえる。痛み止めの内服の量を調整しつつ，離床を促していく必要がある
	⑭左下肢に冷感が軽度ある。しびれ感も軽度みられる	⑭安静にしていることが多いので，深部静脈血栓症にも注意が必要である。弾性ストッキングの着用や下肢の冷感等の観察が必要である
	⑮肥満の指標：BMI 16.9　やせ型	⑮非常にやせ型，褥瘡に注意が必要
	⑯今回緊急入院時，血圧は 198 / 98 mmHg と高く，一度少し下がるが，術後 168〜194 / 78〜90 mmHg と高値が持続するため，降圧薬が開始になる。受け持ち時は 146 / 80 mmHg	⑯⑰かなり高血圧であるが，本人の話によると，放置してきた様子。血圧コントロールは必須である。また，高脂血症もあるため，脳梗塞等のおそれがあることから管理が必要である。あわせて，疼痛による血圧上昇も考えておく必要がある
	⑰高脂血症もあり，内服治療も開始となる	
	⑱「動くと膝が痛い」	⑱⑲⑳左膝の疼痛は変形性膝関節症によるものであり，股関節の疼痛は術後にもしばらくはみられるものである。創部の癒合も順調であるので，痛み止めの内服の量を調整しつつ，離床を促ししていく必要がある
	⑲「動くと左の足の付け根が痛い」	
	⑳「手術をした左足の付け根が動かすと痛いので，動かしたくない」 左の下肢の挙上は不可	
		▶▶身体可動性障害の状態である
	㉑「またこけると怖いので動きたくない」	㉑㉒動くことに対する恐怖感が大きい。加えて痛みがあるので，床上で動くことにも躊躇している
	㉒「横を向くのもひとりでするのは大変」	
		▶▶身体可動性障害の状態である
	㉓「手術したほうの足は，何に気をつけたらよいのかよくわからない」「手術をした病名についてはあまりよくわからない」	㉓手術をしたことは理解されているが，病名をはじめ今後の経過も理解ができていない。何に気をつけるとよいのかがわからず，先の見通しがもてていないようである。脱臼のリスクもあるので注意も必要である。 　今後の見通しや注意点をわかりやすく説明する必要がある。
	㉔「家に帰ったら昼間は娘が働いて，家には誰もいないので心配」	㉔㉕自宅に帰ってからひとりになることに，不安がある。また今までは自立した生活を送っており，自宅では，手すりがないため，本人は再度転倒するのではないかという不安を感じている。退院前に歩行の状態に応じて社会資源の活用について検討する必要がある 　介護保険は，申請をしていて要介護3。退院前から担当のケアマネジャーに相談しつつ，退院前に支援内容を決定することにより不安の軽減につながる
	㉕「家には手すりもないし，またこけたらどうしようかと心配」	
		▶▶身体可動性障害の状態である
	㉖「一生歩けなくなったらどうしよう」	㉖㉗㉘今回の骨折で自信をなくしていて，もう二度と歩けないのではないかと不安を感じている。そのことが，睡眠・食事に影響を与えている
	㉗「今後のことを考えると，不安で夜も寝られないときがある」	
	㉘「今後のことを考えると食欲がない」	

現在の症状 （つづき）		特に女性は加齢・エストロゲン減少による骨密度の減少により，転倒をした際に骨折する率が男性より高い。また高齢者は一度転倒すると「転倒恐怖」という強い恐怖感をもつことがある。そのことから日常生活活動に支障をきたしてしまうこともある。日常生活活動が低下すると身体機能も低下し，ひいては閉じこもりがちになり，廃用症候群や認知機能の低下にもつながりかねない。結果として身体機能だけでなく，心身の機能低下につながって生活の質を大きく下げてしまうことになる。なので，1回目の転倒を乗り越えもとの生活に戻すようにするための支援はとても重要である
	㉙「病院の食事は味が薄い」「家だったら好きなものを食べている」「揚げ物などが好きで，スーパーの出来合いを買うことも多い」 ㉚「酒も飲まないし，たばこも吸わない」	㉙㉚発言から家の食事は味が濃く，塩分も多めに摂っていたのではないかと考えられる。また揚げ物や出来合いのものを食べていることや，LDLも高値であることなどからも，放置すると，脳梗塞等を起こす可能性がある。幸い喫煙歴はない。今までどおりの食生活をしていると起こりやすい疾患について説明を行い，食生活の見直しや内服管理ができるよう支援する必要がある
	㉛「仰向けに寝ていることが多いので，おしりの後ろ（仙骨部）が痛い」 ㉜「トイレに行けないのでおむつにしている」おむつにしているので，陰部や殿部がいつも濡れているようで気持ちが悪いと感じている	㉛㉜仰臥位になっていることから，同一体位になっていることが多い。BMI 16.9とやせ型で，RBC（赤血球数）315 × 10^4/μL，Hb（ヘモグロビン）9.4 g/dL，Ht（ヘマトクリット）29.4%と貧血に加え，TP（総タンパク）6.0 g/dL，ALB（アルブミン）3.2 g/dLと低栄養である。食事摂取量も半分がやっとの状況である。さらに，おむつを常時つけており，常に皮膚の湿潤もあるため褥瘡のできる可能性が非常に高い。すでに本人からも仙骨部の疼痛の訴えがあり，現時点では発赤や表皮剝離はないが褥瘡が起こるリスクは限りなく高い
	㉝「大便のとき，便器をもってきてもらうのだけど，においや音が気になって落ち着いてできない」	㉝床上で排泄を行っているため，大部屋でありかなり周囲に気を使っている。落ち着いて排泄できない状況である。術後の日数としても創部の状態やバイタルサインも落ち着いているため，本来はポータブルトイレの利用やトイレに行くことも可能である 　痛みをできるだけコントロールできるよう，定期の鎮痛薬に加え，臨時で鎮痛薬を使用していきながらできるだけ活動量が拡大するような支援が必要である
	㉞「膝が痛くて動かさないせいか，足の形が悪くなってきたような気がする」 ㉟「足を動かさないので，足の付け根も固まってきたような気がする」	㉞㉟本人は関節の痛みが続いているので，膝も股関節もできるだけ動かさないようにしている

現在の症状 （つづき）		膝の疼痛は変形性膝関節症によるものであり，それに伴う関節炎が原因となり，腫脹が出現していたと考えられる。これは，加齢による関節軟骨の摩耗が原因といえる。股関節の疼痛は術後の創の疼痛といえるが，日数とともに軽減してくるものである
		ただ，膝関節において，滑膜の炎症が慢性化すると，滑膜は固くなり厚みを増し，関節の柔軟性が低下する。さらに痛みのため，関節を動かさないと，筋肉や靱帯の柔軟性が失われ，関節の拘縮が起こる。関節の拘縮が起こると，関節の可動域も制限される。股関節においても，動かさないことにより拘縮を起こし，歩行，床からの立ち上がりができなくなるなど，日常生活動作に支障が生じる
	㊱「今動けないことが心配」 ㊲ギャッジ座位になって身体がずれていても自分で直そうとしない	㊱㊲動けないことに対しては，今後のことと合わせて不安はもちつつも，痛みへの恐怖からかほとんど自分の身体を動かそうとはせず，かなり活動性が低下している。このままでは筋力低下も進み，寝たきりになってしまうおそれがある。これらのことをきちんと伝え本人のやる気を引き出す必要もある ▶▶身体可動性障害の状態である
	㊳「早くトイレに行きたいとは思っています。ただ，またこけたらと思うと怖くて……」	㊳本人自身も排泄には不自由を感じており，トイレに行きたいという思いは強くもっている。しかし，自宅での転倒の経験が恐怖体験として残っていて動けない 　このままでは寝たきりになる確率が高い。本人のトイレに行きたいという思いを大事にしながら，本人と一緒に目標を定め，少しずつでもADLの拡大に努める援助が必要である。段階的に自信がもてるような働きかけが求められる。 ▶▶身体可動性障害の状態である

総合アセスメント

- 患者は，左大腿骨頸部骨折の患者であり，現在術後3日目である。バイタルサインは安定し，創の状況は良好である。以前から変形性膝関節症があり今回の転倒で骨折して入院となった。この転倒の恐怖がよみがえってくるようで，体動が困難になっている。加えて，骨折部の痛みと左膝の痛みが合わさって疼痛が自制できない状況といえる。検査データにも異常値（RBC，Hb，Htなど）がいくつかみられる
- 患者本人の疾患に対する理解は，手術のことはなんとか理解しているようであるが，今後どのような経過をとるのかがあまり理解できていない
- このままの状態が続くと，離床が進まず下肢筋力の低下はもちろん，膝や股関節の両方の関節の拘縮も起こり，歩行に支障がみられることになる。また，食欲もなく食事摂取量も半分がやっとであるのに加え，同一体位が続くこと，やせ型で仙骨部が圧迫されていることもあり，褥瘡が生じるおそれもある。おむつも使用し常に皮膚の湿潤もあり褥瘡形成を加速する
- これらを予防するためにも，本人に今後の経過を説明するとともに，少しでも転倒の恐怖を払拭し，自力での体動を促し，本人と目標を決めADLを拡大していけるように，きめ細かな指導と支援が必要と考える

ステップ3　看護問題（の抽出）

①疼痛があり動けない
②転倒のおそれがあり立位になることができない
③ ADL の拡大が進まず，退院後の生活に不安がある
　＊今回は①〜③を中心に示します。
④転倒のおそれがある
⑤排泄がひとりできない
⑥褥瘡ができるおそれがある

ステップ4　看護診断名

□ 身体可動性障害（今回の看護問題①〜③をまとめたもの）
●「身体可動性障害」を看護診断に挙げた際に注意が必要なことを表5に示します。

表5　「身体可動性障害」を看護診断に挙げた際に注意が必要なこと

①身体可動性障害があるということは，活動－運動面に支障がある状態である。したがって，同一体位による皮膚の圧迫や，運動不足により食欲の低下などが生じ摂取量不足などによる低栄養が予測される。さらに排泄のセルフケア不足により，おむつを使用することも多いので，皮膚の湿潤により「褥瘡」の発生が起こる可能性が高く注意が必要である

②同一体位により，下肢の筋力低下とともに下腿の筋肉が収縮せず，血液を心臓に送り出す働きが弱くなり，深部静脈血栓症などを起こすことも考えられる。弾性ストッキング装着や下肢の運動を適宜行い，下肢の観察も必要である。また，Dダイマーなどの採血検査も必要になってくる

●類似看護診断は「移乗能力障害」「歩行障害」

ステップ5　身体性可動障害の看護診断の診断指標・関連因子・関連する状態の確認（★3）

◆診断指標
☑ 歩き方の変化
→例：「またこけると怖いので動きたくない」
□ 微細運動技能の低下
□ 粗大運動技能の低下
☑ 関節可動域（ROM）低下
→例：「足を動かさないので，足の付け根も固まってきたような気がする」
☑ 寝返りが困難
→例：「横を向くのもひとりでするのは大変」
□ 動きに代わるものに集中する（他者の行動への注目など）
☑ 不快感を示す
→例：「仰向けに寝ていることが多いので，おしりの後ろ（仙骨部）が痛い」
□ 運動誘発性の震え

☑ 姿勢が不安定
→例：「ギャッチ座位になって身体がずれていても自分で直そうとしない」
☑ 反応時間の延長
→例：「横を向くのもひとりでするのは大変」
☑ 鈍くなった動き
→例：「横を向くのもひとりでするのは大変」
☑ ぎこちない動き
→例：「横を向くのもひとりでするのは大変」
□ まとまりのない（てんでばらばらの）動き

Point
★3：これらの項目からFさんに必要な項目を抽出することが大切です

◆関連因子
☑ 不安
→例：「またこけると怖いので動きたくない」
　　　「今後のことを考えると，不安で夜も寝られないときがある」
　　　「家に帰ったら昼間は娘が働いて，家には誰もいないので心配」
　　　「家には手すりもないし，またこけたらどうしようかと心配」
　　　「一生歩けなくなったらどうしよう」
☐ 体格指数（BMI）が年齢・性別基準の75パーセンタイル超
☐ 認知機能障害
☐ 受け入れ可能な活動に関する文化的信念
☐ 活動耐性低下
☐ 筋肉コントロールの低下
☑ 筋力の低下
→例：「横を向くのもひとりでするのは大変」
　　　「リハビリの先生に左足を上げてと言われましたが，上がりません」
☐ 不使用
☑ 環境面のサポート不足
→例：「家に帰ったら昼間は娘が働いて，家には誰もいないので心配」
☑ 身体活動の価値についての知識不足
→例：「手術したほうの足は，何に気をつけたらよいのかよくわからない」
☐ 筋肉量の不足
☐ 身体持久力の不足
☐ 関節の硬直
☑ 栄養不良（失調）
→例：「今後のことを考えると食欲がない」
　　　データ上貧血がみられ，低栄養の数値を示している。主食5割，副食3〜4割摂取と半分がやっとの状態である。BMI 16.9

☐ 神経行動学的症状
☑ 疼痛
→例：「動くと膝が痛い」
　　　「動くと左の足の付け根が痛い」
　　　「仰向けに寝ていることが多いので，おしりの後ろ（仙骨部）が痛い」
☐ 体調の悪化
☑ 動きを始めるのを嫌がる
→例：「またこけると怖いので動きたくない」
☐ 座位中心ライフスタイル
◆関連する状態
☐ 骨構造の完全性の変化
☑ 拘縮
→例：「膝が痛くて動かさないせいか，足の形が悪くなってきたような気がする」
　　　「足を動かさないので，足の付け根も固まってきたような気がする」
☐ うつ病
☐ 発達障害
☐ 代謝障害
☐ 筋骨格系の障害
☐ 神経筋疾患
☐ 医薬品
☐ 指示による運動制限
☐ 感覚知覚の障害

（T.ヘザー・ハードマン・他編，上鶴重美訳：NANDA-I看護診断―定義と分類 2021-2023，原書第12版.pp260-261，医学書院，2021．より一部改変）

ステップ6　身体可動性障害の看護計画（★4）

Point
★4：目標を設定する場合患者の状況をよく観察し，実現可能な目標を挙げ，それを達成することで次の目標につなげていくことが大切です

● 患者は術後であり，安静にする時期は過ぎており，リハビリのオーダーも出ている。理学療法士の訪問リハビリが開始されているが，本人の意欲がみられず，体位変換を促しても，痛みがあるらしくほとんど動かない
● 離床が遅れれば遅れるほど筋力の低下もみられ，関節の拘縮などが進み寝たきりの生活になることも考えられる。一度転倒しているので，また転倒するのではないかという恐怖感が強くなっている。本人に今後の治療経過や離床の利点をわかりやすく伝え，できるだけ早期に離床し，日常生活動作の活動範囲を広げていく必要がある

そこで，次の看護計画を立案した

●目標
●長期目標
・5m先のトイレまで歩行することができる。
●短期目標
・自分で側臥位になることができる。
●観察計画 (O-P)
●バイタルサイン測定
●倦怠感・疲労感の有無
●めまい・ふらつきの有無
●疼痛の有無・部位・程度
●下肢のしびれ
●下肢の冷感・チアノーゼの有無
●拘縮・変形の有無
●息苦しさや胸の圧迫された感じの有無
●左下肢の肢位 (危険肢位をとっていないか)
●関節可動域の状態
●ADL の自立度
●リハビリの状況・参加度
●食事摂取量の把握
●弾性ストッキングが正しく装着できているか
●セルフケアに対する言動，意欲，行動
●皮膚の状況 (褥瘡の好発部位)
●睡眠時間
●検査データ (BS〈血糖〉，HbA1c〈ヘモグロビン A1c〉) の変化など
●ケア計画 (T-P)
●環境整備 (ベッド上やベッド周囲の片づけ・床が濡れていないかなど)
●患者の ADL に合わせできないところだけを援助する
●時間がかかっても急がさないような声かけを行う
●できたことは，どんな小さなことでも励まし称賛する
●転倒や動くことに対する恐怖感を，否定せず受け止めながら声をかける
●焦らせるような声かけをせず，少しずつ行動範囲が広がるような声かけを行う
●疼痛が強いときは，医師より処方されている頓用の鎮痛薬を使用する
●側臥位の方法から指導し，できるだけ自分でやれるようにわかりやすく説明する
●今回の疾患と術後の経過について，パンフレットを使用して質問を受けながら指導する
●脱臼の危険肢位について絵を用いて説明する
●なぜリハビリを行うのかを説明をする
●筋力アップの訓練：リハビリ以外の時間を使い行う。最初何日間は看護師がついて行う。チェック表も作成し，本人にチェックしてもらう。やり方は図を書いたパンフレットを用いて説明する (★5)
　①大腿四頭筋セッティング運動：膝をベッドつけて大腿四頭筋の強化を行う。片方ずつ10回を朝・昼・夕に行う。
　②下肢伸展挙上 (straight leg raising：SLR) 運動：臥床したまま，左右交互に下肢全体を持ち上げる。下から15cmのところまで上げ，5秒間ずつ静止する。片方ずつ10回を朝・昼・夕に行う。高さは患者の状態に合わせて調整可能とする。
　③座位での膝の進展運動：片方ずつ10回を朝・昼・夕に行う。
●立ち上がり・歩行の際には，いつでも支えられる位置にいて支援を行う
●脱臼予防に努めた介助を行う
●安楽枕で腓骨神経を圧迫していないかを観察し，自分で動けるようになるまでは枕の位置を2時間ごとに変える
●弾性ストッキングの着脱の介助 (慣れてきたらひとりでしてもらう)

Point
★5：慣れてきて，自分でできそうなら本人がひとりで実施し，チェック表は必ずつけてもらうようにしましょう

- 両足背の底背屈運動を，声かけして一緒に行う（1セット10回を1日3回程度）
- 衣類やシーツにしわがないようにする
- おしゃべりが好きなことから，趣味の野球の話などを中心に会話を意識的に行い，明るい気持ちになれるようにする
- 患者だけではなく家族にも手術後の経過とリハビリや援助の方法について指導する
- 退院後の不安もあるようなので，家族にもそのことを伝え一緒に考えてもらう
- 社会資源の利用方法について説明する
- ●教育計画（E-P）
- 疼痛やしびれがあるときは，遠慮せず伝えるよう説明する
- 現状についてと今後の経過等を，パンフレットなど視覚的教材を用いて説明する
- わからないことがあれば，遠慮なく何でも聞いてもらうように伝える
- このまま動かないと寝たきりになってしまい，二次的な問題が起こってくることをパンフレットなど用いてわかりやすく説明する
- 年齢的にも筋力が落ちやすいので，一緒に毎日少しずつ運動をしていきましょうと，パンフレットを用いて説明する
- 脱臼を起こすことの危険性について絵を見せて，わかりやすく指導する
- 一度には無理でも少しずつ日常生活動作を拡大することによって，以前のように歩けるようになるので，希望をもって一緒に頑張りましょうと説明する
- 退院後の生活について，心配なことはいつでも相談にのることを伝える
- 家族の心配なことも聞き，必要であれば社会資源の活用ができることも伝える

ステップ7　実施（★6）

Point
★6：実施する場合，自分の立てた計画を常に意識しながら，実施していきます。その際患者の反応を意識的に観察することが大切です

- 左膝と股関節の疼痛に対しては，毎食後に加え，特に痛いときやリハビリの前に臨時で内服することで，痛みは少しずつ軽減している。痛みの落ち着いているうちに，側臥位を促した。最初はどう動かしてよいのかわからない様子であったが，少しずつ，動かし方をマスターしていった
- できるだけ痛みを抑えた時間に体動を促すことで，自信がもてたのか，体位変換に応じる回数が増えてきた。下肢のしびれや冷感も消失していった
- 数日間働きかけることで，座位・立位と進むことができた。初めて立位になるときと，初めて歩行するときは，かなり恐怖感があったようであるが，常に見守り「そばにいるのでこけそうになっても大丈夫ですよ」と声をかけながら進めることで，転倒もなく立位になることができた。その後のリハビリも順調に進み，「トイレに行きたい」と言われ，看護師の見守りのもと，5m先のトイレに行くことができ，転倒もみられなくなった

ステップ8　評価（★7）

Point
★7：目標にそった内容で評価をします

	●長期目標 ①「5m先のトイレまで歩行することができる」について評価する	①離床が徐々に進み，常に看護師の見守りのもと立位になっていく回数が増えた。理学療法士によるリハビリも順調に進んでいたところ，ある日「トイレに行きたい」との発言があった。看護師の見守りのもと，5m先のトイレにゆっくり行くことができ，転倒もみられなかった。「うれしいわ！ こけないでトイレに行けるなんて夢みたい」と満面の笑みを浮かべ喜んでいた。その後何回か自分からナースコールを押し，看護師の見守りのもとでトイレに行く姿がみられた。1回トイレに行けたことが自信につながったといえる。焦らせず患者のペースに合わせて離床を促していったこと，食事を食べること，姿勢を戻すこと，洗面，整容などできることは自分で行っていってもらったことも，ADLの拡大につながったといえる。さらに理学療法士とも目標を一致させ，常に連絡を取り合いながらかかわったことがFさんのADLの拡大につながったといえる ▶▶長期目標の「5m先のトイレまで歩行することができる」は達成できたといえる
	●短期目標 ②「自分で側臥位になることができる」について評価する	②最初は一緒に，介助しながら，側臥位になれるようにし，徐々に慣れてきたところで，本人だけの力でしてもらうよう促すと，自分で側臥位になることができた。痛みの強いときは事前に頓用の鎮痛薬を内服して，痛みの軽減がみられた時間を見計らって実施したことは効果的であったといえる 　自分でできたときには称賛し自信をもってもらうことで，次もやってみようという気持ちになってもらえた 　術後7日目には，ほとんど自分で側臥位になることができていた。初めて自分で側臥位になったときは「思ったより痛くなかった」と笑顔がみられた ▶▶短期目標の「自分で側臥位になることができる」は達成できたといえる

（参考）一時的な看護問題リスト（★8）

Point
★8：temporary problemともいわれています

上記以外のFさんの看護診断は以下のとおりです。
・転倒転落リスク状態
・排泄セルフケア不足
・皮膚統合性障害リスク状態
＊今回は「身体可動性障害」のみに焦点を当てています。

［参考文献］
1）江川隆子：かみくだき看護診断，改訂10版．pp56-57，日総研，2019．
2）江川隆子編：ゴードンの機能的健康パターンに基づく看護過程と看護診断，第6版．pp38-47，ヌーヴェルヒロカワ，2019．
3）大西和子監：事例で学ぶ看護過程PART2，第2版．pp116-127，学研メディカル秀潤社，2014．
4）T. ヘザー・ハードマン・他編，上鶴重美訳：NANDA-I 看護診断―定義と分類2018-2020，原書第11版．pp251-305，医学書院，2019．
5）T. ヘザー・ハードマン・他編，上鶴重美訳：NANDA-I 看護診断―定義と分類2021-2023，原書第12版．pp247-302，医学書院，2021．
6）阿部俊子監：エビデンスに基づく疾患別看護ケア関連図，pp130-141，中央法規出版，2005．
7）工藤綾子，湯浅美千代編：エビデンスに基づく老年看護ケア関連図，pp258-271，中央法規出版，2019．

睡眠－休息

藤本ひとみ

Ⓐ 睡眠－休息のアセスメントの目的と方法

睡眠－休息の アセスメントの目的

睡眠について，厚生労働省健康局は「健康づくりのための睡眠指針検討会報告書」[1]のなかで，以下のような『快適な睡眠のための７箇条』を示しています。

❶快適な睡眠でいきいき健康生活

❷睡眠は人それぞれ，日中は元気はつらつが快適な睡眠のバロメーター

❸快適な睡眠は，自ら創り出す

❹眠る前に自分なりのリラックス法，眠ろうとする意気込みが頭をさえさせる

❺目が覚めたら日光を取り入れて，体内時計をスイッチオン

❻午後の眠気をやりすごす

❼睡眠障害は，専門家に相談

成人を主な対象にしたこの指針では，睡眠の問題を予防・改善するための情報が７つの柱として整理されています。指針作成の背景には，24時間社会の拡大により，国民の睡眠を取り巻く環境が大きく変化し，睡眠不足や睡眠障害などの問題が顕在化してきたことが挙げられます。睡眠に関して問題があると疲労感，情緒不安定，適切な判断力を鈍らせるなど，生活の質（QOL）に大きく影響を及ぼします。睡眠時に無呼吸を伴う場合は高血圧，心臓病，脳卒中の悪化要因につながるとも指摘されています。近年，睡眠障害は事故，

うつ病などのこころの病気，自殺などの要因としても取りあげられるようになってきました。

睡眠は，食事，運動，排泄，清潔と同様に，生命を維持する上で必要不可欠な行動の１つです。毎朝覚醒し，日中の活動が問題なく送れているということは，十分な睡眠がとれているということであり，さらに「活動と睡眠－休息は連動しており，重要な生活の一部である」という自覚が重要となります。

そのため１日24時間のなかで睡眠と休息／リラクセーションの時間のパターンをアセスメントします。その人が睡眠の量と質をどう認識しているか，睡眠後のエネルギーの程度についてどう認識しているか，睡眠障害の状態，また睡眠の助けとなるその人のやり方，たとえば，薬物やその人が睡眠のために夜間に行っている習慣についてもアセスメントします[2]。

また，これまでは多くの人が睡眠時間を削って，仕事や家事，育児，趣味などの時間にあてることを当たり前としていましたが，自分に合った睡眠時間の量と質を意識することが，心身の健康につながると意識する必要があります。これは，睡眠の量が不足したり，質が悪いと生活習慣病のリスクにつながるためです。さらには，「睡眠が不足した状態が長く続くと，脳の老化が進みやすくなり，うつ病や認知症が発症しやすくなる」[3]とあるように，これらを予防するためにも睡眠について正確な知識を身につけ，自分の睡眠を見直して心身の健康づくりができるような指導をしていく必要があります。

2 睡眠－休息の情報収集の内容

1) 入院までの睡眠－休息

- 寝る場所の環境
- 照明
- 不快なにおいに関連するもの
- 寝具（ベッド, 布団の寝具の素材）
- 騒音
- 仕事の勤務時間帯, 家事の時間
- 日中の活動状況
- 嗜好品（コーヒー, 紅茶, 緑茶など）
- 薬剤の使用
- 睡眠時無呼吸
- 不安
- 抑うつ
- 精神障害
- 個人的ストレス, 家族のストレス
- 家族構成
- 午睡
- 就眠儀式（寝る前に行うこと。たとえば, 入浴, シャワー浴, 部分浴, 歯磨き, 着替え, 読書, メールチェック, マッサージ, ヨガなどの軽い運動など）

2) 入院してからの睡眠－休息

- 病室の環境（物的環境, 人的環境）
- 照明
- 不快なにおいに関連するもの
- 不安
- 個人的ストレス, 家族のストレス
- 日中の活動状況（リハビリ, 散歩など）
- 午睡
- 就眠儀式（寝る前に行うこと。たとえば, 洗面, 入浴, シャワー浴, 部分浴, 歯磨き, 読書, メールチェックなど）

- 身体的不快（たとえば, 疼痛, 掻痒感, 喘息, 夜尿, 空腹）

3 主観的（S）情報のポイント

1) 睡眠習慣について

❶「ふだんの睡眠時間はどれくらいですか？」
❷「ふだんの寝る時間は何時頃ですか？」
❸「起きる時間は何時頃ですか？」
❹「いびきをかきますか？」
❺「寝る前に決まってやることは何かありますか？」
- ある場合,「それは何ですか？」「それをなぜするのですか？」
❻「眠れないときは, 何かしていますか？」
- ある場合,「それは何ですか？」「それをなぜするのですか？」

2) 睡眠に関する問題について

❶「寝つきは良いほうですか？」
- 寝つきが悪い場合,「そのようなとき, 何かしていることはありますか？」「それをすると眠れますか？」
❷「うとうとして寝つかれないことがありますか？」
❸「朝まで一度も起きずに眠れますか？」
❹「夜間, トイレに行くことがありますか？」
- トイレに行く場合,「トイレには何回行きますか？」

3) 睡眠の質について

❶「夜中に何度も目が覚めることがありますか？」
❷「朝の目覚めはすっきりとしていますか？」
❸「起床後, 疲れを感じますか？」
❹「自分の睡眠に満足していますか？」
❺「よく夢をみますか？」

❻「ぐっすりと眠った感じがしないことがありますか？」

4) 睡眠の補助について

❶「寝つきをよくするために，どのような方法を用いていますか」

- たとえば，睡眠薬（病院から処方されているものか，ドラッグストアで購入したものか），読書，リラクセーション，瞑想，アロマの香りを嗅ぐ，テレビを見る，音楽を聴く，ハーブティーを飲むなど

4 客観的（O）情報のポイント

1) 外観

- 顔面や皮膚が青白い（チアノーゼの有無）
- 目の下にくまができ，腫脹している
- 活力がない

2) 行動の観察

- あくびをしている
- 日中にうたた寝をする
- イライラする
- 集中力がない
- 落ち着きがない

3) 快眠度セルフチェック

患者がどのくらい「よい睡眠」がとれているかを自分でチェックするためのセルフチェック表を示します（表1）。快眠度をチェックして，自身の健康状態を調べてみましょう。

5 睡眠−休息で考えられるアセスメント

1) 患者からのアセスメント

患者から情報収集した内容について，自分の睡眠についてどのように理解しているのか，そして，どのように対処行動をしているのか，その対処行動が効果的なのかどうかについてアセスメントします（表1・2）。

2) 生理的機能，睡眠状態からのアセスメント

睡眠時間や熟睡感などを確認します。

睡眠とは決して「脳全体が一様に休んでいる状態」ではありません。眠っている間にも脳活動はさまざまに変化します。人の睡眠はノンレム睡眠（non-REM sleep）とレム睡眠（REM sleep）という質的に異なる2つの睡眠状態で構成されています。レム睡眠は，眠っているときに眼球がすばやく動く（英語で rapid eye movement）ことから名づけられました。ノンレム睡眠では脳波活動が低下し，睡眠の深さに従ってさらに4段階に分けられます。

図1に睡眠脳波検査で測定した健常成人の典型的な夜間睡眠パターンを示します。睡眠は深いノンレム睡眠（段階3と4）から始まり，睡眠欲求が低下する朝方に向けて徐々に浅いノンレム睡眠（段階1と2）が増えていきます。その間に約90分周期でレム睡眠が繰り返し出現し，睡眠後半に向けて徐々に1回ごとのレム睡眠時間が増加していきます。

深いノンレム睡眠は大脳皮質の発達した高等生物で多く出現します。昼間に酷使した大脳皮質を睡眠前半で集中的に冷却し休養をとらせます。レム睡眠では全身の筋肉が弛緩し，エネルギーを節約して体を休める睡眠といえます。レム睡眠時の脳波活動は比較的活発で夢をよくみるほか血圧や脈拍が変動することから，心身共に覚醒への準備状態にある睡眠ともいえます[4]。

表1　快眠度セルフチェック

Q　あてはまるものをチェックして下さい
□　1.　寝つくまでに 1 時間以上かかる。
□　2.　ひと晩に 2 回以上目が覚めて，その後なかなか寝付けない。
□　3.　朝の目覚めが普段より 2 時間以上早く，目覚めたあとは眠れない。
□　4.　日中に過度な眠気があったり，集中力が低下する。
□　5.　寝言，いびきが多い。
□　6.　ぐっすり眠ったという実感がなく，寝足りなさが常に残る。
□　7.　トイレに二度以上起きる。
□　8.　夢ばかり見る。
□　9.　朝目覚めが悪く，気だるい。
□ 10.　「睡眠中に無呼吸になることがある」と言われたことがある。
□ 11.　朝，顔がむくんでいる。
□ 12.　物忘れがひどい。
□ 13.　吹き出物ができやすい。
□ 14.　寒がり，冷え性だ。
□ 15.　風邪を引きやすく，治りにくい。
□ 16.　首，肩が凝る。

〈チェックの見方〉

5 個以上	慢性不眠。あなたの睡眠は危険水域！　すぐに改善を‼
3〜4 個	不眠気味かも⁉　気をつけましょう。
2 個以下	比較的よい睡眠がとれています。できるだけ維持を。

（大谷憲，片平健一郎：100 歳まで元気でぽっくり逝ける眠り方．p59，あさ出版，2013．より）

表2　患者からの情報のアセスメント例

患者の訴え	看護師のアセスメント・指導内容
①「なかなか眠れない場合には，スマートフォンを触ります（または，パソコン，テレビを見ます）」	「スマートフォンを触る（パソコン，テレビを見る）と，画面からブルーライトが出ており，そのブルーライトが眼球から脳に入り，脳を覚醒させてしまいます」つまり，逆効果であり間違った対処行動であることを説明する必要がある。
②「夜または寝る前に，コーヒー（紅茶，緑茶）を飲みます」	「コーヒー，紅茶，緑茶にはカフェインが含まれているため，覚醒作用があります」「眠れたとしても，睡眠の質が悪くなります」。つまり，良質な睡眠に悪影響となり，間違った対処行動であることを説明する必要がある。
③「手足が冷たくて眠れない」	手足の末梢を足浴や手浴などで温める援助について説明する。手足の末梢を温めると血管が拡張されて副交感神経が優位になり，リラックス効果が高まり，心地よい睡眠に誘導することが期待できることを説明する。

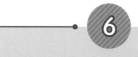

NANDA-I の看護診断との関連

ゴードンの機能的健康パターンの「睡眠−休息」の診断としては，「不眠」「入眠困難」「睡眠剥奪」「睡眠パターン逆転」「睡眠促進準備状態」があげられます[5]。詳しくは成書[2,5]を参照してください。

それと類似性の強い NANDA-I の看護診断分類は，領域4「活動 / 休息」の類1「睡眠 / 休息」です。表3にその感度診断名を示しました。

表3　領域2・類1の「睡眠 / 休息」の看護診断名

類1 睡眠 / 休息	●不眠
	●睡眠剥奪
	●睡眠促進準備状態
	●睡眠パターン混乱

(T. ヘザー・ハードマン編，上鶴重美編・訳，カミラ・タカオ・ロペス編：NANDA-I 看護診断 定義と分類 2021-2023 原書第12版. 医学書院，2021. をもとに作成)

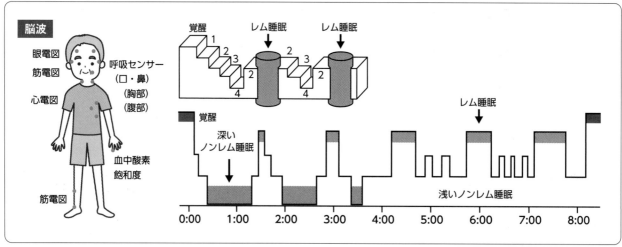

図1　夜間睡眠パターン
(三島和夫：眠りのメカニズム. https://www.e-healthnet.mhlw.go.jp/information/heart/k-01-002.html（2022年5月閲覧）より)

［文献］
1) 厚生労働省：健康づくりのための睡眠指針検討会報告書　平成15年3月. https://www.mhlw.go.jp/shingi/2003/03/s0331-3.html（2020年11月20日閲覧）
2) 看護アセスメント研究会訳，江川隆子翻訳協力：ゴードン看護診断マニュアル—機能的健康パターンに基づく看護診断，原書第11版, p25, 医学書院, 2019.
3) 白川修一郎：脳も体もガラリと変わる！「睡眠力」を上げる方法. p20, 永岡書店, 2013.
4) 国立精神・神経医療研究センター精神保健研究所・精神生理：精神生理研究部の最新の研究紹介. http://labo.sleepmed.jp（2020年11月17日閲覧）
5) マージョリー・ゴードン，上鶴重美訳：アセスメント覚え書　ゴードン機能的健康パターンと看護診断. pp207-215, 医学書院, 2009.

事例展開：睡眠パターン混乱

 睡眠パターン混乱の看護診断の定義

◆定義
外的要因による，限られた時間の覚醒
◆診断指標
□ 日常的な機能が困難
□ 入眠困難
□ 睡眠状態の継続が困難
□ 睡眠に対する不満
□ 疲労感
□ 体力が回復しない睡眠覚醒サイクル
□ 意図しない覚醒

◆関連因子
□ 側に寝ている人によって生じる中断
□ 環境外乱
□ プライバシーの不足
◆関連する状態
□ 拘束（固定）

(T. ヘザー・ハードマン・他編，上鶴重美訳：NANDA-I 看護診断―定義と分類 2021-2023, 原書第 12 版. p254, 医学書院, 2021. より)

2 睡眠パターン混乱のアセスメントの視点（★1・2）

睡眠パターン混乱の情報収集の内容の例を以下に示します。

S 情報（例）	● 夜はゆっくり眠りたいのに眠れない ● 急な入院なので，仕事が心配 ● 夜は自分の寝室でないとなかなか眠れない ● 家族（娘）の心配 ● 病室は，なかなか寝つけない ● ふだんのパジャマが着たい ● 昼寝はしていないが，うとうとする ● 時々いびきをかく（妻からの情報） ● 寝る前にコーヒーやアルコールを飲むこともある ● 寝る直前まで，パソコンを使用している ● 冷え症のため，寝る前に湯船に浸かり，体を温めてから寝ている
O 情報（例）	● 身長，体重，BMI (body mass index) ● コーヒー（5〜8杯／日） ● 睡眠剤の使用歴はない。

Point
★1：アセスメントの視点として，情報項目を掲載しました。アセスメント項目（指標）にもなるところです

Point
★2：患者の自宅での睡眠状態がわかるような情報収集をしよう！

第2章 看護診断のアセスメント各論：解説と事例展開

③ 睡眠パターン混乱の事例展開

事例紹介

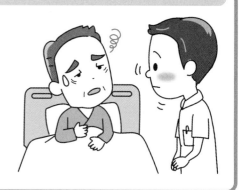

- 急性胆嚢炎の50歳男性Hさん。会社員で妻と大学生の娘と3人暮らし。仕事は管理職で，デスクワークが多く，忙しい毎日を送っています。休日には，妻とスポーツジムに通っています。妻は大学の事務職であり，夫婦，親子の関係は良好。外食が好きで友人や家族とよく出かけています
- 睡眠パターン混乱による不眠・睡眠の質の低下の患者
- 看護師（看護学生）は，入院2日目の患者Hさんの「睡眠－休息」について情報をとりました

ステップ1　情報収集（★3）

Point
★3：患者の「睡眠・休息」に関連しそうな情報収集をしよう！

入院時の情報

- ●属性
- ●50歳，男性，閉塞性動脈硬化症
- ●身長178 cm，体重80 kg，BMI 25
- ●母親は高血圧，高脂血症
- ●嗜好品は，肉類（鶏肉・ホルモン），アルコール（ビール・ワイン），日本酒，コーヒー（5〜8杯／日）
- ●現病歴
- ●3日前に，右下腹部の激痛，39.8℃の高熱があり，救急外来を受診した。受診の結果，急性胆嚢炎にて緊急入院となる。翌日，腹腔鏡下にて胆嚢摘出術をして術後2病日目（1週間の入院予定）
- ●主訴
- ●おなかが痛い，眠れない
- ●現在の症状
- ●下腹部の疼痛，全身倦怠感
- ●不眠
- ●健康観
- ●自分は健康なので手術なんてしない体だと思っていたので，正直，驚いている
- ●夜はゆっくり眠りたいのに眠れない
- ●健康管理
- ●肉食が多いとは思っている
- ●飲酒後はラーメン・パスタなどの麺類を食べてしまう
- ●夜は22時頃に寝て，朝は6時に起きる習慣を何十年も続けている
- ●本人からの情報
- ●油っこい食べ物が好きなので，胆嚢に炎症が起こったのかもしれない
- ●わかっているが，アルコールはやめられないしやめる気持ちもない
- ●急な入院なので，仕事が心配

入院時の情報 （つづき）	●夜は自分の寝室でないとなかなか眠れない
	●昼寝はしていないが，うとうとする
	●冷え症のため，寝る前に湯船に浸かり，体を温めてから寝ている
	●他の情報
	●仕事でも家でもパソコンとスマートフォンを使用している時間が多い
	●「最近（1か月前），ジムに通い始めたところで，週末は妻とホットヨガに行っている」
	●「家に帰って早くワインが飲みたい」
	●寝る前に飲酒（寝酒）することもある
	●「寝室でゆっくり寝たい」
	●「朝起きたとき，体がだるい感じがする」
	●「最近，野菜を多く摂取していたが……」
	●食事は妻が作るが，妻も仕事をしているため自分で料理を作ることもある
	●仕事が忙しく，ストレスが溜まっている。これまでは外食や旅行でストレス解消をしていたが，最近は行けていない
	●「半年前に娘が結婚して家から出た。感染症拡大のおそれから結婚式が延期され，来年予定しているが……先が心配」
	●「自分の仕事が他の人にできるかどうか……」
	●「大好きなホルモンが食べられなくなるのかなと思うと少し寂しい」
	●外食も控えないといけない
	●病室では，なかなか寝つけない
	●「夜中に看護師さんが部屋に入ってくる気配で目が覚める」
	●「一度目が覚めると，その後なかなか寝つけない」
	●夜中に，足が冷たい感じがして目が覚める
	●足が冷たいから寝るときは靴下を履いている
	●ふだんのパジャマが着たい，と妻に話す
	●妻より，時々いびきをかくと情報がある
	●寝る前にコーヒーを飲むこともある
	●寝る直前まで，パソコンを使用している
	●睡眠薬の使用歴はない
	●個室

ステップ2　情報からアセスメントへ（★4）

入院時の情報	情　報（例）	アセスメント（例）
	●属性 ①BMI 25（肥満） ②コーヒー（5～8杯/日） ●主訴 ④おなかが痛い，眠れない	①肥満であることより，睡眠時無呼吸症候群の可能性がある ②コーヒーを飲む時間について説明する必要がある ④腹痛の部位・程度について確認し，手術後の痛みであれば説明し，鎮痛薬などの指示があれば使用する 　眠れない原因が腹痛なのか別の要因なのかを探る必要がある
現在の症状	⑤急な入院なので，仕事が心配 ⑥夜はゆっくり眠りたいのに眠れない	⑤患者の仕事について聞き，訴えを受容して共感的な態度で接する ⑥中途覚醒の要因をできるだけ排除するようにする

Point
★4：睡眠・休息に必要な情報か，不必要な情報かを判断しよう！

現在の症状 (つづき)	・夜中に看護師さんが部屋に入ってくる気配で目が覚める	
	・一度目が覚めると，その後なかなか寝つけない	
	・昼寝はしていないが，うとうとする	
	⑦ふだんのパジャマが着たい	⑦家族（妻）に患者のパジャマを持ってきてもらう
	⑧時々いびきをかく	⑧妻より「いびき」の情報収集をする
	⑨寝る前にコーヒー・アルコールを飲むことがある	⑨コーヒーの中のカフェイン作用やアルコールなどは，睡眠の質低下につながることを説明し指導する必要がある
	⑩寝る直前までパソコンを使用している	⑩パソコンの画面からブルーライトが出ており，そのブルーライトは覚醒作用があることを説明する。また，睡眠の質低下につながることを説明に指導する必要がある
	⑪寝るときは靴下を履いている 夜中に，足が冷たい感じがして目が覚める	⑪既往歴に閉塞性動脈硬化症があり，自身も冷え症と自覚しており，就寝前に入浴していた。靴下を履いて寝る対処行動をしている

総合アセスメント

- 患者は，腹腔鏡下にて胆嚢摘出術後2病日目である。手術部位の創痛による不眠よりも，環境因子（物的環境，人的環境）からの要因が大きい
- 不眠はストレスと関係しており，創傷治癒の遅延につながる可能性がある
- 睡眠生活に関する患者の知識を確認し，睡眠の質が向上するような食事を含めた生活指導が必要と考える

ステップ3　看護問題（の抽出）

①環境の変化
②睡眠生活の知識不足

ステップ4　看護診断名

□ 睡眠パターン混乱による不眠・睡眠の質低下

ステップ5　睡眠パターン混乱の看護診断の診断指標・関連因子・関連する状態の確認（★5）

Point
★5：患者の状態・状況があてはまるかを考えよう！

◆診断指標
□ 日常的な機能が困難
□ 入眠困難
☑ 睡眠状態の継続が困難
　→「夜中に看護師さんが部屋に入ってくる気配で目が覚める」
　　「一度目が覚めると，その後なかなか寝つけない」
　　「夜中に，足が冷たい感じがして目が覚める」
　→痛みに関連するもの：おなかが痛い，眠れない

→概日リズムの変化に関連するもの：「夜は 22 時頃に寝て，朝は 6 時に起きる習慣を何十年も続けている」と言うが，入院生活により自己の睡眠パターンの変調がある

☑ 睡眠に対する不満

☑ 疲労感

　→「朝起きたとき，体がだるい感じがする」

　　● 日中の居眠り：「昼寝はしていないが，うとうとする」

　　● 興奮：寝る直前まで，パソコンを使用している

　　● 気分の変化：なし

☐ 体力が回復しない睡眠覚醒サイクル

☑ 意図しない覚醒

　→妨害に関連するもの：看護師の夜間巡回

◆関連因子

☐ 側に寝ている人によって生じる中断

☑ 環境外乱

　→慣れない寝具に関連するもの：病衣を着ているため「ふだんのパジャマが着たい」と訴えがある

　→環境変化に関連し，（特定の）因子に続発するもの：入院：病室（個室）

☑ プライバシーの不足

　→睡眠中のプライバシーの不足 / コントロールの欠如に関連するもの：「夜中に看護師さんが部屋に入ってくる気配で目が覚める」

◆関連する状態

☐ 拘束（固定）

（T. ヘザー・ハードマン・他編，上鶴重美訳：NANDA-I 看護診断―定義と分類 2021-2023，原書第 12 版．p254，医学書院，2021. より一部改変）

ステップ6　睡眠パターン混乱の看護計画

● 目標（★6）

● 長期目標

・睡眠の質を高めるための知識の定着ができる。また，自身にあった不眠時の対処法を理解し実践できることで睡眠パターンを自己管理できる

● 短期目標

・睡眠に悪影響を及ぼす要因を排除し，環境調整ができる

● 観察計画（O-P）

● 体重，BMI

● 不眠の原因に対する知識・理解度

● 睡眠時間

● 食事内容

● アルコール（量）

● カフェイン摂取（量・時間）

● ストレスの内容と対処方法

● 下肢の冷感の有無

● 下腹部痛の有無，程度（疼痛スケールを用いる）

● 下肢（足趾）の冷感・循環不全の有無

● 昼寝（午睡）の有無

● これまでに不眠状態があったか

● 不眠時の対処法

Point

★6：看護診断，関連因子に合わせて目標を立てよう！

●ケア計画 (T-P)
●睡眠環境を調整する
●寝具 (枕など)，寝衣を家族に相談し，患者の好みに合わせる
●夜間の看護師の巡回時，足音を立てない，照明を患者の顔に直接当たらないよう工夫をする
●入浴，足浴などにより体，末梢血管を温め，リラクセーション効果を高める
●アロマオイル (ラベンダーなど) の香りを，患者の好みに合わせて使用する
●睡眠習慣の見直しと調整をする
●心身の苦痛の緩和
●就寝前 (2時間くらい) には照明を暗くする
●熟睡できる室温 (夏場：25℃前後，冬場：18℃前後) に調節する
●就寝の3時間前の飲食は控える (特にカフェインを含む飲み物)
●起床時は，太陽の光を浴びて (天候が曇り・雨でも窓から光を浴びる)，概日リズム (サーカディアンリズム) を整える
●教育計画 (E-P)
●睡眠の質を上げるための教育 (飲食物，寝具，就寝前後の環境調整など) を実施する
●パソコン，スマートフォンなどの画面から出ているブルーライトが脳を興奮させ，睡眠の質が低下することを説明する

ステップ7　実施

●患者の下肢の観察を行い，就寝前に足浴を実施した
●患者の好みの寝衣を妻に持参してもらい着用した
●睡眠の質について患者に説明した

ステップ8　評価 (★7)

Point
★7：目標にそった内容で評価をしよう！

●長期目標 ① 「睡眠の質を高めるための知識の定着ができる。また，自身にあった不眠時の対処法を理解し実践できることで睡眠パターンを自己管理できる」について評価する	① 「睡眠は，その日のバロメーターにもなる。」と，睡眠を自己の健康を維持するための重要な要素であることを自覚した発言があった ▶▶長期目標は継続中
●短期目標 ② 「睡眠に悪影響を及ぼす要因を排除し，環境調整ができる」について評価する	② -1. 患者より，「足が温かくなってぐっすり眠れた」と反応があった ② -2. 翌日，「家で寝ている気分になった」と笑顔がみられた ② -3. 「前から睡眠の質について興味があった」と，前向きな反応があった。自ら自分の睡眠について振り返り，「寝る前にパソコンを開くのは仕事ではなく，ネットニュースを見ているだけや」と言い，パソコンを使用する時間を寝る直前からずらすことになった ▶▶短期目標は達成できた

●環境の変換に関連した睡眠パターン混乱
→閉塞性動脈硬化症

認知 − 知覚

松浦純平

A 認知 − 知覚のアセスメントの目的と方法

認知 − 知覚のアセスメントの目的

　このパターンには視覚，聴覚，感覚，意識，記憶，見当識，知識などの感覚・知覚・認知に関する情報が分類されます。患者の機能的問題を鑑別するため，患者の主観的 (S) な訴えだけでなく，解剖学，生理学，病態学の既存の知識，各種検査所見，フィジカルイグザミネーションの結果などの客観的 (O) 情報からも分析します。

　「認知 − 知覚パターン」の定義としては，感覚・知覚・認知を表します。これには，視覚，聴覚，触覚，嗅覚，味覚などの各感覚，障害への対処に使用されている代償手段，または眼鏡，補聴器などの適切性が含まれます。疼痛や疼痛の管理方法についても認知・知覚の一部です。記憶，判断，意思決定などの機能的な認知能力もこのパターンに含まれます。

1)「認知 − 知覚パターン」の主な看護問題

- 急性疼痛
- 慢性疼痛
- 慢性疼痛自己管理不足
- 非代償性感覚欠如
- 感覚過負荷
- 感覚減弱

- 片側無視
- 知識不足
- 知識獲得促進準備状態
- 思考過程混乱
- 注意集中力不足
- 急性混乱
- 慢性混乱
- 状況解釈障害性シンドローム
- 非代償性記憶喪失
- 記憶障害
- 認知障害リスク状態
- 意思決定葛藤

2) 解説

　感覚，聴覚，視覚，嗅覚，味覚の五感は，ふだん日常生活を送るうえで特に異常や障害が発生しないと気づかないことが多いぐらいに，無意識に機能しています。しかし，これらの五感のいずれか，もしくは何らかの異常が生じた場合には，日常生活に多大な影響を与えます。そのため，予防と異常の早期発見と発生時の代替案について援助することが大切です。

　認知 − 知覚パターンをアセスメントする目的は，患者にとって必要な能力，認知機能，知覚の適切性を分析することです。主観的な発言，患者・重要他者が認識する問題，欠陥に対する代償，補償努力の有効性などについて看護師がしっかりと聞き出すことが重要です。

3) 方法

感覚様式（視覚，聴覚，味覚，痛覚，触覚と嗅覚），および現在使用している補正具や補助具が十分に機能しているか，また，認識機能（言語，記憶，判断と意思決定）能力の状態などについても記述します。特に，次に示す❶～❹については認知機能に関連する情報が含まれていることが多く，この4項目を意識して，主観的（S）情報と客観的（O）情報を収集します。

❶患者の問題の認識
❷問題とする理由
❸その問題のためにとった理由
❹患者の認識するその行動の効果

② 認知－知覚の情報収集の内容

- 不快症状
- 疼痛
- 疼痛部位
- 疼痛の程度
- 疼痛の性状
- 疼痛の効果的な除痛方法
- 疼痛の出現時期もしくは時間
- 疼痛の増悪因子
- 痛みの軽快因子
- 頓服薬使用の頻度・間隔・効果
- 視力低下の程度
- 眼鏡の使用
- 視野狭窄の有無
- 片側無視の有無
- 難聴の有無
- 補聴器の使用の有無
- 日常生活への影響
- 味覚の変化
- 嗅覚の変化
- 手足の感覚や触覚の変化

- 記憶力の低下や変化
- 記憶力の低下が日常生活への影響
- 集中力の低下
- 集中力低下に伴う影響
- 意思決定
- 新たな知識の習得の有無

③ 主観的（S）情報のポイント

1) 痛覚に関する情報

- 「不快症状はありますか？」
- 「痛みはありますか？」
- 「どこが痛みますか？」
- 「痛みは今，何点ぐらいですか？」
- 「痛みの種類は具体的にどのような痛みですか？」
- 「痛いときの対策はどうされていますか？」
- 「痛みが始まったのはいつからですか？」
- 「痛みは続いていますか？」
- 「痛みが和らぐときはありますか？」
- 「痛みが強くなるきっかけはありますか？」
- 「痛みが和らぐきっかけはありますか？」
- 「頓服薬の使用頻度はどのぐらいですか？」
- 「頓服薬の効果はどのぐらいですか？」
- 「頓服薬の使用の間隔はどのぐらいですか？」

2) 視覚・聴覚・味覚・認知機能に関する情報

- 「視力低下はありますか？」
- 「眼鏡を使用されていますか？」
- 「難聴はありますか？」
- 「補聴器を使用されていますか？」
- 「日常生活への影響はありますか？」
- 「味覚の変化はありますか？」
- 「手足の感覚や触覚の変化はありますか？」
- 「記憶力の低下や変化はありますか？」

- ●「記憶力の低下から日常生活への影響はありますか？」
- ●「集中力に問題はありますか？　あれば何かに支障をきたしていますか？」
- ●「意思決定はできますか？」
- ●「学習し知識を得ることは苦手ですか？」

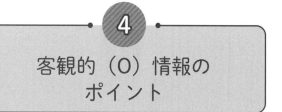

4 客観的（O）情報のポイント

1) 疼痛・認知に関する情報のポイント

- ●疼痛の部位・程度
- ●疼痛に伴う随伴症状
- ●疼痛時の対処行動
- ●疼痛に対する薬剤の使用の有無と効果
- ●意識レベル（GCS〈Glasgow coma scale〉，JCS〈Japan coma scale〉）
- ●日時や場所の見当識
- ●注意持続時間・集中力
- ●口頭メッセージの理解
- ●使用言語
- ●抽象的思考か具体的試行
- ●識字能力
- ●視力・視野検査

- ●眼球運動
- ●眼底鏡検査
- ●聴力検査

2) 家族の情報のポイント

- ●視力・聴力の程度
- ●障害がある場合はその対処方法
- ●家族に求められた重要な意思決定事項の有無
- ●決定方法
- ●発語能力
- ●注意集中時間
- ●思考過程
- ●理解能力
- ●語彙数

3) 痛みの評価スケール

- ●**NRS**（Numerical Rating Scale）
  痛みを 0～10 の 11 段階に分け，「痛みが全くない」を 0，「考えられるなかで最悪の痛み」を 10 として，痛みの点数を聞いていくスケールです（図 1）。
- ●**VAS**（Visual Analogue Scale）
  100 mm の線の左端を「全く痛みはない」，右端を「これ以上の痛みは考えられない，または最悪の痛み」とした場合，患者の痛みの程度を表すところに印をつけてもらうスケールです（図 2）。

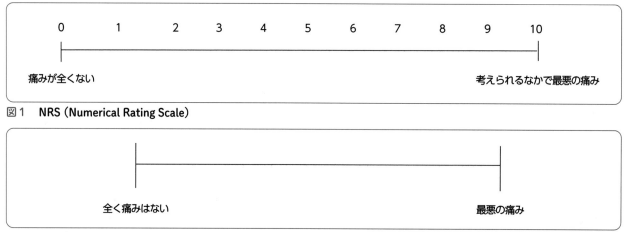

図 1　NRS（Numerical Rating Scale）

図 2　VAS（Visual Analogue Scale）

患者に自分の心情に近い表情を選んでもらい痛みを評価する

0：全く痛まない　　1：ほとんど痛まない　　2：軽い痛み　　3：中等度の痛み　　4：高度の痛み　　5：耐えられない痛み

図3　フェイススケール
(Whaley L, et al: Nursing Care of Infants and Children, 3th ed. St Louls, Mosby, 1987. より)

表1　STAS-J (Support Team Assessment Schedule)

0	なし
1	時折の，または断続的な単一の痛みで，患者が今以上の治療を必要としない痛みである
2	中等度の痛み。時に調子の悪い日もある。痛みのため，病状からみると可能なはずの日常生活動作に支障をきたす
3	しばしばひどい症状がある。痛みによって日常生活動作や物事への集中力に著しく支障をきたす
4	持続的な耐えられない激しい痛み。ほかのことを考えることができない

(STAS ワーキング・グループ編：STAS-J (STAS 日本語版) スコアリングマニュアル，第 3 版. p29，日本ホスピス・緩和ケア研究振興財団，2007. より)

● **フェイススケール**

　痛みの強さの表現を言語や数値ではなく，顔の表情によって評価するスケールです（図3）。自分の心情に近い表情を選んでもらい，痛みを評価します。

● **STAS-J** (Support Team Assessment Schedule)

　痛みのコントロール，症状が患者に及ぼす影響，患者の不安，家族の不安，患者の病状認識，家族の病状認識，患者と家族のコミュニケーション，医療専門職間のコミュニケーション，患者・家族に対する医療専門職とのコミュニケーションなど9項目を医療者が0～4の5段階で評価します（表1）。

4) 意識レベル評価スケール

● **JCS** (Japan Coma Scale)

　脳血管障害や頭部外傷の急性期にある意識障害患者の意識レベルを評価できます（表2）。

● **GCS** (Glasgow Coma Scale)

　救急外来，ICU（集中治療室），脳神経外科などで主に使用されています（表3）。

5) せん妄評価スケール

● **CAM-ICU** (Confusion Assessment Method for the ICU)

　せん妄の診断基準に該当する以下の4つの特徴をみます。

❶精神状態変化の急性発症または変動性の経過

❷注意力欠如

❸意識レベルの変化

❹無秩序な思考

● **ICDSC** (Intensive Care Delirium Screening Checklist)

　ICDSC は，8 時間ごとに定期的に評価していき，その時間帯での総合的な評価を行います。評価した時点から 24 時間以内で得られた情報をもとに点数をつけます（p115 の図4）。

5 認知－知覚で考えられるアセスメント

「認知－知覚パターン」の観察時には，認知・知覚・

表2　JCS（Japan Coma Scale）

Ⅰ．覚醒している	Ⅱ．刺激を与えると覚醒する （刺激をやめると眠り込む）	Ⅲ．刺激を加えても覚醒しない
1. だいたい清明だが，いま一つはっきりしない 2. 時・人・場所がわからない 3. 名前・生年月日が言えない	10. 呼びかけで容易に開眼する 20. 大声または身体を揺さぶると開眼する 30. 痛み刺激でかろうじて開眼する	100. 払いのける動作をする 200. 手足を少し動かしたり顔をしかめる 300. 痛み刺激に全く反応しない

表3　GCS（Glasgow Coma Scale）

Ⅰ．開眼（Eye opening）	Ⅱ．発語（Verbal response）	Ⅲ．運動反応（Motor response）
E4：自発的に，または呼びかけで開眼 E3：強く呼びかけると開眼 E2：痛み刺激で開眼 E1：痛み刺激でも開眼しない	V5：見当識が保たれている V4：会話は成立するが見当識が混乱 V3：発語はみられるが会話は成立しない V2：意味のない発語 V1：発語みられず	M6：命令に従って四肢を動かす M5：痛み刺激に対して手で払いのける M4：指への痛み刺激に対し，四肢を引っ込める M3：痛み刺激に対して緩徐な屈曲運動（除皮質姿勢） M2：痛み刺激に対して緩徐な伸展運動（除脳姿勢） M1：運動みられず

感覚の各能力を観察します。これらの情報は，看護介入に不可欠です。患者の判断能力が不十分な場合，患者には看護介入が必要な状況かもしれません。患者の感覚・聴覚・視覚・嗅覚・味覚の五感にもし障害があれば，患者自身の生命に危険が及ぶ可能性があるため重要です。

［例］
• 術後疼痛の評価を，鎮痛薬投与後の効果を確かめるためにNRSを用いて評価すると投与前は，安静時痛は4点，体動時痛は8点であった。しかし，投与後は安静時痛0点，体動時痛は2点であった。このことから，鎮痛薬の効果がみられていると考える。
• ここは病院のICUであることが理解できているため，見当識障害はないと考える。

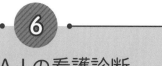

6 NANDA-I の看護診断との関連

ゴードンの機能的健康パターンの「認知−知覚」の

診断としては，「急性疼痛」「半側無視」「知識不足」「記憶障害」などがあげられます[4]。詳しくは，成書[1, 4]を参照してください。

　NANDA-Iの看護診断にあてはまるものを表4に示します。

表4　知覚／認知にかかわるNANDA-1の看護診断名

●半側無視
●急性疼痛
●慢性疼痛
●急性混乱
●急性混乱リスク状態
●慢性混乱
●不安定性情動コントロール
●非効果的衝動コントロール
●知識不足
●知識獲得促進準備状態
●記憶障害
●思考過程混乱
●コミュニケーション促進準備状態
●言語的コミュニケーション障害

（T. ヘザー・ハードマン編，上鶴重美編・訳，カミラ・タカオ・ロペス編：NANDA-I看護診断 定義と分類 2021-2023 原書第12版. 医学書院，2021. をもとに作成）

1. 意識レベルの変化 （A）反応がないか，（B）何らかの反応を得るために強い刺激を必要とする場合は評価を妨げる重篤な意識障害を示す。もしほとんどの時間 (A) 昏睡あるいは (B) 昏迷状態である場合，ダッシュ（−）を入力し，それ以上評価を行わない。 （C）傾眠あるいは，反応までに軽度ないし中等度の刺激が必要な場合は意識レベルの変化を示し，1点である。 （D）覚醒，あるいは容易に覚醒する睡眠状態は正常を意味し，0点である。 （E）過覚醒は意識レベルの異常と捉え，1点である。	＿＿＿＿＿
2. 注意力欠如 会話の理解や指示に従うことが困難。外からの刺激で容易に注意がそらされる。話題を変えることが困難。これらのうちいずれかがあれば1点。	＿＿＿＿＿
3. 失見当識：時間 場所，人物の明らかな誤認。これらのうちいずれかがあれば1点。	＿＿＿＿＿
4. 幻覚，妄想，精神障害 臨床症状として，幻覚あるいは幻覚から引き起こされていると思われる行動（例えば，空を掴むような動作）が明らかにある。現実検討能力の総合的な悪化。これらのうちいずれかがあれば1点。	＿＿＿＿＿
5. 精神運動的な興奮あるいは遅滞 患者自身あるいはスタッフへの危険を予防するために追加の鎮静薬あるいは身体抑制が必要となるような過活動（例えば，静脈ラインを抜く，スタッフをたたく）。活動の低下，あるいは臨床上明らかな精神運動遅滞（遅くなる）。これらのうちいずれかがあれば1点。	＿＿＿＿＿
6. 不適切な会話あるいは情緒 不適切な，整理されていない，あるいは一貫性のない会話。出来事や状況にそぐわない感情の表出。これらのうちいずれかがあれば1点。	＿＿＿＿＿
7. 睡眠／覚醒サイクルの障害 4時間以下の睡眠，あるいは頻繁な夜間覚醒（医療スタッフや大きな音で起きた場合の覚醒を含まない）。ほとんど1日中眠っている。これらのうちいずれかがあれば1点。	＿＿＿＿＿
8. 症状の変動 上記の徴候あるいは症状が24時間のなかで変化する（例えば，その勤務帯から別の勤務帯で異なる）場合は1点。	＿＿＿＿＿
合計点	＿＿＿＿＿

勤務帯ごと（8〜24時間）に経時的にせん妄を評価する。せん妄の重症度評価が可能であり，オリジナル版では4点以上でせん妄と判断する。簡便で患者の協力は必要としないが，評価では，看護師の項目の解釈や主観，看護記録の質により差異を生じる可能性がある。閾値下／亜症候性せん妄（1〜3点）の判定にも有用であり，早期発見・対応が求められる。

図4　ICDSC（intensive care delirium screening checklist）
（Bergeron N, Dubois MJ, Domont M, et al：Intensive Care Delirium Screening Checklist：evaluation of a new screening tool. Intensive Care Med 27 (5)：859-864, 2001. Dr. Nicolas Bergeron の許可を得て逆翻訳法を使用し翻訳）（翻訳と評価：卯野木健，水谷太郎，櫻本秀明）（卯野木健：簡易にせん妄を評価できるツールは？ EB NURSING 10 (4)：31-34, 2010. より）

［文献］
1) マージョリー・ゴードン，看護アセスメント研究会訳：ゴードン看護診断マニュアル―機能的健康パターンに基づく看護診断，原書第11版. 医学書院，2016.
2) マージョリー・ゴードン，江川隆子監訳：ゴードン博士の看護診断アセスメント指針―よくわかる機能的健康パターン，第2版. 照林社，2015.
3) 江川隆子編：ゴードンの機能的健康パターンに基づく看護過程と看護診断，第3版. ヌーヴェルヒロカワ，2010.
4) マージョリー・ゴードン，上鶴重美訳：アセスメント覚え書　ゴードン機能的健康パターンと看護診断. pp207-215, 医学書院，2009.

事例展開：急性疼痛

1 急性疼痛の看護診断の定義

◆急性疼痛の定義
　実在する，あるいは潜在する組織損傷に伴う，もしくはそのような損傷によって説明される，不快な感覚的および情動的経験（出典：国際疼痛学会）。発症は突発的または遅発的で，強さは軽度から重度までさまざまあり，回復が期待・予測でき，継続が3カ月未満

◆診断指標
□ 生理的パラメータの変化
□ 食欲の変化
□ 発汗
□ 気を散らす行動
□ 言葉で伝達できない場合，標準的疼痛行動チェックリストによる疼痛が認められる
□ 表現行動
□ 痛みの顔貌
□ 防御的行動

□ 絶望感
□ 焦点が狭まる
□ 痛みを和らげる体位調整
□ 防衛行動
□ 活動変化についての代理人からの報告
□ 疼痛行動についての代理人からの報告
□ 瞳孔散大
□ 標準疼痛スケールで痛みの程度を訴える
□ 標準疼痛ツールで痛みの性質を訴える
□ 自己中心的（自己注目）

◆関連因子
□ 生物学的損傷要因
□ 化学薬品（物質）の不適切な使用
□ 物理的損傷要因

(T. ヘザー・ハードマン・他編，上鶴重美訳：NANDA-I 看護診断―定義と分類 2021-2023，原書第 12 版. p560，医学書院，2021. より)

2 急性疼痛のアセスメントの視点（★1・2）

「急性疼痛」状態に患者さんの情報収集の内容の例を以下に示します。

 Point
★1：アセスメントの視点として，情報項目を掲載しました。アセスメント項目（指標）にもなるところです

Point
★2：感覚様式（視覚，聴覚，味覚，痛覚，触覚と嗅覚）が十分機能しているか，現在使用している補正具や補助具も含まれます。また，認識機能（言語，記憶，判断と意思決定）能力の状態になども記述します

S 情報（例）	●不快症状や痛みは ●痛みの部位や程度は（安静時・体動時） ●痛いとき何が効果的か ●痛みはいつ始まったのか，どんなことで悪化するのか ●視力低下は，眼鏡の使用は ●難聴の有無，補聴器の使用は ●日常生活への影響は ●味覚の変化は ●手足の感覚や触覚の変化は ●記憶力の低下や変化は ●記憶力の低下は日常生活に影響しているか ●集中力に問題は，あれば何かに支障をきたしているか ●意思決定は難しいか，簡単か ●学習し知識を得ることは苦手か

116

○ 情報 （例）	● 疼痛の部位・程度 ● 疼痛に伴う随伴症状 ● 疼痛時の対処行動 ● 疼痛に対する薬剤の使用の有無と効果 ● 意識レベル ● 日時や場所の見当識 ● 注意持続時間・集中力 ● 口頭メッセージの理解 ● 使用言語 ● 抽象的思考か具体的試行 ● 識字能力 ● 視力・視野検査 ● 眼球運動 ● 眼底鏡検査 ● 聴力検査

 急性疼痛の事例展開

事例紹介

● 直腸がんで直腸切除術を受け，ストーマ造設した術後の患者 I さん

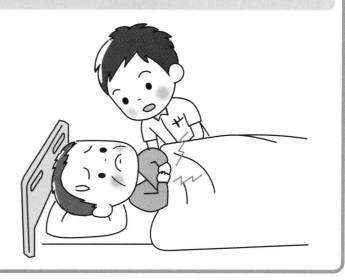

・入院時の情報は，今後のケアにつながる重要な情報です。主観的情報と客観的情報をよくみます
・誰が見てもわかるように尺度を用いて評価することが大事です

入院時の情報

●属性
●I氏，58歳，男性，直腸がん
●身長168 cm，体重78 kg，BMI 27.6
●既往歴
●2型糖尿病，高血圧，脂質異常症
●現病歴
●X年10月初旬より，血便が続いていたが仕事が忙しくて，そのまましばらく放置していた
●1か月で体重が−8 kgと減少したため，近医を受診。大腸ファイバーにて腫瘍が見つかり入院となった
●精査の結果，直腸がんと診断された
●全身麻酔下で腹会陰式直腸切断術＋ストーマ造設術の目的にて，X＋1年11月15日に入院となった
●主訴
●血便，便柱狭小
●現在の症状
●手術が無事に終了して，術後1日目の朝，ナースコールにて，看護師に疼痛が強く，鎮痛薬の希望を伝えた。NRSスコアで安静時痛5点，体動時痛8点であった
●本人からの情報
●「痛くて，痛くて我慢できないので，鎮痛薬をください」
●「痛みは動かないと5点です」
●「動くと痛みは8点です」
●客観的情報
●眉間にしわを寄せて，額に汗をかいている
●苦悶様顔貌である
●創部である腹部を手で押さえている
●バイタルサイン
BT（体温）37.6℃，BP（血圧）148／89 mmHg，PR（脈拍数）84回／分，RR（呼吸数）20回／分
●自己調節静脈内鎮痛法（intravenous patient-controlled analgesia：IVPCA）カテーテル挿入中：本人が適宜使用中

・S，Oの情報から何が考えられるかを考えましょう
・とくに急性疼痛は，早い処置がひつようです。鎮痛薬を使うことも多く，医師からの指示の確認をします

入院時の情報	情　報（例）	アセスメント（例）
	●S情報 ①「手術をした場所が痛くて，痛くて我慢できないので，鎮痛薬をください」 ②「痛みは動かないと5点です」 ③「動くと痛みは8点です」 ●O情報 ④腹会陰式直腸切断術＋ストーマ造設術施行 ⑤術後1日目の朝，ナースコールにて，看護師に疼痛が強く，鎮痛薬の希望を伝えた。眉間にしわを寄せて，額に汗をかいている	①②③患者は全身麻酔下で腹会陰式直腸切断術とストーマ造設術を受けた影響のため，急性疼痛が生じており，急性疼痛コントロールが不良の状態であると考える ④⑤術後1日目で術後疼痛出現のピークの時期だと考える。疼痛が持続すると血圧上昇を引き起こし，創部への緊張が高まり後出血を引き起こす可能性があるため，除痛を図る必要性があると考える

入院時の情報 （つづき）	情　報（例）	アセスメント（例）
	⑥苦悶様顔貌である ⑦創部である腹部を手で押さえている ⑧ BT（体温）37.6℃ ⑨ PR（脈拍数）84 回 / 分 ⑩ BP（血圧）148 / 89 mmHg ⑪ RR（呼吸数）20 回 / 分 ⑫経静脈患者管理鎮痛（IVPCA）を導入中： 　本人が適宜使用	⑥⑦⑧⑨⑩⑪このままの疼痛が続く状態が継続すると，吻合部の再出血につながるおそれがあるため，医師の指示に従い適切な鎮痛薬の使用を考える必要性がある

	総合アセスメント（★5）
	●患者は，腹会陰式直腸切断術＋ストーマ造設術を受けられて，術後 1 日目であることから術後疼痛はピークの状態であると考える ●このままの状態が続くと，血圧が上昇し，吻合部への緊張が高まり，後出血につながる可能性が考えられる。そのため，術後疼痛管理は導入中の IVPCA にてコントロールができているが，本人の痛みの程度を聞きながら目標を決め，除痛を図っていくためのきめ細かな指導が必要と考える

Point
★5
・痛みの管理を患者自身ができているのかどうかをアセスメントしましょう
・術後疼痛は，循環動態の悪化にもつながるため，早急な処置が必要になります

ステップ 3　看護問題（の特定）

●術後疼痛

ステップ 4　看護診断名

□ 急性疼痛（認知－知覚）
●持続期間が 6 か月より短く，重度の不快感（疼痛）が口頭で表明されるか，そのきざしが存在すること（タイプと部位を特定する：関節痛，腰背部痛，頸部痛，膝痛）
●類似看護診断は，慢性疼痛が挙げられる

ステップ 5　疼痛の看護診断の診断指標・関連因子の確認（★6）

◆診断指標
□ 生理的パラメータの変化
□ 食欲の変化
□ 発汗
□ 気を散らす行動
□ 言葉で伝達できない場合，標準的疼痛行動チェックリストによる疼痛が認められる
□ 表現行動
☑ 痛みの顔貌
□ 防御的行動
□ 絶望感
□ 焦点が狭まる
□ 痛みを和らげる体位調整
□ 防衛行動

□ 活動変化についての代理人からの報告
□ 疼痛行動についての代理人からの報告
□ 瞳孔散大
☑ 標準疼痛スケールで痛みの程度を訴える
□ 標準疼痛ツールで痛みの性質を訴える
□ 自己中心的（自己注目）
◆関連因子
□ 生物学的損傷要因
□ 化学薬品（物質）の不適切な使用
□ 物理的損傷要因

（T.ヘザー・ハードマン・他編，上鶴重美訳：NANDA-I 看護診断―定義と分類 2021-2023, 原書第 12 版. p560, 医学書院，2021. より一部改変）

★6：□は指標です。
☑は該当指標とします

★7
・評価しやすいような
　目標設定と誰が見て
　もわかるような計画
　を立案することが大
　切です
・疼痛は，早期の対処
　が必要です。そのた
　め，痛みの原因は何
　かについて早く把握
　する必要があります

●患者は腹会陰式直腸切断術＋ストーマ造設術を受けられて，術後1日目であることから，術後疼痛はピークの状態であると考える。痛みは主観的な情報であるため，なるべくスケールを使用してスコアの変化を観察していく必要性がある
●また，顔貌の様子，バイタルサインの数値など客観的データからの情報も参考にして看護計画を立案する必要がある

●目標
●長期目標
　術後疼痛が消失する
●短期目標
　くつろいだ表情で疼痛がNRSスコアで安静時・体動時共に0点である
●観察計画（O-P）
●患者の疼痛の有無と部位，随伴症状の有無と程度，持続時間
●バイタルサインの変化
●疼痛による行動制限の有無
●疼痛に対する非言語的表現（苦痛様顔貌の程度，疼痛部を保護する動き）
●言葉による疼痛の表現（安静時，深呼吸時，体動時）
●創部の発赤，腫脹の有無と程度
●ドレーンの位置，固定方法，流出状態，性状
●同一体位による圧迫部位の皮膚の状態
●検査データ（X線写真，WBC〈白血球数〉，CPR〈C反応性タンパク〉，ESR〈赤血球沈降速度〉など）
●ストレスや緊張，不安の有無，心理状態
●疼痛と睡眠時間の関係
●消化器症状（腹部膨満，腸蠕動，便秘，下痢，嘔気，嘔吐）
●間欠性跛行の有無，程度
●薬物耐性，依存，副作用の有無，薬剤使用前後の疼痛の変化
●食欲の状態
●ケア計画（T-P）
●疼痛の原因についてアセスメントする
●ペインコントロールを図る
●ペインスコアを用いて疼痛の程度をアセスメントする
●疼痛が強度にならないよう早期に鎮痛薬を使用する
●ケアや処置は疼痛が緩和しているときに行い，検査時などは事前に鎮痛薬を用いて疼痛を和らげておく
●咳嗽時や体動時はバストバンドや腹帯をきつめに巻いたり，手で圧迫したりする
●疼痛緩和時に離床や散歩を促す
●安楽な体位の工夫，体位変換，マッサージを行う
●気分転換を図り（テレビ，ラジオ，散歩など），家族と一緒の時間をもちリラックスさせる
●温罨法，冷罨法，湿布の貼用を行う
●不眠時は指示により眠剤を与薬する（昼夜逆転しないように注意）
●患者のそばにいて安心感を与え，訴えを受容する
●下肢から足趾にかけて保護，保温し，冷感の強いときは電気あんかなどで保温する
●歩行時，疼痛があれば車いすや歩行器を使用し移動する
●下肢に潰瘍や壊死がある場合は，ガーゼ保護を行う
●腹部温罨法，ガス抜き，指示の処置（浣腸など）を行う
　処置は運動療法の説明をする

●教育計画（E-P）
- 痛みを我慢しないでありのままを伝えるように説明する
- 痛みが強いときは鎮痛薬を追加できることを説明する
- 安楽な体位のとり方について説明する
- 鎮痛を図りながら離床することの必要性を説明する
- 咳嗽時や体動時は用手圧迫して痛みを和らげるような方法と必要性を説明する
- 内服薬，座薬，湿布薬について使用方法や効果について指導する
- 下肢から足趾にかけて保護，保温（靴下使用）の必要性について説明する
- 長時間の歩行や患肢に負担をかける歩行は避けるように説明する
- 痛みの原因について説明する
  四肢切断の場合は，徐々に幻肢痛が出現することを説明する

ステップ7　実施

- 観察計画，ケア計画，指導計画の内容を実施した

ステップ8　評価（★8）

- 目標にそった内容を評価した
  - 疼痛を伴う処置やケアの前に鎮痛薬，座薬，PCA（自己調節鎮痛法）などを用いて事前に疼痛緩和への支援を行えたかどうかを評価する。
- 短期目標，長期目標について評価した

Point
★8：実施した内容を評価することが大切です

●長期目標 ①「術後疼痛が消失する」について評価する ●短期目標 ②「くつろいだ表情で疼痛が NRS スコアで安静時・体動時共に0点である」について評価する	①長期目標については，術後疼痛が消失したため，達成終了とする ②短期目標については，安静時・体動時共にNRS スコアが0点であるため，達成終了とする

自己知覚－自己概念

内田宏美

 自己知覚－自己概念のアセスメントの目的と方法

1 自己知覚－自己概念のアセスメントの目的

自己知覚－自己概念とは，自己の情動，態度，能力，価値，ボディイメージ，アイデンティティなど，自己の存在についての意識・認識のことです。自己知覚－自己概念のアセスメントの目的は，患者の個人的・主観的な感情，考え，態度に焦点を当てて自己に対する認識を明らかにし，看護介入の必要性を判断し，看護診断を行うことです。

自己知覚－自己概念のアセスメントには次のような特徴があります。

❶自己の存在についての認識という患者自身の内面にあるものを扱うことから，アセスメントに用いるデータは主観的データである

❷客観的データを扱う場合のように，患者の反応を数値化したり客体化したりすることは不可能である

❸看護師は，患者の内面にあるものに焦点を当てて，患者の言語的・非言語的反応を観察し，患者の態度や言動を記述することによって可視化された情報をデータとして用いる

そのため，自己知覚－自己概念のアセスメントは，客観的事実による確定診断を行うというより，データ収集プロセスの適切性とデータ解釈の論理性をもとに，診断の妥当性を問うものになります。

つまり，適切なアセスメントにより的確に看護診断を行い，効果的な看護介入できるかは，患者への関心，患者とともにあるという態度・行動，対話により，患者の真実を紡ぎ出す力など，看護師のケアリング能力の影響を受けます。さらに，看護師の能力を発揮するための十分な時間や場が整っているかなど，ケア環境の影響を受けます。

したがって，自己知覚－自己概念のアセスメントの妥当性を高めるためには，その基盤として，看護師がしっかりと患者に向き合える環境を整備すること，個々の看護師のケアリングと論理的思考能力を向上させることが重要です。

2 自己知覚－自己概念の情報収集の内容

自己知覚－自己概念は，「気分状態」「自己概念」「自己知覚」の3つに分類されています。

1）気分状態

気分状態とは，個人の気分と情動の状態のことで，重要な情動的反応として，「不安」と「恐怖」があります。「恐怖」は，" 手術が怖い " のように，その人が認識できるものに焦点が当てられている感情です。それに対して「不安」は，自己に対する脅威に関する漠然とした感情で，原因は特定できなかったり，その人自

身にも分からなかったりするので，対処が難しいとされています。自己への脅威を感じてはいないか，漠然とした不穏な感情を抱いていないか，脅威への自覚が高まっていないかなどを観察します。

2) 自己概念

自己概念とは，自分の性格，身体的特徴，能力，価値など，自分で自分をとらえたときのイメージ，自己像のことです。自我に関する自己像（アイデンティティ）と身体に関する自己像（ボディイメージ）があり，いずれも，社会文化システムにおける成育歴の中で，他者の自分への評価を認識したり，文化的価値を内面化したりする経験の積み重ねの中で形成されていくものです。健康的な自己概念が形成されていると，自己の成長をより促進していきます。逆に，自己に対する歪んだ概念は，自己の価値を過小評価させます。ゴードンは，前者を【機能パターン】，後者を【機能不全パターン】としています。

自分をどう評価しているか，過大にもしくは過少に自己評価していないか，自己の価値を脅かしている状況に置かれていないか，自己の身体に否定的な感情を抱いていないか，手術などで身体の自己像が脅かされる状況にないか，自己同一性が保たれているか，アイデンティティが脅かされる状況にないか等々を情報収集して自己概念をアセスメントしていきます。

3) 自己知覚

自分の感情の状態に関する自覚のことです。社会的に孤立し，愛情に飢えている人は「孤独感」のリスク状態にあり，支援を必要としています。喪失による「絶望」や自分で自分をコントロールできないという「無力」な感情の自覚は，うつ状態や自殺のリスク状態である場合があり，強力な支援を必要とします。「孤独感」「絶望」「無力」などのネガティブな感情を抱いていないか，また，そのような感情を抱く要因になった離別などの喪失体験，病気，ひどい苦痛などを経験していないか等々の情報に着目して，アセスメントをしていきます。

③ 主観的（S）情報のポイント

自己知覚−自己概念に関する主観的（S）情報は，患者自身が自分の内面にあるものを，まさに「知覚」し，言語化して語ることによって看護師がキャッチできるものです。つまり，患者自身の知覚を促す看護師の適切な関わりがなければ，情報を得ることは難しいでしょう。看護師のコミュニケーション力，対話する能力，関係性を築く力が問われます。

［例］
* 「このところあまり眠れていないようですが，何か気がかりなことがおありでしょうか？」
* 「最近，食事が進んでいないようですが，どこか具合の悪いところでもあるのですか？」
* 「この頃，ぼんやりされているのを見かけます。何か気がかりでも？」
* 「以前はとてもはつらつとされていたのに，最近は，なんだか自信なさそうにされていて気になっています。心に引っかかることがあるのでしたら，私でよければお話しくださいませんか？」

④ 客観的（O）情報のポイント

自己知覚−自己概念で扱う客観的（O）情報のほとんどは，患者の態度や行動であり，これらを数値化するのは難しいことです。患者の態度や行動は，観察者である看護師が患者の反応を記述することで把握されます。つまり，看護師の主観をとおしてキャッチされる情報を客観的情報として扱うという特徴があります。

そのため，自己知覚−自己概念の客観的情報は，看護師の患者に対する関心，患者から発せられるさまざ

まなサインを意識的に観察する力，見抜く力，それを重要な情報だと認識する力によって，その質と量が左右されます。

[例]

- なんだかぼんやりしている姿を目にするが，がんを告知されたことと関係あるのではないか？
- 熟睡できていないようであるが，人工肛門を造設することと関係あるのではないか？
- 以前の活気がなく，肩を落としている姿をよく目にするが，自信を失うようなことがあったのか？

5 自己知覚−自己概念で考えられるアセスメント

ゴードンの分類に沿って，自己知覚−自己概念におけるアセスメントの内容を見ていきます。

1) 気分状態のアセスメント

気分状態の機能不全のパターンとして，「恐怖」「不安」があります。「不安」は，その程度により，予測される脅威に関連した自覚のレベルが高まっている「軽度不安」，自覚と選択的な注意のレベルが高まっている「中等度不安」，自覚が非常に高まり，注意が分散している「重度不安（パニック）」，および，将来の脅威を知覚し，その自覚が高まっている「予期不安（軽度・中等度・重度）」，死あるいは死ぬことに関連した「死の不安」に分けられます。

2) 自己概念のアセスメント

自己概念のアセスメントは，自己概念がうまく機能している【機能パターン】と，逆にうまく機能していない【機能不全パターン】に大別されます。【機能パターン】には，自己についての知覚が安寧で強化できる「自己概念促進準備状態」があり，自己成長を図る上での強みとしてアセスメントできます。【機能不全

パターン】としてアセスメントすべき内容としては，「自己尊重慢性的低下」「自己尊重状況的低下」「自己尊重状況的低下リスク状態」「ボディイメージ混乱」「自己同一性混乱」があります。

「自己尊重」のアセスメントは，自己と自己の能力について，長期的に継続して否定的な自己評価をしていないか，現状において否定的な知覚が現れていないか，また，そのような知覚を持つようになる危険因子が存在しないかをアセスメントしていきます。

「ボディイメージ混乱」は，自己や手術による身体の欠損などで，身体の特徴や機能，限界に対する否定的な感情や知覚を抱いていないかをアセスメントします。「自己同一性混乱」は，成長発達に伴う課題の乗り越えや，メンタルヘルスに関する治療などで，自己のアイデンティティに関する自覚が混乱した状態にないかをアセスメントしていきます。

3) 自己知覚のアセスメント

ゴードンのアセスメントパターンにおいては，看護が介入すべき自己知覚に関する状態として，孤独感，絶望，無力の3つの分野に着目するよう分類されています。ここから導き出されるアセスメントとして，「孤独感リスク状態」「絶望」「自殺リスク状態」「無力（重度・中等度・軽度）」「無力リスク状態」等があります。

6 NANDA-I の看護診断との関連

NANDA-I の看護診断では，ゴードンの自己知覚−自己概念パターンの分類が，複数の領域に分かれて分類されて診断名として整理されています。以下に，分類上の差異の概要を示しておきます。

ゴードンの「気分状態」の機能不全パターンの「恐怖」「不安」は，NANDA-I の看護診断では，領域9「コーピング／ストレス耐性」のコーピング反応に分類されています。

「自己概念」は，NANDA-I の看護診断では，領域6「自己知覚」としてまとめられ，「自己概念」「自尊感情」「ボディイメージ」に分類されています。

ゴードンの「自己知覚」の孤独感，絶望，無力の3つの分野は，NANDA-I看護診断分類では，それぞれ，領域9「コーピング／ストレス耐性」，領域11「安全／防御」，領域12「安楽」に分類されています。

このように，両者の分類に違いはありますが，患者が自己をどのように知覚し，ケアを必要としているかを見極めるという観点から，本質的な違いはありません。

1 ボディイメージ混乱の看護診断の定義

◆定義
　身体的自己に否定的な心象のある状態
◆診断指標
　□ 固有受容感覚の変化
　□ 社会参加の変化
　□ 自分の体を見ない
　□ 自分の体に触らない
　□ 自分を他者と常に比較する
　□ 抑うつ症状
　□ セクシュアリティについての懸念
　□ 他者の反応を恐れる
　□ 変化に心を奪われている
　□ 失った体の一部に心を奪われている
　□ 以前の外見ばかりを意識する
　□ 以前の機能ばかりを意識する
　□ 以前の体力（能力）ばかりを意識する
　□ 頻繁に自分の体重を量る
　□ 体の一部を隠す
　□ 自分の体の変化を観察する
　□ 体の一部に名前をつける
　□ 失った体の一部に名前をつける
　□ 機能していない体の一部を無視する
　□ 体の変化に対する非言語的反応
　□ 感じている体の変化に対する非言語的反応
　□ 体の一部の過度な露出
　□ 外見についての考え方の変化を反映した認識
　□ 変化の承認を拒む
　□ 人生の挫折感
　□ 社会（社交）不安
　□ 非人称代名詞で体の一部を言い表す
　□ 非人称代名詞で失った体の一部を言い表す
◆関連因子
　□ 身体意識（体の意識）
　□ 認知機能障害

　□ スピリチュアル信念と治療計画との対立
　□ 価値観と文化的規範との対立
　□ 体の機能への不信感
　□ 疾病再発への恐れ
　□ 自己効力感が低い
　□ 自尊感情が低い
　□ 肥満
　□ 残存肢の痛み
　□ 治療アウトカムの非現実的な認識
　□ 非現実的な自己期待
◆ハイリスク群
　□ がんサバイバー
　□ 体重の変化を感じている人
　□ 発達段階の移行状態にある人
　□ 思春期（年ごろ）の人
　□ 体の機能が変化した人
　□ 傷跡のある人
　□ ストーマのある人
　□ 女性
◆関連する状態
　□ むちゃ食い障害（過食性障害）
　□ 慢性疼痛
　□ 線維筋痛症
　□ ヒト免疫不全ウイルス（HIV）感染症
　□ 心理社会的機能障害
　□ 精神障害
　□ 外科手術（的処置）
　□ 治療計画
　□ 傷やけが

（T. ヘザー・ハードマン・他編，上鶴重美訳：NANDA-I 看護診断―定義と分類 2021-2023，原書第 12 版．pp338-339，医学書院，2021．より）

2 ボディイメージ混乱のアセスメントの視点 (★1・2)

S 情報 (例)	●体の一部を欠損する前の外見を重視する発言 ●失われた（る）身体機能を重視する発言 ●体の機能や構造が変化喪失する前の自分の力や強さを重視する発言 ●体の機能構造の変化や喪失に執着するような発言 ●体の一部が欠損したり，体の機能や構造を失ったりすることは「耐えがたい」，あるいは，「受け入れがたい」といった発言 ●重要他者や身近な人，接触する人などが，変化した自分の体を見てどう思うだろうか，変に思われないか，びっくりされないか等，他者の反応を恐れる発言 ●体の一部が欠損したり，身体機能の一部が失われたりしても，「他が大丈夫だから平気だ，何とかなる」「命が助かるだけでありがたい，命あってのものですから」のような，ことさらに残存する力を重視するような発言 ●「人間の価値は外見より中身だ」のような，ことさらに体に価値を置いていないことを強調するような発言 ●喪失した（する）体の部分に「〇〇ちゃん」と名前をつけて擬人化する発言 ●喪失した（する）体の部分を「それ」のように非人格化する発言
O 情報 (例)	●欠損もしくは変化するであろう体を凝視する態度行動 ●欠損もしくは変化するであろう体を過度に露出したり，他者に見せたりする態度行動 ●欠損した体，変化した体を見ようとしない態度行動 ●欠損した体，変化した体を隠す態度行動 ●欠損した体，変化した体に触ろうとしない態度行動 ●処置やリハビリテーションにおける拒否的な態度行動 ●他者と欠損した体変化した体について話題にすることを避ける態度行動 ●他者との交流を避けるような態度行動 ●不眠や食欲の低下，集中力の低下，活動性の低下，陰うつな表情，涙が出るなどのうつ的反応

Point
★1：アセスメントの視点として，情報項目を掲載しました。アセスメント項目（指標）にもなるところです

Point
★2：病気・外傷や治療が，体の構造・機能の変化や体の一部に欠損をもたらす状態にある場合，ボディイメージの混乱をきたす可能性があるため，診断指標に提示されている反応に着目して情報収集を行います

3 ボディイメージ混乱の事例展開

事例紹介

●左乳房および左腋窩リンパ節切除術を受けるために入院してきた患者Kさん
●ボディイメージの混乱を有している
●J看護師は，左乳房および左腋窩リンパ節切除術を受けるために入院してきた患者Kさんの情報を収集しました

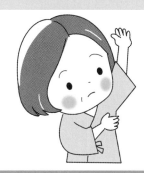

Point
★3：病歴・診察所見と機能的健康パターンにそって情報を収集していきます。乳がんで乳房切除術を受けるこの患者は，自己知覚−自己概念の変化が予測されることから，病気の受け止めについての語りや問診中の態度を注意深く観察する必要があります

第1段階：入院時の情報	●診断名

●診断名
●左乳がん，ステージⅡB期
●属性
●45歳，女性，高校の英語教師
●身長157cm，体重52kg
●現病歴
●職場の検診で左乳房の腫瘤を指摘され，当病院の乳腺外来を受診した
●外来での画像診断および腫瘤の試験穿刺による細胞診を行った結果，左乳房外則に直径3cmの腫瘍，左腋窩リンパ節転移を認めた。細胞診の結果は粘液がんであり，左乳房切除術および左腋窩リンパ節切除術の目的で入院となった。術後は外来で薬物療法の予定
●術前血液検査
●すべて正常値
●主訴・現在の症状
●腫瘤の痛みや違和感はない
●何となくだるい。寝つきが悪くなった
●食べてはいるが，食欲はない。この1か月で体重が2kg減った
●既往歴
●なし
●2回の出産以外，入院経験はない
●家族歴
●母方祖父：胃がん，母方祖母：子宮がん，父方祖父：高血圧，父方祖母：リウマチ
●父：高血圧，母：大腸ポリープ，兄弟は健在
●健康観
●栄養バランスに気を配り，適度な運動もして，これまで健康には気を配ってきた
●病気の受け止め
●血縁者に乳がんを患った人はなく，まさか自分が乳がんにかかるとは思ってもみなかったので，ただただ驚いている
●家族
●同業の夫（48歳），高校2年生の息子（17歳），中学3年生の娘（15歳）

Point
★4：患者の反応を重要なサインとしてとらえた貴重な場面です。看護師には，患者に関心を寄せ，患者の立場に立って，患者の気持ちを予知する能力が求められます。患者への関心を示し，対話を重ねて，患者の内面を理解していきます

第2段階：追加情報

　入院2日目，患者Kさんが沈んだ表情で，食事を半分以上残して下膳する姿を見かけたJ看護師は，さらに情報収集を進めることにしました（★4）。

J看護師：食事にあまり手をつけていないようですが……。

Kさん：なんだか，食欲が湧いてこなくて……。

J看護師：入院前も食欲がなくて，寝つきが悪くなったとおっしゃっていましたね。昨夜は，枕が変わって余計，寝つけなかったのではないかと気になっていました。

Kさん：ご心配をおかけしているとおりで，うつらうつらしていたら朝でした。
　　　　考えても仕方がないことだと割り切って入院してきたつもりなんですがね。
　　　　やっぱり手術のことがふと頭をよぎってしまって……。

J看護師：そうでしたか……どんなことが気がかりなのか，お話しいただけませんか。一緒に考えていけたらと思っていますので。

Kさん：こんなに気持ちが落ちこんでしまっていることに，自分自身が驚いています（割とさばさばした性格で，くよくよしたりなんて初めてで，自分に戸惑っている）。
　　　　麻酔で意識がなくなることや，切られることは，怖くないと言ったら嘘になるけど，それは医者に委ねるしかないことだから，言っても仕方がないこと。
　　　　ただ，本当におっぱいがなくなるっていうのが，実感がわかなくて。
　　　　本当に私のことなんだよねって，そこでフリーズしてしまう。

第2段階：追加情報 (つづき)	入院までは，お風呂で裸になっても，おっぱいを見ないようにしてきた。無意識なんですけどね。 昨日，入院してシャワーを浴びていたら，大きな鏡に全身が写ってて，なんか，見納めだなって思ってしまって。そうしたら，涙が止まらなくなって……（話しながら，涙が溢れる）。 そんなにおっぱいに執着したりすることって，今までなかったのにね。 これまで，自分の体や容姿にこだわったりする暇もなく毎日を過ごしてきたから，急におっぱいがなくなるって言われてもねぇ。 がんだってわかったときには，子どももこれからなのに，死ぬわけにはいかないって，そのことで頭がいっぱいで，左乳房全切除術って術式のことを意識するのなんて二の次だった。 外来で一緒に説明を聞いたダンナも，術式なんかより命の心配でしょっていう感じ。 2人の子どもはもう大きいので，病気のことはきっちり話してきました。そりゃあショックだったと思います。下の女の子のほうは「お母さん死なないで」って泣いていましたけどね。お母さんが病気と闘えるよう，家族で頑張るって言ってくれて。家族みんなが私の命のことを心配してくれていて，とても励まされています。 入院するまでは，「がん＝死」みたいなところで，頭がいっぱいだったんです。入院してみて，命のことは，もう，お医者さんに委ねるしかないし，考えても仕方のないことだと踏ん切りがついたというか。 入院してホッとしたせいなのかなあ。急に，おっぱいのことが気になりだしたというか。命，命って思って手術を受けて，明日麻酔から覚めたら，おっぱいのない別の体になっているっていうのがね。 何か，今の自分じゃなくなってしまうような気がして。 頭ではわかるんですよ。どんな体になっても，私は私だって。 でも，芯のところで，そう思えない私がいるっていうか。 これがみんな夢だったらいいのに。無理だってわかっていても，そう考えてしまうんですよ。

ステップ2　情報からアセスメントへ（★5）

情　報（例）	アセスメント（例）
①まさか自分が乳がんにかかるとは思ってもみなかった	①がんに罹患した現実をしっかり受け止められていない可能性
②食べてはいるが，食欲はない。この一月で体重が2kg減った。（入院後）なんだか，食欲が湧いてこなくて……	②がんであることについて考えると食欲はなく，食欲低下が考えられる
③何となくだるい。寝つきが悪くなった。（入院後）うつらうつらしていたら朝でした。やっぱり手術のことがふと頭をよぎってしまって……	③がんのこと，手術のことを考えたが，寝つきがよくなく，睡眠パターンの変化が考えられる
④こんなに気持ちが落ちこんでしまっていることに，自分自身が驚いています。割とさばさばした性格で，くよくよしたりなんて初めてで，自分に戸惑っている	④無力感 ▸▸不安の徴候がある 種々の反応から，軽度〜中等度の不安状態にあると思われ，今後の乳房切除術および術後のがん治療に伴い，うつ状態になるなど，不適応になる可能性もある。言語的非言語的反応に注意して，じっくり話を聞くなどの対応が必要である。

Point
★5：自己知覚－自己概念の情報のほとんどは主観的情報です。患者の語りやその時の態度等，患者の反応が何を意味するのか，1つひとつ吟味していきます

情 報（例）	アセスメント（例）
⑤本当におっぱいがなくなるっていうのが，実感が湧かなくて。本当に私のことなんだよねって，そこでフリーズしてしまう	⑤乳房喪失に対する予期的悲嘆
⑥入院までは，お風呂で裸になっても，おっぱいを見ないようにしていた。無意識なんですけどね	⑥あえて乳房を見ない
⑦昨日，入院してシャワーを浴びていたら，大きな鏡に全身が写ってて，なんか，見納めだなって思ってしまって。そうしたら，涙が止まらなくなって……（話しながら，涙が溢れる）	⑦自分の体を観察する行動 　喪失への執着 　無力感の表れ
⑧そんなにおっぱいに執着したりすることって，今までなかったのにね	⑧喪失への執着
⑨これまで，自分の体や容姿にこだわったりする暇もなく毎日を過ごしてきたから，急におっぱいがなくなるって言われてもね	⑨喪失への執着 ▸▸乳房を切除した自分をイメージし，絶望感を抱いている。また，それによりボディイメージの混乱をきたしている状態である。危機的状況と考えられ，積極的な見守り，傾聴と共感を基盤とした支援が必要である
⑩がんだってわかったときには，子どももこれからなのに，死ぬわけにはいかないって。そのことで頭がいっぱいで，左乳房全切除術って術式のことを意識するのなんて二の次だった	⑩さらなる希望を強く願う反応
⑪外来で一緒に説明を聞いたダンナも，術式なんかより命の心配でしょっていう感じ	⑪他者とのさらなるつながりを望む
⑫2人の子どもはもう大きいので，病気のこととはきっちり話してきました。そりゃあショックだったと思います。下の女の子のほうは「お母さん死なないで」って泣いていましたけどね。お母さんが病気と闘えるよう，家族で頑張るって言ってくれて。家族みんなが私の命のことを心配してくれていて，とても励まされています 　入院するまでは，「がん＝死」みたいなところで頭がいっぱいだったんです。入院してみて，命のことは，もう，お医者さんに委ねるしかないし，考えても仕方のないことだと踏ん切りがついたというか	⑫他者とのさらなるつながりとさらなる希望を強く願う反応 ▸▸乳房喪失を受け入れられない状況である反面，家族との強い絆に支えられて，生きることに強い希望を抱いている。今後，状況を受け入れ，適応し，新たな生活を構築していく際の大きな強みとなる
⑬入院してホッとしたせいなのかなあ。急に，おっぱいのことが気になりだしたというか。命，命って思って手術を受けて，明日麻酔から覚めたら，おっぱいのない別の体になっているっていうのがね	⑬あらためて自分の体を認識する
⑭何か，今の自分じゃなくなってしまうような気がして	⑭喪失への執着，無力感
⑮頭ではわかるんですよ。どんな体になっても，私は私だって。でも，芯のところで，そう思えない私がいるっていうか	⑮変化の受け入れ拒否 ▸▸自分の体の見方の変化

情　報（例）		（例）
⑯これがみんな夢だったらいいのに… てわかっていても，そう考えてし… よ		る複数の判断指

総合アセス…

- 患者Kさんは，ステージⅡB期の… を受けることが決まっている。Kこ… 理解しており，治療による左乳房の…
- 乳がんが見つかり，初めは死と結… ねることや，家族の支えを受け止め… それまでは命の問題の影で無意識に… ない気持ちにさいなまれ，明らかに…
- 乳房喪失を予期することにより，… ら，ケアが必要である。

パ節切除術 ついてよく している。 治療を委 しかし， たまれ とか

定価
2,970円
税10%

注文補充カード

貴店名

注文日　　月　　日

注文数　　　　冊

書名　看護診断の看護過程ガイド　ゴードンの機能的健康パターンに基づくアセスメント

出版社　中央法規出版　8058

著者　上野栄一，西田直子＝編集

定価　2,970円
（本体　2,700円）
（税10%）

9784805887486

ISBN978-4-8058-8748-6

C3047 ￥2700E

Point
★6：1つひとつ吟味してきた情報とアセスメントを俯瞰して，全体の文脈をとらえます。患者に起きていること，関連する要因，ケアの必要性に関する見解を整理し，記述します

ステップ3　看護問題（の抽出）

①乳房喪失に対して動揺している
②食欲および食事摂取量の低下，入眠
③ぼんやりしている，涙が出るなどの

ステップ4　看護診断名

☐ ボディイメージ混乱

ステップ5　ボディイメージ混乱の看護診断の診断指標・関連因子・ハイリスク群などの確認（★7）

◆診断指標
☐ 固有受容感覚の変化
☐ 社会参加の変化
☑ 自分の体を見ない
☐ 自分の体に触らない
☐ 自分を他者と常に比較する
☑ 抑うつ症状
☐ セクシュアリティについての懸念
☐ 他者の反応を恐れる
☑ 変化に心を奪われている
☑ 失った体の一部に心を奪われている
☐ 以前の外見ばかりを意識する
☐ 以前の機能ばかりを意識する
☐ 以前の体力（能力）ばかりを意識する
☐ 頻繁に自分の体重を量る
☐ 体の一部を隠す

☐ 自分の体の変化を観察する
☐ 体の一部に名前をつける
☐ 失った体の一部に名前をつける
☐ 機能していない体の一部を無視する
☑ 体の変化に対する非言語的反応
☑ 感じている体の変化に対する非言語的反応
☐ 体の一部の過度な露出
☑ 外見についての考え方の変化を反映した認識
☑ 変化の承認を拒む
☐ 人生の挫折感
☐ 社会（社交）不安
☐ 非人称代名詞で体の一部を言い表す
☐ 非人称代名詞で失った体の一部を言い表す

Point
★7：情報収集・アセスメントから導き出した看護診断の妥当性について，診断指標に沿って点検し，看護診断を確定します

◆関連因子	□ 体の機能が変化した人
☑ 身体意識（体の意識）	☑ 傷跡のある人
□ 認知機能障害	□ ストーマのある人
□ スピリチュアル信念と治療計画との対立	☑ 女性
□ 価値観と文化的規範との対立	◆関連する状態
□ 体の機能への不信感	□ むちゃ食い障害（過食性障害）
□ 疾病再発への恐れ	□ 慢性疼痛
□ 自己効力感が低い	□ 線維筋痛症
□ 自尊感情が低い	□ ヒト免疫不全ウイルス（HIV）感染症
□ 肥満	□ 心理社会的機能障害
□ 残存肢の痛み	□ 精神障害
□ 治療アウトカムの非現実的な認識	☑ 外科手術（的処置）
□ 非現実的な自己期待	□ 治療計画
◆ハイリスク群	□ 傷やけが
□ がんサバイバー	
□ 体重の変化を感じている人	（T.ヘザー・ハードマン・他編，上鶴重美訳：NANDA-I
□ 発達段階の移行状態にある人	看護診断—定義と分類 2021-2023，原書第 12 版.
□ 思春期（年ごろ）の人	pp338-339，医学書院，2021．より一部改変）

ステップ6　ボディイメージ混乱の看護計画（★8）

Point

★8：看護師は，患者がボディイメージの変化を受容し，適応していくのを支援することに焦点を当てます。患者の課題の変化を想定して，短期目標（術前・術後）と長期目標に沿って看護を計画していきます

- 患者 K さんはステージ II B 期の乳がん患者で，明日，左乳房切除術および左腋窩リンパ節切除術を受ける予定であるが，乳房喪失に関連してボディイメージ混乱をきたし，予期的悲嘆の状態にある。術後においては，現実の乳房喪失に向き合うことを余儀なくされることから，次の看護計画を立てた
- 目標
- 長期目標
  ①夫や家族と創の回復状態や乳房切除後の補正について話題にできる
  ②外来で実施予定の薬物療法の副作用による身体機能・構造の変化（脱毛等）に対して，混乱することなく，医師や看護師等のサポートを受けて主体的に対処できる
- 短期目標
  【術前】乳房をしっかり見て手術に臨むことができる
  【術後】
  ①術後 2 ～ 3 日までに，創処置の際に創部を直視する
  ②医師や看護師と自然に傷の状態に関する会話ができる
  ③創部へのサージカルテープの貼付を主体的に行える
  ④看護師と補正ブラジャーや人工乳房の選定についてフランクに話し合う
- 短期目標に対する観察計画（O-P）
- 精神的に落ち着いているか（睡眠，食欲，集中力等）
- 創の治癒状態に関心を示すか
- 創に関する話題に自然に参入できているか
- 創を見ることに抵抗はないか
- 創部のケアに参画することに抵抗はないか
- 補正ブラジャーや人工乳房の選定など，喪失した乳房の補正に主体的積極的に取り組めているか
- 夫や娘と乳房の補正について，無理なく自然に話題にできているか
- 脱毛等，新たなボディイメージの変化に対処できているか

●短期目標に対するケア計画 (T-P)

【術前】
- 傾聴と共感を示し，混乱した気持ちを吐露することを助け，ありのままを受容する
- 「乳房を切除しようがしまいが，K さんは K さんである」というメッセージを発する
- 夫と話せる機会があれば，K さんには夫のサポートが重要であることを伝える

【術後】
- 術後の創ケアの際には，自然なかたちで，しかし，積極的に創の治癒状態を伝えて，回復を喜び合える状況を作る
- 創についての会話ができるようになり，創部を凝視できるようになったら，鏡に創部を映しながらサージカルテープの貼付を一緒にやってみる
- 上記ができるようになったら，退院に向けて補正ブラジャーや人工乳房の準備をしていくことを提案し，相談に乗る

●短期目標に対する教育計画 (E-P)

【術後】
- サージカルテープ貼付のコツを示しながら患者自身に貼ってもらう
- 補正ブラジャーや人工乳房の見本を提示するだけでなく，インターネットを用いての検索など，自分で納得できる製品の探し方を教授する

ステップ7　実施

計画にそって，以下を実施した（★9）。

【術前】
- ベッドサイドで，吐露されることに共感しながら，じっくりと話を聞いた
- 教員としてキャリアを築いてきたこと，2 人の子どもをしっかり育ててこられたことに敬意を表し，それは病気や手術によって損なわれることはないことを伝えた
- 手術当日，待機していた夫に K さんの状況とサポートの必要性を伝えた

【術後】
- 術直後から，創出血や滲出液の状態など，創部の観察をするたびに，創状態の詳細を説明するようにした
- 手術翌日の回診のときには，主治医からも詳細な説明をしてもらった
- 術後 3 日目にドレーン抜去となり，全身シャワー浴が可能になったタイミングで，サージカルテープの貼付をナースと一緒にやってみた
- 創部を見たり触ったりすることに抵抗がないことを確認して，認定看護師に補正ブラジャーや人工乳房の選定について介入してもらった

Point
★9：看護は計画に沿って実施しますが，単なる処置の実施ではなく，ケアリング，すなわち，患者に関心を示し，患者の心情を推し量りながら，患者に寄り添って進めることが重要です

ステップ8　評価

目標にそって，以下のように評価を行った（★10）。

【術前】 ●乳房をしっかり見て手術に臨むことができる	▶▶手術当日，術衣に着替えるとき，洗面台の鏡に映る姿を直視して，大きくうなずいて手術室に向かわれたことから，目標は達成されたと評価する
【術後】 ●術後 2 ～ 3 日までに，創処置の際に創部を直視する	▶▶手術直後から，創部の状態に関心を示し，創処置の際にも目をそらせることなく創部をのぞき込むような態度が見られた

Point
★10：患者の態度や言動とその推移から，目標を達成し，ボディイメージの混乱を乗り越えているかを評価します。もし，乗り越えられていないとしたら，看護師のアセスメントや介入が適切であったかを再吟味します

	● 医師や看護師と自然に傷の状態に関する会話ができる ● 創部へのサージカルテープの貼付を主体的に行える ● 看護師と補正ブラジャーや人工乳房の選定についてフランクに話し合う	・術後3日目には，サージカルテープの貼付にもチャレンジするなど，創部のケアに積極的主体的に参画していた ・補正ブラジャーや人工乳房の選定にも積極的であった ・また，術直後は陰うつな表情で食事も進まない様子であったが，創部に向き合うのと並行して表情が明るくなっていった ・以上より，短期目標は達成され，現時点ではボディイメージの混乱から脱却できたと判断する ・ただし，退院の時点では長期目標の確認はできていないことから，外来でのフォローを継続する必要がある

（参考）一時的な看護問題リスト

	● 自己尊重状況的低下リスク状態：この看護診断は，現在の状況に対応して自己評価の否定的な知覚が生じる危険がある状態と定義されているものですが，危険因子の1つに「ボディイメージの混乱」があることから，注意深い観察と見守りが必要と考えられる

[引用文献]
1）T. ヘザー・ハードマン・他編，上鶴重美訳：NANDA-I 看護診断―定義と分類 2021-2023，原書第12版. 医学書院，2021.
2）マージョリー・ゴードン著，上鶴重美訳：アセスメント覚書―ゴードン帰納的健康パターンと看護診断. 医学書院，2019.
[参考文献]
1）マージョリー・ゴードン，江川隆子監訳：ゴードン博士の看護診断アセスメント指針―よくわかる機能的健康パターン，第2版. 照林社，2019.
2）江川隆子編：ゴードンの機能的健康パターンに基づく看護過程と看護診断，第5版. ヌーヴェルヒロカワ，2016.
3）C. L. クラインク，島津一夫監訳：自己知覚―自覚の心理学，誠信書房，1984.
4）W. ゴーマン，村山久美子訳：ボディ・イメージ―心の目でみるからだと脳，誠信書房，1986.

8 役割－関係

本田裕美

A 役割－関係のアセスメントの目的と方法

役割－関係の アセスメントの目的

1) 役割－関係のアセスメントとは

　人は，命を授かったときから母と子，長男・長女・兄弟姉妹など，はじめに「家族」という単位の社会に所属します。そこには，子ども・親・男女・兄弟としての立場と地位が生まれます。そして，成長とともに，小学生～大学生，医師や看護師など，自らが選択した立場や地位を獲得し，かかわる社会は広がっていきます。このように，人は，多様な立場と地位を獲得しながら，それを「役割」として自分や周囲から期待され求められながら，日常を生きているのです。人と人が織りなす立場や地位の間には，たとえば「親は子どもを愛すべき・養育すべき」など，暗黙の認識や考え，習慣や風土，法律も含んだ「規範やルール」によって，関係が決まったり決められたりが生じてくるのです。

　日常からみると「役割」とは，人と人とが織りなす社会の間に生まれる立場や地位であり，その期待を含んだものといえるでしょう。そして「関係」とは，その役割を期待どおりに「実行する・しない」により，その人とその人を囲む人々の間に感情的な反応を生み出し，お互いの間柄を良くも悪くも定めるもの，としてとらえることができます。

　看護の対象者が健康を損ねたとき，その人の日常に

おいて期待される行動ができないと，それまで当たり前に存在していたその人の地位や立場を脅かすことにつながります。また，新しい役割を期待されているときなどは，発達的危機としての人生の出来事でもあるため，その人自身もその人の周りにもさまざまな葛藤や苦悩が生じることが考えられます。関係性においても，期待されている行動ができないときは，人と人との間柄にある感情や認識にも影響が起こり，それまでの関係も不安定になることが考えられるのです。

　ゴードン（Gordon M）の「役割－関係パターン」の定義では，患者の役割への関与の仕方と，それを取り巻く人間関係についてのパターンとしています。そのアセスメントでは，看護の対象者が，どのような地位や立場にあるのか，また，その人が生まれた場所の環境や風土や風習も含めた「規範」として期待されていること，期待をどのようにとり行えているかを解釈し，その人やその人の周りにいる人との関係性を解き明かしていくことが重要なのです。

　ゴードンの役割－関係パターンのアセスメントの目的は，看護の対象者が，個人，家族，集団を含んだその人が生活している社会に存在する立場・地位から，「役割」がいくつ存在しているかを確認し，その役割ごとの期待の内容を確認し，実際の振る舞いを確認し，周囲との関係性を確認することが重要で，アセスメントの結果として，病や障害の影響を受けながら対象者が建設的な日常へ戻り，生活を続けることができるように導く看護を提供するために行います。

　例を挙げると，看護学生で妻でもあり母でもある人が病気で入院したとしましょう。その人は，頑張って

獲得した地位＝「看護学生」という役割をあきらめなければならないかもしれません。「母」と学生である役割の両立ができなくなることを，その人も周囲の人も残念に思うかもしれませんが，学生としての役割はできなくても，母である立場や役割が変わることはありません。ただし，子どもを十分にかわいがれない・愛情を届けられないとき，親子の間の関係には変化が起こる可能性があります。今まで安定していた親子の関係を揺るがすかもしれません。看護における「役割－関係のアセスメント」は，集団としてまたは個として，期待されている内容を理解し・期待されたごとく振る舞い，実際の行動の遂行状況を情報収集し，その人の家族，あるいはその人を囲む人々の間にある関係性やその変化について情報収集し，健康上の課題・問題をとらえて，これらの情報から計画として役割への期待の調整や遂行の調整，関係性の調整が大切な看護の介入になっていくのです。

役割－関係のパターンでは，役割の考え方と関係の考え方，この2つの考え方につながる概念用語を解説し，理論を紹介し，看護診断へのアセスメントの理解を手助けできるように述べていきたいと思います。

2) 役割についてのアセスメントへ活用できる理論

役割－関係のアセスメントは，社会学や心理学を基礎とする知識を含んだ理論が存在しています。そのなかでも，看護介入を行う際に役立つ理論やモデルがあります。ここでは，その代表的なものを紹介します。

(1) 言葉の意味を知る：「役割理論」をベースに「規範」「期待」「取得」「遂行」の解説

役割とは何か，と一言で表すと，「人の社会において規定されるようなこと・状況において期待される内容，を振る舞い，活動すること」になります。国や文化の違いで影響はありますが，**人が2人以上になると，挨拶をするのは，目下の人から目上の人へなど暗黙のルールや規定のような「規範」が存在し，何かしらの「期待」が生まれてきます。また，女の子として**誕生すると，世間の人は，女の子としての振る舞いを，**服装などもそのイメージで，言葉遣いなどもそのよう**

に振る舞うことを期待します。これを「役割期待」といいます。そして「規範」や「役割期待」に応じた内容を身につけて取得することを「役割取得」といいます。身につけた「規範」と「役割期待」をもとに，その人が行動することを「役割遂行」といいます。たとえば，日常のなかで母親として毎日子どもを学校に送り出すまでの家事全般や振る舞い方を獲得「役割取得」しても，病気で入院すると，病院の規則や回復のための安静が優先され，母親として期待された行動はできなくなります。つまり，母としての「役割遂行」は果たせないことになります。子どもにとっても，毎日母親が学校へ送り出してもらう時間がないことは，ふだん意識していなくても，いつもの期待どおりの母親との日常がないため，心に変化が起こり母との関係が変化してしまうかもしれません。役割－関係では，私たちが「特に意識せず，当たり前のように存在する事柄や関係」の構造を読み解く力が必要なのです。そのためには，日常の構造を説明する力が求められます。身の上話として「大変だな～」と思うような内容を，「理論」（知識）の力を使い説明できなければ客観的なアセスメントにならないという難しさがあります。役割－関係のアセスメントパターンでは，社会学や心理学をベースにした言葉の意味を少しでも知ることは大切なのです。

(2) 人が存在する「場」や生活する「場」の影響

国が違えばその国の文化に存在する振る舞いが期待され，地方が違えばその地方の特徴に影響されるなど，役割とは，その人の国・生まれた場所・生活する地域の影響を含む「規範」による「期待」が存在します。役割とは，人が生きて生活する「場」つまり社会に存在しているものなので，その場の文化や地域の影響を受けていることになります。

例を挙げると，外来の看護師であれば，所属の病院の接遇や組織の「規定」による振る舞いが「規範」として期待され，さらに「外来」という場で働くことから，丁寧な言葉遣いや対応のみならず短時間で応答するなどの「役割取得」「役割期待」があるでしょう。手術部門の看護師は，組織の規定に加えて，「手術」の場で働くので，緊張を和らげる・正確で専門的な手洗い・消毒方法の介助・専用器具の扱い方などの行動や振る

舞いを期待され，「役割取得」「役割期待」として求められるでしょう。同じ看護師でも，「置かれた場」が違うとその場の影響を受けて「規範」も「役割取得」も「役割期待」も異なるという特徴があるため，「夫」「教師」「看護師」と抱いたイメージだけで役割をアセスメントしてしまうことは，正確かつその人を理解するうえで客観性を失うので気をつけましょう。

(3) もっと，詳しく，「役割取得」と「役割遂行」の特徴をとらえよう：サンクションについて

役割の規範や期待を取得することを「役割取得」といい，その人が役割取得を完全に取得しても不完全であった場合においても，役割として行動することを「役割遂行」といいます。

人が何らの役割として行動すると，そこには，人と人の間に期待のやり取りが生じるため，良くも悪くも感情を含んだ「関係」が作られることになります。その人の「役割取得」と「役割期待」が，周囲と一致するものに近い（同調）とプラスとしてみなされ，一致するものに遠い（逸脱）とマイナスとみなされるという特徴があります。期待に対する相手の反応を「サンクション」と呼び，人が期待どおりの行動を起こすと肯定的に受け止められ＝「報酬」を得ることにつながり，期待どおりに行動できないときには否定的に受け止められ＝無報酬や罰や脅威をもたらすことになります。これを「サンクション」と呼び，役割には周囲の期待からずれると，罰を与えられるような考えが含まれるという特徴があるのです。役割取得や役割遂行がうまくかみ合っていないときには，否定的なものの見方が存在することを念頭に置き，アセスメントする対象者へ影響が及んでいないか，客観的にみる視点も大切です。

褒められるなどの報酬が得られれば，人はよりいっそう役割の取得や遂行に励むようになり，報酬が得られなければ，モチベーションをなくしたり，あるいは阻害されないように必死になります。サンクションの視点をもつと，「役割取得」と「役割遂行」の間には，プラスの面とマイナス面を決定する価値も存在するという特徴があり，その人へ少なからず影響を与えているということがわかります。

(4) 役割が「できる・できない」の決めつけをしないために：表出的行動・手段的行動について

役割－関係のアセスメントでは，どのような情報を得て，どう判断したらよいのでしょうか。患者さんで考えてみましょう。

内服薬を指示どおりに服用しているけど，糖尿病の指導には少しも乗り気でないケースもよくあります。このようなときには，何をどのようにアセスメントにつなげるのがよいのでしょうか。良い患者だとか，悪い患者だとか，理解してないからだめだとか，そのような判断で終わってしまいがちです。前述のサンクションの影響で，看護職者として患者さんを「内服はできるけど患者としてはだめ」というような見解は危険です。

そこで，ここでは人の役割について，期待されている役割を現実に実行する「役割遂行」の考え方を紹介します。人がある役割をとると，行動として現れる「手段的（道具的）行動」と，人の内面の反応「表出的行動」の2つが存在します。

具体的には，「薬，飲めばいいんでしょ」と自分の考えや感情を表す行動を「表出的行動」といい，実際の役割の要件を満たす行動を「指示のとおりに服用する」「手段的（道具的）行動」といいます。大学生がレポートを提出するとき，「いやだ，やりたくない，こんなの意味あるの？」と自分の感情や考えを抱く「表出的行動」が存在しても，単位を取るためにはレポートを作成して提出する「手段的行動」があります。大学生として，立派な心もちで（表出的），素晴らしい期待どおりのレポート（手段的）を書くことができたら，「大学生としての役割」は，内面も実際の行動も，期待されたとおりに「役割が遂行」された，と判断できます。

このように，役割の遂行状況をアセスメントするときには，役割についての考えや感情を表すもの，実際に役割の要件を満たすもの，という視点でアセスメントすると，対象者のことを理解するうえで，役立つことにつながるでしょう。

(5) 役割の種類や数，役割の始まりと終わりとは：1次的・2次的・3次的役割について

人の役割とは，いくつあるのでしょうか？　たとえ

ば，かぜで受診した患者が1週間後に忘れ物をとりに病院に来ましたが，すっかりお元気でした。この場合，受診で来たときは，患者には「患者としての役割」があり，看護師にも患者に対して「看護師としての役割」があることは明白です。では，後に忘れ物をとりに来たとき，このときも「患者さん」なのでしょうか？いつから役割が始まり，いつまでその役割は続くのか・終わるのか，の考え方について解説したいと思います。

女性であれば女性しての役割を，男性であれば男性として（近年では多様性が重じられますが），長男や長女など，生まれ落ちたときから始まり，変わらない役割を「一次的役割」といいます。一次的役割とは，年齢，性別など，その人の人生の行動の大半を決定する特徴があります。

人が成長発達を続けると，発達段階に伴う課題が生じます。たとえば，小学生という役割は6年間続き，社会のなかでその人の生活や行動に影響を及ぼします。これを「二次的役割」といい，発達や成長に伴い獲得された地位であり，その時々の特定の役割遂行を要求される特徴があります。小学生らしくとか，中学生らしくとか，高校生らしくなど，成長に合わせて始まりと終わりがありますが，夫や妻・父親や母親になるなど，なかには成長発達に伴い獲得したらそのまま続く役割もあります。妻や母親などの役割は，獲得したら一次的役割ともみなされますが，二次的役割は「遂行状況」を要求する視点が強いため，離婚などで役割遂行が要求されなくなると，妻としては役割遂行を求められなくなり終了するが，離婚後も母親としては，親の役割を要求されるというように，状況が変化してもずっと続くという特徴も含んでいます。

さらに「三次的役割」とは，その人が選択した一時的な役割を指します。任期のある掃除当番やPTA（parent-teacher association）の集金係など，一時的に周囲の期待や要求に応えるという特徴があり，一次的役割や二次的役割ほど続くものではありません。

一次的役割には獲得したらずっと続くという特徴があり，二次的役割には獲得したらその役割遂行を大き

く要求されるという特徴が，三次的役割には始まりと終わりがはっきりしているという特徴があります。このような特徴を踏まえてみると，かぜで受診したときには「患者」でも，次に忘れ物をとりに病院に来たときは「患者」ではない，と考えることができます。

(6) 期待どおりに振る舞えるようになる：「役割モデル」について

看護師として振る舞うには，目標とする先輩などの姿を目指してその人の行動を学習することで，「役割取得」し「役割遂行」ができるよう行動します。このような先輩看護師のことを「役割モデル」といいます。

新しい役割を獲得するときは特に，その社会のなかで自分の地位や立場を考え，期待どおりに振る舞い，自分自身が脅かされないように，このような「役割モデル」を活用していることがあります。指導をする立場の看護師は，役割の取得や遂行への手がかりを示し，後輩看護師が成長するように働きかけます。ただし，役割モデルは，健全なものであればよいのですが，ネガティブな風習や風土や文化による影響（サンクションのことを考えましょう）があると，役割の取得や遂行への手がかりを示されても，うまくいかずに苦しむという現象を起こすことがあります。また，役割モデルがいないことで，役割取得＝どのように振る舞うことがよいのか，それをどう行動に移してよいのか，わからないという現象もみられることがあります。

ふだん，何気なく「役割」という言葉を使っていますが，社会学を基礎とする「役割理論」のなかの用語を理解すると，対象者の何を情報としてとらえ，対象者に何が起こっているのか，どうしてそれは起こるのかと，分析的・客観的に考え，整理するアセスメントへつながり，看護として何をすべきかと介入へとつながっていきます。表1に，その用語の一部をまとめてみました。しかし，まだたくさんの社会学を基盤とした用語があります。役割-関係パターンに関連した「看護診断」はまだまだ発展途上なので，解説している筆者自身も学習中です。表では指標によく出てくるものを抜粋してはいますが，これを機に基盤となる学習を深めることが重要です。

表1 役割理論における用語の概要

用　語	概　要
役割	その人の存在する社会のなかでの基準やルールに準じて，振る舞い，行動すること
役割規範	その人の存在する社会のなかの基準やルール：暗黙の内容も含む
役割期待	その人のかかわっている社会において規範など含み期待されていること・内容
役割取得	その人の周りにある社会の規範に準じたこと・内容を身につけること
役割遂行	その人が社会の規範として身につけた役割を実行すること
役割緊張	その人が求められているの多さや多様性によりそれぞれの役割に緊張が生じている様
役割距離	その人が求められている役割を振る舞うことに，消極的または嫌気が差しているような様
役割葛藤	役割内葛藤：その人の１つの役割のなかで，何が優先など役割期待に対して葛藤があること 役割間葛藤：その人の役割が複数あり，葛藤すること
役割モデル	役割の取得や役割の遂行において，お手本となる，行動・技術・考え方の模範を示す人物

（文献１～３を参考に作成）

3）人の関係性についてのアセスメントに活用できる：理論やモデル

　看護においては，看護の対象者が生きていくうえで関わりある人との関係性に着目し，心理社会的な健康上の課題・問題を抽出する目的でアセスメントを行います。ここでは，人はどうして，人と関係を結ぶことができるのかについて，成長から考える視点と行動や言葉のやり取りなどの実際の行動をみる視点に立ち，アセスメントとして利活用できる理論や概念を解説します。

（1）人との関係を執り行える成長の段階：相互依存について

　人は生まれたときからある程度成長するまでの間は，身も心も誰かにほとんどを委ねて依存しなければ生きていけない時期があります。徐々にその依存を解き，自分のことは自分で引き受ける力をつけ，課題の解決に向けての方法を身につけるなど，経験や学習を重ねて成長していきます。そのなかでも，愛情や友情などの心の成長に伴い，お互いを支えることができる関係のことを「相互作用関係」（セルマン）[4]といいます。

　これは，発達段階と密に関係していることが知られています。

　相互依存関係について，表２に連想しやすいように具体例を加えまとめてみました。

　特に，愛する能力には「依存と自律の経験と成長」が大きく関係していると述べられています[4]。愛する

ことが一方的で，相手への尊重がない，または愛情を受け取ってもらえないと，人と人との間の関係性において，そこには不都合さやゆがみなどの課題が生じることになってしまいます。

　相互作用の関係とは，当人と他者との間において，尊重し，愛し合い，価値を認め合う・受け入れる，というお互いの心にお互いが作用し合うことを示しており，その関係性についてアセスメントすることになります。

　看護においても，特に家族の関係性をアセスメントするときには，このような相互依存の考えを用いることで，家族のなかの誰がどのような段階にいるのか，などをみることができます。

　そこから，さらに家族としての成長を予測し，停滞している場合，現状の分析などに活用・応用できるでしょう。

（2）人との関係：愛情のやり取りはどのように行われているか；受容行動・寄与行動について

　人は人と関係を結ぶとき，身につけた相互依存の発達スキルを使います。アセスメントを行う際には，まず，情報を得なければなりません。役割－関係のパターンでは，情報収集したものの，それをどのように扱えばいいのだろう？　と悩むことが多いでしょう。ここでは，人と人の間の関係性の情報収集とその後の分析に役立つ考え方を解説したいと思います。

　親と子の間には，親が身につけている相互依存のスキルがあり，子どもが身につけた（本能的反応も含み

表2　相互依存関係の段階と具体例

0の段階	●自他を区別できない ●乳児期など自分と他人の認識やプライベートゾーンの認識もない
第一段階	●一方的援助が中心で，他者との取り決めなど協調できない ●たとえば，排便や排泄で不快さがあるとき，親や大人の世話が必要，トイレの自立や使い方は知らない等
第二段階	●自分が中心で都合に合わせて取り決め協力する ●たとえば，幼児期などのごっこ遊びなどで，お姫さまや王子さま，戦隊ヒーローをみんながやりたがる光景
第三段階	●相互に分かち合うことができる ●たとえば，転んで傷を負った経験，失恋の経験など他者に対しても思いをはせることができる等
第四段階	●他者のニードに配慮しながらお互い頼り合う自律するなど，バランスのよい間柄で依存ができる ●たとえば，失恋のつらさを乗り越えるために話を聞くが，解決はその人自身にあるので時に励まし，時に知った激励しながら見守るなど，相手の心を思いやりながら無理なことを求めたり求められたりしないように，尊敬や愛情の気持ちを調整できる等

(Selman RL：The Growth of interpersonal understanding：Developmental and clinical analyses. Academic Press, 1980. および Fromm E：The art of loving. George Allen & Unwin, 1956. より愛情や友情の関係に関する考えをもとに筆者作成)

ます）相互依存のスキルがあります。子どもから，笑顔や喃語で話しかけられると，親には「子どもを愛おしいと思う感情」が沸き起こります。これは親にとって子どもからの笑顔や喃語の反応を受け取る＝愛情の関係を受け取るということであり，これを「受容行動」と呼びます。そして，この受容行動によって親は愛情を感じるため，「子の世話を行う行動」を起こします。これを「寄与行動」と呼びます。これを子どもの側からみると，お世話をしてくれたので快い感情などが生じて（親の寄与行動の受け取りが子の受容行動へとつながる），親へ笑顔と喃語で語りかける（子の寄与行動になる）となりますが，あくまでも子どもはまだ発達途上の段階（前述の相互依存の発達による「第一段階」に近い，一方的な依存しか応答できない段階）であるため，お世話が不快であれば泣いて怒りを表すという反応を示すかもしれません。

もし，親が相互依存の発達上，自分の都合を優先する段階までしか成長していなかったとすると，子どもへ見返りを求め始めるかもしれません。子どもが笑顔や喃語で応答してくれなければ，子どもは何もしてくれない・かわいくない・お世話するだけ損だ，と認識してしまう可能性があります。愛情を受け取り与える行動は，相互依存の発達と大きく関係しているのです。看護の対象者が，家族，または家族に類似した関係の

ときは，受容行動と寄与行動は，誰から誰に愛情や依存の関係が作用しているのか，あるいは一方的な作用なのかを観察することで，関係性のアセスメントへとつながります。

（3）人との関係：愛情の関係の定義や分類；家族の定義，重要他者，キーパーソンについて

家族とは，遺伝的なつながりによる関係だけでなく，婚姻関係（同性婚の場合も含む）などによって構成されるもので，近年では多様な変化を遂げています。家族看護学や近年の社会学的立場での家族とは，「感情や情緒的につながり，愛情のやり取りが相互に行われる関係」と表されています。つまり，同居や血縁関係のみならず，ペットも含めて愛情のやり取りが存在すれば「家族」であるという解釈になります。しかしながら，ペットはヒトでないため，それを区別するために，愛情の対象として重要な存在のことを「重要他者」という概念を用いて表します。看護診断のなかでも区別して取り扱われています。「キーパーソン」という言葉も看護においては，治療や療養に携わる重要な人物と位置づけているため，患者の意思決定の代弁者という概念で用いられます。ただし，重要他者は，ヒトだけでないもの（生命体でなくてもよい，たとえば，子どもにとってのぬいぐるみなど）も含みますが，キーパーソンは必ず「人物」ということになります（図1）。

ペットのイヌ
「散歩だけでなくうれしそうに私に接してくれるのです。本当にかわいくて」

子どものぬいぐるみ
「いつも抱きしめて顔を近づけたりなでたりします」

- イヌやぬいぐるみは「重要他者」
- 大切な存在として、愛情のやり取りや温かい感情が存在。人でないこともある

「一人暮らしです。ふだんはあまり行き来はないですけど、今回の入院では義姉にいろいろ頼んでいます」

「離れていますが、パートナーがいます。苦楽を共にし、お互いを支え合ってます」

- 「義姉」は「キーパーソン」
  - ▶▶治療において重要な人物だが、「重要他者ではない」
- 「パートナー」は「重要他者」
  - ▶▶愛情のやり取りが存在するが、キーパーソンになり得ないことがある
- ※パートナーは、法的な立場で、パートナーと認められていない場合があるので注意が必要です。

図1　重要他者とキーパーソンの違い

4) 家族について：アセスメントを展開するための理論

　役割のなかには、集団での役割もあります。看護では「家族」という集団の役割も対象とし、看護の提供を行っていきますが、「カルガリー家族看護モデル」「家族発達理論」「家族システム理論」「家族セルフケア理論」など、いくつかの理論が存在しています。いずれも、家族の構造・発達・機能について触れており、家族としての全体が健全に向かうことを目的にアセスメントを行います。これらの理論は、前述の心理社会学をベースにした役割−関係の用語の概念を参考にすると読み解きやすいでしょう。

5) 役割−関係のアセスメントで大切な看護の姿勢：事実をそのまま眺めてみる・自分の考えや感情に気づく

　役割−関係の情報収集やアセスメントでは、「ありのまま、そのまま、対象が感じていること、考えていること」をとらえることが重要になります。アセスメントをする私たちが、「ペットだから家族じゃない、とか、母親はこうあるべきだ」などの価値観をもちこんだまま対象者をみてしまうと、正確な情報やアセスメントにつながらない事態を招いてしまいます。これも、前述した「私たちのなかにあるサンクション」からくる影響といえます。

　看護の対象者にインタビューをするとき、「誰に、どのようなことを、いつ期待され、実行したのか・しようとしているのか」を冷静に聞き取ろうとする姿勢が大切です。インタビューでは、必ず自身の考えや感情が相手に影響を与えることを意識する必要があります。インタビューの言葉の投げ方によっては、予想もしない強い否認や抵抗が返ってくることもあり得るのです。事実や真実にたどりつくまで、看護師と対象者のやり取りは影響し合うことを踏まえて（対人関係の円環性といわれる）、看護師自身が自分の感情や考えに気づきながらインタビューを行い、対象者から返される感情や考えを眺め、常に冷静であることが重要になります。

役割－関係の情報収集の内容

役割－関係の情報収集をまとめると以下のように示されます。

- 性別
- 生まれた土地，国，人種
- 現在の年齢とそれに伴う，学習や発達成長を伴う経験：保育園・幼稚園・小学生・中学生〜就学状況，就職歴，結婚歴
- 現在の職業，過去の職業
- 将来の展望など，なりたい自分やあるべき姿
- 社会活動としての仕事：町内の役員，PTA の役員や係など
- 家族の構造：血縁者の構造，同居の有無
- 家族の機能：血縁者との感情的関係，愛情のやり取りの関係，コミュニケーションの状況
- 家族の健康状態
- 介護の状況
- 経済的状況

主観的（S）情報の ポイント

役割－関係の主観的な情報収集は，形式的なインタビューにより収集することができます。初対面だとインタビューしづらいこともあるため，「どのような目的で質問するのか」をしっかりと伝えることが大切です。以下に聞き方の例を示します。

1) 情報収集のポイント

情報収集で最も大切なポイントは，インタビューの目的を明確に伝えることです。

- 「入院中の患者・家族を支えるためにお伺いします」
- 「退院してからも病気の影響が及ぶ可能性があります。そのためにお伺いします」

2) 帰属的地位

聞き方の例

・「性別，ご出身はどちらですか？　出身の土地での行事ごとや家族としての行事ごとなどがありますか？」

返答例

▶▶「東京都です。神田の生まれです。毎年，神田祭のときにはお神輿を担ぎます」

生まれたときから女性，男性という性別が与えられ，社会からは女性や男性として振る舞うことが期待されます。この期待は，その人の地位でもあり，生まれたときから与えられ決定するようなものを含み，これを「帰属的地位」といいます。帰属的地位により，性・年齢（そのときの年齢にふさわしい地位）・人種などに則した振る舞いが期待され，それがその人の役割として特定されます。

3) 選択的帰属

聞き方の例

・「初めての集団生活——たとえば，保育園から大学など社会に出るまで——の内容を教えてください」

返答例

▶▶「高校の普通科を卒業しました。卒業後はコンピューター関連の専門学校を通いましたが，1 年で中退して大学受験して，情報関連の学科を卒業しました」

聞き方の例

・「今のお仕事について教えてください」

返答例

▶▶「IT 関係の会社員です」

聞き方の例

・「お仕事は大変ですか？　どのようなことが大変だと感じているのか教えてください」

返答例

▶▶「今，開発を担当している仕事があります。大変ですが，やりがいがあります」

▶▶「入院で担当の仕事が中断されてしまうことが残念でなりません。退院後に仕事に復帰できるのかを考

えると自分の居場所がなくなるような気がして心配です」

・「これから目指している事柄があれば教えてください」

▶▶「家族のために家を建てて，理想の環境で暮らしたいです」

・「過去のお仕事について教えてください」

▶▶「元銀行員です。58歳で早期退職しました」

・「ご結婚の年齢を教えてください，あるいは，結婚歴についてお尋ねします」

▶▶「28歳で結婚しました」
▶▶「22歳のときに1回目の結婚，子どもが1人います。30歳で離婚し，32歳で2回目の結婚をして今も続いています。現在，妻が妊娠中です」

　生まれたときから決まる帰属的地位とは別に，自分の選択により獲得する地位もあります。高校や大学の選択，看護師などの職業は，選択された結果として獲得された地位であり，これを「選択的帰属」といいます。選択的帰属は，その人がもつ意図的な興味関心が影響しています。

　人の興味関心と努力により獲得されるため，高校生や大学生，看護師などの職業，結婚して夫や妻・父親や母親になるなど，学生，職業人，家庭人としてその地位によって求められる期待に応じた振る舞いをし，活動することが役割となります。選択的帰属から生じる役割は，成長や発達をその人が経験しながら取得され，遂行されるという特徴があります。

　仕事の退職時期や，過去の役割の発生時期を訪ねることで，選択してきた役割がいつどのようなものである・あったかを知ることができます。

　また，父親や母親として，子どもは1人なのか2人いるのか，離婚しているのであれば子どもと離れているのか一緒に暮らしているのか，など，立場が少しずつ変わっていっても，父親と母親＝親という役割はずっと変わらない場合もあります。

　一方，学生の地位は卒業と同時に終了します。卒業

後は，学生としての振る舞いは期待されません。このように，役割には，人が成長や発達する時間の流れからみると，途中から発生してやがて終了する役割や，父親・母親のように発生したら継続していく役割もあります。

　人生を通してみるときに大切な患者理解へつながります。

4) 役割

・「お仕事以外で，町内会の係やPTAの係など担当してる役割がありますか？」

▶▶「民生委員をしています」

・「それは大変ですか？　どのようなことが大変だと感じているか教えてください」

▶▶「担当する地区の高齢者の見守りをしています。曜日を決めて毎日行い，異常がないか確認しています。時々おせっかいが過ぎると言われて見回りを拒否される方もいるので，理解してもらえないときは大変に感じます」

　町内会の仕事や係は，当番で回ってくるなど，一時的であることが多いものです。それ以外に，○○委員会など任期が終われば終了という役割も存在します。

　入院すれば，町内会の当番活動を続けることは困難でしょう。

　一時的とはいえ，患者は入院した時点で，多様な役割をもっていることがあります。

　ここまで述べてきたとおり，地位の獲得から役割をまとめると，生まれてから発生し変わらない役割，成長や発達などを伴い人生の時間のなかで発生しそのまま持続する役割・終わる役割，一時的な役割があります。

　情報収集するとき，地位の獲得と役割の考え方をもつことで，看護の対象者が過去〜現在に至るまでに，どのような役割が発生し終了し，今現在同時進行しているのか，その多様さを知ることにつながります。

5) 家族

聞き方の例

・「ご家族について教えてください」

返答例

▶▶「妻と8歳の長男，12歳の長女がいます。実の両親は青森県に姉夫婦と暮らしています」

聞き方の例

・「配偶者の方の年齢，職業，健康状態について教えてください」

返答例

▶▶「妻は40歳で看護師です。健康診断で子宮筋腫があると指摘されてましたが元気です」

聞き方の例

・「お子様は何人で，何歳ですか，就学状況について，健康状態について教えてください」

返答例

▶▶「8歳の長男は小学生です。12歳の長女は小学6年生で今年中学受験を控えています」

聞き方の例

・「介護が必要な方がいるか，将来介護が必要になりそうな方がいるか，教えてください」

返答例

▶▶「青森の両親は元気です。もし介護が必要になったときは姉が対応する予定です」

聞き方の例

・「一緒に暮らしている方がどなたか教えてください」

返答例

▶▶「入籍はしていませんがパートナーと生活しています」

聞き方の例

・「遠方にいる家族の方についても教えてください」

返答例

▶▶「妻は仕事の関係で，一時的にアメリカに滞在中で，2年間は単身赴任です」

遺伝的つながりとしての構造のみならず，遠方や近隣など家族間の物理的な距離や，家族一人ひとりがどのような役割をもつかなど背景にある情報を聞き取ります。

これらの情報は，患者を支援することを考えると，家族の役割が多様に存在すると，患者の支援や介護する負荷がどれほどなのかと把握することができます。

家族は支援したいが多忙，家族がもつ役割が多種であれば，役割との間で，葛藤が起こったり，患者の支援について緊張が起こったり，役割自体の混乱を予測する情報となります。

役割には，役割葛藤，役割緊張など，役割理論に基づく言葉の意味があります。

6) 重要他者

聞き方の例

・「あなたの一番大切だと思う方や愛おしいと思う何かがあれば教えてください」（ペットなどを含む。子どもであれば，ぬいぐるみや愛着のあるリネンである可能性もある）

返答例

▶▶「妻です」
▶▶「長女はいつもヒツジのぬいぐるみを抱いて寝ています」

患者の意思代弁とは異なり，患者が愛情を注いでいる人物・もの・動物などは「重要他者」であり，「キーパーソン」とは区別します。

実際，ペットが気がかりで入院を拒むケースも起こっています。「困った患者」との見解をもつのではなく，「患者にとって，ペットは家族として認識されており，愛情を注ぐべき対象であり，離ればなれになることは，ペットと患者の間の愛情や感情的な相互の作用が崩れること」として認識することも大切です。

役割−関係パターンの「関係」という概念において，重要他者は大切な考えです。

7) 愛と信頼の関係

聞き方の例

・「あなたの代わりに，あなたの意思を代弁してくれる方はどなたですか？」

返答例

▶▶「夫です。私が，意識が戻らないような事故にあったらドナーになることを理解してくれています」

看護の対象者が自分のすべてを託すことができる特定の人物の存在の有無，つまり，愛と信頼の関係の存在について確認することになります。重要他者，キーパーソン，相互依存という関係について区別しながら確認していきましょう。

8) キーパーソン

聞き方の例

・「今回の入院では，どなたが身の回りのことをお手伝いしてくれますか？」

返答例

▶▶「大学院生の姪です。ちょうど夏休みで時間があるということで，お願いしたら引き受けてくれました」

　患者の入院や療養生活における，意思決定や具体的支援の「中核人物」が「キーパーソン」である。身の回りの世話はできても，意思決定の代弁者にはなり得ないケースもあるため，インタビューでは的確な質問を行い，患者からの回答を得ることが重要となる。

4 客観的（O）情報のポイント

　役割−関係のパターンでは，対象者の振る舞いや，対象者と関係する人々を意図的に観察することで情報を得ることができます（図2）。人の振る舞い，発言や行動そのものをありのままに観察し，記録します。

　それには，自分自身をいつも冷静に見つめ，ふだんどのような考えをもっているかということも意識して臨むことが必要です。

5 役割−関係で考えられるアセスメント

　役割−関係のパターンにおけるアセスメントの要点を述べると，以下のようになります。この視点でアセスメントを行っていきます。

● 看護の対象者の役割遂行は，対象者が望むとおりに行われているか，行われていないときその要因は何か
● 多すぎる役割の種類
● 過剰な役割期待
● 対象者の学習能力
● 役割取得をもたらす役割モデルの不在
● 看護の対象者と周囲との関係性について，健全で建設的な関係か，そうでないときのはその要因は何か
● 対象者の内面の行動：表出的行動は，他者に対してネガティブな反応として受け止められていないか，または，妥当でポジティブな反応として受け止められているか
● 対象者の実際の行動：手段的（道具的）行動は，他者に対してネガティブな反応として受け止められていないか，または，妥当でポジティブに受け止められているか
● 看護の対象者は，周囲の人とどのように相互の関係を築いているか
● 相談できる人にどのような相談ができているか
● 相談できる人への相談は，年齢に応じたまたは状況に応じた依存であるか
● 家族と称される集団と看護の対象者との間に生じる関係は健全であるか

①期待されている内容	●何を，誰が，誰に，期待しているか
②表出的行動	●上記の役割期待に対して，役割への感情・関心など内面の反応
③手段的（道具的）行動	●上記の期待に対して，役割の要件を満たす実際の実行状況
④受容行動	●愛情の受け取りは，対象者が誰にどのような気持ちで受け取られているか（言葉や態度）の反応
⑤寄与行動	●受け取った愛情の感じ考え方をもとに，どのように相手へ返答（言葉や態度を含む行動）しているか
⑥役割とその役割遂行	●役割と，その役割遂行はどんな状態か，たとえば，仕事・妻・学生・母・患者として，どのように振る舞われているか

実際の例について　①を明らかにして，②と③の行動に乖離はあるか？

①何を：正しく内服することを，誰が：看護師が，誰に：患者に，期待している

②表出的行動→薬は飲みたくない

③手段的（道具的行動）→決められたとおりに服用できている

※注意：観察しているときに，患者らしくない……と受け止めることは，観察者のなかに存在する「患者としての期待やあるべき姿」サンクションにとらわれている可能性があります

④受容行動→子どもの笑顔を見ると母としてうれしい，子どもが愛おしいという気持ちになる。だけど今は採血を目の当たりにして，子どもの笑顔が消えてしまった

⑤寄与行動→○○ちゃん，ママが応援してるから，一緒に頑張ろう，お手手握っているからね（やさしい眼差しを子どもに向ける）

⑥役割とその役割遂行
●その１：その役割について，誰がどのように期待を寄せているか
　例）医療者は，患者に，薬の作用も副作用も理解して服用してほしい。
　　　患者は，医療者に，言われたとおりにするから難しいことは言わないでほしい。
●その２：その役割について，対象者自身は，どのように役割を果たそうととらえているか
　例）薬のことはわからなくても，決められたとおりに飲めばそれでいい。
●その３：対象者と家族，あるいは対象者と関わりのある人々との間の感情的な関係
　例）薬剤師：薬のことを少しも理解してくれない，説明するほど疲れる
　　　患者：説明されればされるほど聞きたくなくなる，自分はちゃんとしているのに（患者は，要件は満たしてると認識している）
　　　患者と薬剤師の間の関係性は，関わりをもつほど感情的な温度差が生じている。

アセスメントでは，患者の考える役割の取得と遂行，医療者が要求期待する役割の取得と遂行に着目し，患者の内服行動がうまくいかない理由に着目し，その原因に気づくこと，そして，調整する方針をもつことが大切である。

図2　意図的な態度（振る舞い）の観察のポイント

NANDA-I の看護診断との関連

ゴードンの機能的健康パターンの「役割－関係」の診断としては「悲嘆」「社会的孤立」「ペアレンティング障害」「愛着障害リスク状態」などが挙げられます。詳しくは，成書を参照してください。

類似性の強い NANDA-I の看護診断分類は，領域7「役割関係」の類1「介護役割」，類3「家族関係」，類3「役割遂行」です。表3にその看護診断名を示しました。

表3　領域7「役割遂行」の看護診断名

類1 介護役割	●ペアレンティング障害 ●ペアレンティング障害リスク状態 ●ペアレンティング促進準備状態 ●介護者役割緊張 ●介護者役割緊張リスク状態
類2 家族関係	●愛着障害リスク状態 ●家族アイデンティティ混乱シンドローム ●家族アイデンティティ混乱シンドロームリスク状態 ●家族機能障害 ●家族機能中断 ●家族機能促進準備状態
類3 役割遂行	●非効果的パートナーシップ ●非効果的パートナーシップリスク状態 ●パートナーシップ促進準備状態 ●親役割葛藤. ●非効果的役割遂行 ●社会的相互作用障害

(T. ヘザー・ハードマン編，上鶴重美編・訳，カミラ・タカオ・ロペス編：NANDA-I 看護診断 定義と分類 2021-2023 原書第12版. 医学書院，2021. をもとに作成)

[文献]
1) 長谷川公一，浜日出夫，藤村正之他：社会学，新版. 有斐閣，2019.
2) 勝又正直：ナースのための社会学入門. 医学書院，1999.
3) 黒田裕子監：看護診断のためのよくわかる中範囲理論. 学研メディカル秀潤社，2009.
4) 勝又正直：はじめての看護理論，第2版. 医学書院，2005.
5) Erikson EH：Childhood and Society, 2nd edition. W. W. Norton & Co Inc, 1963. (エリク・H・エリクソン，仁科弥生訳：幼児期と社会 1・2. みすず書房，1997・1980)
6) Selman RL：The Growth of interpersonal understanding: Developmental and clinical analyses. Academic Press, 1980.
7) Persons T, Shils E, eds：Toward a general theory of action. Harvard University Press, 1951.
8) ビバリー・J. ランボー，松木光子監訳：適応看護論―ロイ看護論によるアセスメントと実践. HBJ出版局，1994.
9) ヒーサー A. アンドリュー，シスター C. ロイ，松木光子監訳：ロイ適応看護論入門. 医学書院，1992.
10) シスター・カリスタ・ロイ，松木光子監訳：ロイ適応看護モデル序説，原著第2版 邦訳第2版. HBJ出版局，1995.
11) 藤村龍子編：患者アセスメントマニュアル―エキスパートナース MOOK 27. 照林社，1997.
12) Wright LM，早野真佐子訳：カルガリー家族アセスメントモデル，最新版. 家族看護 2(2)，2004.
13) 中野綾美編，野嶋佐由美監：家族エンパワーメントをもたらす看護実践. へるす出版，2005.
14) 森山美知子，鞆子英雄：ファミリーナーシングプラクティス―家族看護の理論と実践. 医学書院，2001.
15) マージョリー・ゴードン，上鶴重美訳：アセスメント覚え書　ゴードン機能的健康パターンと看護診断. pp207-215，医学書院，2009.

Ⓑ 事例展開：非効果的役割遂行

① 非効果的役割遂行の看護診断の定義

◆定義
　行動と自己表現のパターンが，周囲の状況・規範・期待に合わない状態

◆診断指標
- ☐ 責任パターンの変化
- ☐ 他者が認識している役割の変化
- ☐ 役割認知の変化
- ☐ 役割再開の変化
- ☐ 不安
- ☐ 抑うつ症状
- ☐ 家庭内暴力
- ☐ ハラスメント（迷惑行為）
- ☐ 自信がない
- ☐ 役割実現に必要な外部支援が足りない
- ☐ 求められる役割についての知識不足
- ☐ モチベーションの不足
- ☐ 役割実現に必要な機会が十分にない
- ☐ 自主管理が不十分
- ☐ 能力（スキル）不足
- ☐ 不適切な発達上の期待
- ☐ 変化に対する適応が無効
- ☐ 無効なコーピング方法
- ☐ 非効果的役割遂行
- ☐ 社会的差別を感じている
- ☐ 悲観的な見方
- ☐ 無力感
- ☐ 社会的差別
- ☐ 役割のアンビバレンス（複雑な心情）
- ☐ 役割否認 役割不満
- ☐ システムの矛盾
- ☐ 不確かさ

◆関連因子
- ☐ ボディイメージの変化
- ☐ 葛藤（対立）
- ☐ 倦怠感
- ☐ 健康資源（リソース）の不足
- ☐ 心理社会的サポート体制が十分にない
- ☐ 不十分な報酬
- ☐ 役割モデルの不足
- ☐ 役割の準備不足
- ☐ 役割の社会化の不足
- ☐ 医療制度との不適切な連携
- ☐ 自尊感情が低い
- ☐ 疼痛
- ☐ 役割葛藤
- ☐ 役割混乱
- ☐ 役割緊張
- ☐ ストレッサー（ストレス要因）
- ☐ 物質（薬物）乱用
- ☐ 家庭内暴力に未対応
- ☐ 非現実的な役割期待

◆ハイリスク群
- ☐ 経済的困窮者
- ☐ 役割期待に不相応な発達段階の人
- ☐ 仕事で高度な役割が求められる人
- ☐ 低学歴の人

◆関連する状態
- ☐ うつ病
- ☐ 神経学的異常
- ☐ 人格障害
- ☐ 身体疾患
- ☐ 精神異常

（T. ヘザー・ハードマン・他編，上鶴重美訳：NANDA-I 看護診断—定義と分類 2021-2023，原書第 12 版. pp368-369，医学書院，2021. より）

2 　非効果的役割遂行のアセスメントの視点 (★1)

　　主観的（S）情報のポイント，客観的（O）情報のポイントを参考に，患者さんのふるまいをありのままに観察しましょう。役割−関係で考えられるアセスメントを参照に，観察したときのあなた自身の感じ方や考えを冷静に受け止めて，判断，推察，推論を行いましょう。

3 　非効果的役割遂行の事例展開

事例紹介

- 45歳の会社員で，仕事が楽しく家族のためにも，仕事を優先に過ごしてきた患者Lさん
- 健康診断では，血液検査の結果で，血糖値の異常を指摘されていましたが，身体に感じる自覚がないため受診することはなりませんでした。仕事中に急に気分が悪くなり急遽受診をしたところ，すぐに入院になりました。入院して点滴やインスリンの治療を受けると，身体が楽になり，患者さんはまたすぐに仕事に戻りたいと考えています
- 入院に関連した非効果的役割遂行にあります

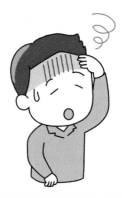

ステップ1　情報収集 (★2)

入院時から看護計画を立案するまでの情報

- 属性
- 45歳，男性，会社員
- 入院目的

　仕事中に気分不快とともに，口渇が強く表れ，水を飲んでも飲んでも収まらず，尿も1時間もしないで多量に出る状況が表れ，時々意識が遠のきそうな感覚を自覚。近隣の病院を受診したところ，高血糖が原因とわかり緊急入院となった。健康診断で糖尿病の疑いがあると指摘されていたが，受診をしたことはなく最初に受診を勧められてから2年ほどが経過していた

- 入院時検査データ
- 入院時：PG（血糖）580 mg/dL

入院時から看護計画を立案するまでの情報（つづき）	WBC（白血球数）	4,321	AMY（アミラーゼ）	115 U/L
	RBC（赤血球数）	455	BUN（血中尿素窒素）	42 mg/dL
	Hb（ヘモグロビン）	13 g/dL	CRE（クレアチニン）	1.8 mg/dL
	PLT（血小板数）	$12.8 \times 10^4/\mu L$	TG（中性脂肪）	220 mg/dL
	HbA1c（ヘモグロビンA1c）	11.1%	AST（GOT）	45 U/L
	TP（血清総タンパク）	7.0 g/dL	ALT（GPT）	51 U/L

- ●入院時の経過
- ●入院後すぐに，インスリンの投与と点滴治療を受けたところ，すぐに気分不快は改善。入院翌日，患者は「もう大丈夫です，不自由なく動けています。退院して仕事に戻りたいです」と看護師へ退院したいと告げた
- ●病気の受け止め
- ●医師からは「糖尿病です。血糖のコントロールの方法として，インスリンを継続するか，内服だけでよいか，体調の安定を図るために治療の方法を決める段階です。今後のためにも，緊急入院の日数を含めて10日ほどは入院してほしい」と説明されたばかりであった。再び医師からは，「まだ点滴だけの状態なので，今までの生活をすぐに行うとまた同じような状態になるでしょう。治療方針が定まるまで，今しばらく入院を続けてほしい」と説得される。妻も入院することを勧めたが，患者は「僕は大丈夫だよ，心配しないで」と反応するばかりである

ステップ2　情報からアセスメントへ

情　報（例）	アセスメント（例）（★3）
S情報（★4） ① 看護師：ご結婚をされて10年目と奥様から伺いました。お子様は，3歳と6歳の女の子さんがおふたりなのですね。もしかして，この4月（現在2月）から，上の子どもさんは小学生ですか？ 患者：はい，そうです。下は保育園ですが，上の子は4月から小学生で，次の休みは「机」を買いに行く約束をしていいます。私も子どもも，家族で出かけることを楽しみにしているのです。 看護師：そうでしたか。 看護師：お勤め先では，どのような業務をしているのですか？　よかったら教えていただけませんか？	①面談の注意点：医療者側からすると，何時に仕事が始まり，終わり，休憩・食事の時間や食事の内容を聞きたいところである。しかし，面談では「相手の内面を理解する：看護師自身のなかに理解を作る」ことを優先し，患者の置かれている立場や期待されている内容を自然に話せるように，「聴く」姿勢で面談することが重要である。そのうえで，聴く理由・目的も伝えるようにする ①アセスメント：患者の役割は，人生のなかで，大学卒業後は，会社員・夫・父親（長女・次女）と増えている

Point

★3：今現在，患者の役割の数はいくつあるのでしょうか？

Point

★4：主観的情報については，前述の内容を参照にインタビューを行い，情報収集をしていきましょう。ただ，この事例では，すでに患者さんが「入院の継続」を拒否する反応を示しています。この理由にたどりつくためには，知り得た情報をさらに意図的に詳しく分析する必要があります。そのためには半構造的な質問を行うことと，誰が誰に対して，どのような役割や関係があるのか，整理することが重要となります

情　報（例）	アセスメント（例）
② 患者：今は，営業です。 看護師：営業とは，会社にいるより，会社の外でのお仕事なのでしょうか？　どのような内容なのか，もう少し教えていただけないでしょうか，お仕事をしながら治療もしっかりできるように一緒に考えたいのです。 患者：太陽光発電ができる機器を販売しています。大きな企業との商談や，個人の住宅まで幅広く提供しているのです。私は，その販売チームの統括をしています。「契約」のときには相手先に社員と一緒に出向きますし，契約が難しいときにも一緒にプレゼンの後押しをしたり，会社では報告やそれに基づく相談と会議，それ以外は外交という感じで毎日仕事しています。 看護師：では，会社ではLさんは，相談役として期待されているのですね。大変重要な役割なのですね。 患者：スタッフ自身の成長も大事なので，任せるところは任せています。決断する場面では責任が伴うので「契約」そのものは私の責任というスタンスでいます。そのほうが，スタッフも信頼に応えようと頑張ってくれています。 看護師：○○さんも部下の方も，○○さんを頼り感じつつ，信頼を結ぶために努力されているのですね。	②アセスメント：患者さんの役割期待：部下の成長を促すとか，契約をとるとか，たくさんである・役割遂行は，相談に乗るとか会議に出るとか，契約に同行するとかたくさんある
③ 看護師：Lさんにとって，お仕事は責任が重いようですがつらくなることはないですか？ 患者：難しい案件のときは，スタッフも一緒に悩んでいますしみんなで乗り越えられたらうれしいです。つらい場面でもひとりではないし，チームとして一人ひとりがつながり信頼を寄せている感じなのです。だから，私自身も救われていることも多いです。明日スタッフと相談の約束があって仕事に戻りたいのです。	③看護師：仕事場の人と患者の間には，表出的行動としても心からの信頼がある ・道具的行動は，信頼に応えるために「仕事に戻る」こと。しかし今は糖尿病の不安定な状態でできない ・相互依存は，他者（仕事のスタッフ）に愛情をもって，助けようとしている
④ 看護師：お仕事では重要な立場で，そのことを心から大切に思い，行動しようと考えているのですね。 患者：お恥ずかしいけれど，そうです。私にとって今は大変な責任のある立場，仕事は重要なのです。 仕事の合間で必ず通院します，点滴をしたらよくなりました。必要なら点滴をお願いします。 なので，退院させてください。	④看護師：患者として，治療は必要だという認識はあるようだ（表出的行動），しかし治療を受けること＝道具的行動は，「点滴を受ける」ことだととらえている。また，仕事の管理者としての役割のほうが，優位と感じている可能性がある。 ・そうなると，「治療が必要」という患者としての役割をとることができるだろうか？
⑤ 看護師：医師から説明があったとおり，糖尿病の治療を続ける必要があります。お仕事を続けることも大切だと思います。 患者：家族のためにも，入院ではなく，退院させてほしいのです。実は，妻に内緒にしていましたが，明後日の土曜日は，結婚10周年の感謝を込めてレストランを予約しているのです。妻には内緒ですが。いつも支えてくれる妻にお礼をしたい。これまで，本当に子育てと私を支えてくれてる。節目の行事を予定しているのです。	⑤看護師：今の患者には，仕事の管理者としての役割，夫や父としての役割が優先している ・糖尿病を患い治療が必要な患者としての役割の必要性は感じていても，優先ではない

情　報（例）	アセスメント（例）
⑥ 看護師：今のLさんには，「糖尿病としての患者さん」である役割もあると思うのです．仕事の役割・家族としての役割のほうが，患者として治療をすることより，優先されそうですか？ 患者：もちろん，体が資本です，健康あっての仕事・家族を支えることになると思っていますよ．でも，今は，大事な時期なのです．点滴をしたら，このように落ち着いていますし，どうにかなりませんか？　ちゃんと病院にくると伝えているのに，妻もお医者さんも，理解してくれないのでしょうか．つらいです． 看護師：会社の方は，Lさんの今の状況をご存じですか？　ご存じでしたらどのように思われているのでしょうか？　いろいろ心配されているのではないでしょうか？ 患者：入院が必要と言われたけれど，点滴でよくなった，と伝えています．そのことを喜んでくれました． 部下からは「治療はそれで終わりなのですか？」と尋ねられて，今は先生と相談している，と答えています． 部下からは，「無理しないでください，できることはやります」と言われましたが，商談の契約を控えているために，どうしても明日は仕事に出たいのです．そのことについては，部下も「可能ならお願いします」と．	⑥医療者が期待している役割「患者役割」を伝えて，患者の認識を確認する必要がある 　仕事が優先と答え，医療者が「糖尿病の患者としての役割」を求めているが，認識されずにいる ・部下からも大事な商談があるため，頼りにされている．これは，患者の仕事をする立場・地位から生じるスタッフから患者への「役割期待」が寄せられている ・患者は，この役割期待に応えようとすることが一番に優先されている ・患者役割を否認し，患者役割としてもタオめられているものが何かという知識がないため，仕事優先の考えになっていると考えられる

ステップ3　看護問題（の抽出）（★5）

診断指標	①看護師：医療者と妻は「患者として治療を受ける」患者としての役割を期待している．しかしそれは患者には通じていない ②医師は，一時的な対症療法として点滴を指示している．治療は，注射・内服・食事・運動療法の併用が予測されるが，患者が取り組むべき方法は確定していない．治療が確定すれば，糖尿病としての患者の役割は明確になる．しかし，患者は一時的対症療法である点滴の実施を「病気から回復した」と認識している．患者には求められている役割としての知識が不足しているようだ ③患者は退院を切に望み，「患者としての役割＝点滴を受けに来る」と解釈し，通院すると言っているのに，医療者や妻には拒否されている．患者は，自分の役割として行動しようとしているけれど，それを否定されているように感じている	①診断指標：「他者が認識している役割の変化」に解釈できる ②診断指標：「役割（糖尿病としの患者の役割）に求められる知識の不足」と解釈できる ③診断指標：患者なりに患者としの役割遂行の意思を示しているのに，パフォーマンス否定としてとらえているので，「役割不満」として解釈できる 診断指標：「役割実現（患者・管理者）に必要な外部支援の不足」として，部下の方が，患者として管理者としてやるべきことの理解や変化が進まないと，患者は，患者としても管理者としても役割を実現することが十分にできない，と解釈できる

Point
★5：誰が，誰に，どのような期待を寄せているのか，整理していきましょう．そのうえで，患者が優先している，考えや価値観と照らし合わせてみましょう

関連因子	●サポート体制（会社側）の不足，患者としての役割の社会化（仕事と両立するだけの社会化はこれから）が不十分，患者としての役割の準備（治療方針が確定されていないため，何をどう行動すべきか）不十分，として解釈される ●何より，患者自身の行動（患者として，会社の管理者として，家族として）と自己表現が，周囲の状況・規範・期待（健康を維持しながら，患者としても，会社の管理者としても，家族としても）に合わない状態にある

ステップ4　看護診断名

☐ 非効果的役割遂行（患者役割，仕事の管理者役割，家族としての役割）

ステップ5　非効果的役割遂行の看護診断の診断指標・関連因子・ハイリスク群などの確認（★6）

Point
★6：看護問題の特定で，検討した内容を振り返り，役割期待・役割否認，誰が患者さんにどのような役割を期待しているのか，患者さんの価値観，医療者の期待する役割などを整理して，診断指標に解釈を重ねていきましょう

◆診断指標
☐ 責任パターンの変化
☑ 他者が認識している役割の変化
☐ 役割認知の変化
☐ 役割再開の変化
☑ 役割実現に必要な外部支援が足りない
☑ 求められる役割についての知識不足
☐ モチベーションの不足
☐ 役割実現に必要な機会が十分にない
☐ 自主管理が不十分
☐ 能力（スキル）不足
☐ 不適切な発達上の期待
☐ 変化に対する適応が無効
☐ 無効なコーピング方法
☐ 非効果的役割遂行
☐ 社会的差別を感じている
☐ 悲観的な見方
☐ 無力感
☐ 社会的差別
☐ 役割のアンビバレンス（複雑な心情）
☑ 役割否認 役割不満
☐ システムの矛盾
☐ 不確かさ
◆関連因子
☐ ボディイメージの変化
☐ 葛藤（対立）
☐ 倦怠感
☐ 健康資源（リソース）の不足
☑ 心理社会的サポート体制が十分にない
☐ 不十分な報酬

☐ 不安
☐ 抑うつ症状
☐ 家庭内暴力
☐ ハラスメント（迷惑行為）
☐ 自信がない
☐ 役割モデルの不足
☑ 役割の準備不足
☑ 役割の社会化の不足
☐ 医療制度との不適切な連携
☐ 自尊感情が低い
☐ 疼痛
☐ 役割葛藤
☐ 役割混乱
☐ 役割緊張
☐ ストレッサー（ストレス要因）
☐ 物質（薬物）乱用
☐ 家庭内暴力に未対応
☐ 非現実的な役割期待
◆ハイリスク群
☐ 経済的困窮者
☐ 役割期待に不相応な発達段階の人
☐ 仕事で高度な役割が求められる人
☐ 低学歴の人
◆関連する状態
☐ うつ病
☐ 神経学的異常
☐ 人格障害
☐ 身体疾患
☐ 精神異常

（T.ヘザー・ハードマン・他編，上鶴重美訳：NANDA-I 看護診断―定義と分類 2021-2023，原書第12版．pp368-369，医学書院，2021．より一部改変）

●目標

①医療者・妻が求めている「患者としての役割」の取得と遂行があることを，患者自身で気づくことができる

②患者役割として，治療方針に応じた役割の取得，遂行について関心を示し理解を深めることができる

③患者自身が，会社での役割，家族としての役割，患者としての役割の調整を行うことができる

④患者自身が，仕事関係者へ協力・家族への協力・医療者の協力を受け入れることができる

●観察計画（O-P）

●糖尿病患者としての役割遂行状況について

・糖尿病患者であることの認識（表出的行動）

　　　例：「糖尿病について知りたいです」などの言動

・上記の認識に基づく行動（道具的行動）

　　　例：糖尿病の教育資料を読む・医療者へ質問する

●会社の管理職としての役割遂行状況について

・管理者としての入院中の自身の認識（表出的行動）

　　　例：会社の状況が心配である

・上記の認識の基づく行動（道具的行動）

　　　例：○○さんに心配の内容を連絡して解決を指示した

●家族としての役割遂行状況について

・家族であることの認識（表出行動）

　　　例：結婚10周年の記念行事はどうしても行いたい

・上記に基づく行動（道具的行動）

　　　例：今回はあきらめて，妻の誕生日にあらためてお祝いする

●仕事の協力者の反応：患者の病気を理解について

●妻の反応：患者の病気の理解や受け止め方について（★8）

●ケア計画（T-P）

●治療方針が定まるまでは，急に体調の変化が起こるリスクを知らせる

●医師とともに，糖尿病の病態について説明を行い，治療方針が確定するまで時間が必要である旨説明する

●糖尿病は，治療方針に基づいた自己管理を行えば仕事や家庭のことなど日常生活をコントロールできることについて説明する

●仕事場の方へも糖尿病の治療段階であることを知らせ，協力を依頼するよう支援を促す

●妻にも，糖尿病の治療方針に基づいて自己管理を行うことで日常生活がコントロールでき，予防行動につなげることができることを知らせる

●患者として求められている役割について，妻・医療者が期待している内容を知らせ，糖尿病患者としての取得すべき内容や考え方，行動すべき内容について，適宜話し合いの場をもつ

●教育計画（E-P）

●糖尿病の病態について教育する

●医師の治療方針に基づいた，薬物療法，運動療法，食事療法について教育する

●妻へも，糖尿病の病態，薬物療法，運動療法，食事療法について教育する

Point
★7：患者さんが信頼を寄せている関係，患者さんが大切にしている価値観などを考えて，目標の表現を検討しましょう。医療の制限を守るだけの道具的行動だけにとらわれず，心から健康・命を守る行動ができるよう表出的行動についても，具体的目標を考えましょう

Point
★8：例として示したように，建設的な反応に変化が望ましいですが，表出的行動と道具的行動が乖離していることもあります

第2章　看護診断のアセスメント各論：解説と事例展開

Point
★9：表出的行動（入院よりも仕事が大事だ），道具的行動（仕方がないので医療者のいうとおりにする）など，表出的行動と道具的行動が乖離していることもあります。どのような受け止めがされているか，ありのまま進むことになります。しかし，決して良くない患者さんなどとレッテルを張らないようにしましょう

Point
★10：役割－関係の看護診断・看護計画の展開はどのように記録すべきか，この点は臨床の大きな課題かもしれません。一般的に記録はSOAPで記録されている施設が多いのではないかと思います

Point
★11：役割－関係に関する実践の記録は，前述したように役割理論の背景を知り，自分目線の記録にならないように，できるだけ客観性を考えて記録することが大切です

● 医師に対しては，患者が「糖尿病患者」としての役割取得・役割遂行が建設的に執り行うことができるように，病態の説明・治療方針の決定までの時間を知らせる必要性を伝え，ケア計画の実施のために，インフォームドコンセントを行うように設定した

[インフォームドコンセントの実施の流れ]

患者：糖尿病という病気は，血糖のコントロールが必要で，その方法が，薬・運動・食事の三つあるのですね。
　　　私の場合は，点滴をする前は血糖が高くで意識が混濁して危ない状態にあったのですね。
　　　点滴は一時的な応急処置，ということですね。

医師：どのお薬が体に合うのか，確認しながら安定した状態を保つ方法をみつける必要があります。もう少し入院して安全で安定した方法を見出しましょう。

看護師：入院になると，お仕事・ご家庭のことがとても心配だと思います。糖尿病はコントロールしなければすぐに悪化して，気づいたときには進行して合併症も出してしまっていることが多いのです。そうなると，今のお仕事もご家庭のことも，思い描くように行動できない可能性があります。コントロールする方法を確立して，身につけていただけたらと思います。

患者：考えてみます。急な入院で，仕事も家庭のことも大切なので，一時的にでもなんとか退院したいと考えていました。でも，また急に悪くなることを考えると，仕事も家庭にも迷惑を掛けてしまいますね。
　　　まずは，仕事の方に連絡をとります。

[記録について]（★10・11）

S

患者：会社のスタッフには，自分が糖尿病であり，今は一時的に安定しているが，どの薬をどれだけ使うとよいかが決まるまでは入院する・それまでは電話やメールで定期的に連絡ととる，として話し合いました。

妻：糖尿病は，食事も大切な治療方法になるとわかりました。栄養士さんのお話が聞けるのでそれを参考に自宅や会社で食べるもの，外食時に食べるものなど教わりたいと思います。

O

● 医師とともに，患者と妻へ糖尿病の特徴・治療方法，その特定までの時間を要する内容など，インフォームドコンセントを行うよう調整し実施したところ，上記の反応をみせた

● 患者は，最初は，なぜ退院できないのかと質問をしたが，治療方針が出るまでにはいくつかの薬剤の効果を確認することなど時間を要すること，方針が決まれば病態をコントロールすることも可能で，日常生活と上手に付き合うことができる病であること，などの説明にうなずきながら聞いていた

● 医師の説明についてどう感じたかを尋ねると，納得はしていたが，「仕事のことが気になる」と応答。患者の気持ちを肯定しつつ，会社とコミュニケーションをとる方法についての検討を医師とともに提案すると，考え込む姿勢をみせた。その様子を見ていた妻より，医療者の考えを後押しするように，健康も会社のことも大切にできる方法を今は考えましょう，と呼びかけられると，「そうだね」とうなずきながら応答した

A

● 医療者からの糖尿病の病態説明後の反応から，治療方針の確定が必要であり，それまでは入院が必要という認識と理解が芽生えたものと推察。糖尿病患者としての役割取得：病態を理解する，治療方針の大切さを理解する，が取得されたと推察できた。役割遂行として，入院を継続する・治療を継続する，という医療者が期待する健全な判断と行動に向かっていると考える

● 仕事管理職としての役割遂行は，代替えの方法を検討するという考えを表出し（表出的行動），実際には部下へ病気の現状と理解を求める・連絡相談の方法はメールにする（道具的行動）など，患者が表した気持ちと考えと行動も建設的なものに変化し始めている。患者としての役割も，会社の管理職としての役割も，周囲の期待（医療者・家族の期待）に沿うように変化をみせ始めている

●患者が，今後も継続して今の気持ちや考えと，行動を続けて拡大していくことができるよう支援する必要がある

P
●医師とともに，インフォームドコンセントを実施
●患者の気持ちを，考えを確認し，入院と仕事の調整について提案した（看護計画継続）

ステップ8　評価（★12）

●看護診断：「非効果的役割遂行」として，看護の計画を実践した
●評価としては，診断指標が計画した看護介入によって変化し，改善したかを査定する
●診断指標：計画の何が，どのように影響を及ぼしているかを評価し，必要なときには，計画を修正する

[評価の視点]
①他者（医療者・妻）が認識している役割の変化：患者として夫として会社の管理者として建設的な変化として変化したか
②役割（患者として）に求められる知識の不足：糖尿病がどのような病気で，どのような予防行動が必要か，などの知識が取得されたか
③役割不満（患者が願う，会社の管理者として，家族としての役割ができない）ことが，仕事の調整が可能となり，夫や父としての役割を思い描くとおりではなくとも，入院しながらも可能な範囲で役割をとれていると，感じるようになってきたか
④役割実現（患者・管理者として，家族として）に必要な外部支援（会社の支援，家族の支援，医療者の支援）の不足：職場の部下や仕事関係者による患者を支援する状況が確認されるか，妻の支援が確認されるか，医療者として患者教育などの支援が患者に受け止められているか，など

●目標	
①医療者・妻が求めている「患者としての役割」の取得と遂行があることを，患者自身で気づくことができる	▶▶①糖尿病のコントロールをする必要性を語る言動や態度について確認し，医療者の期待，患者自身が患者に期待していることなど，あるべき姿やこれからの未来についての言動を確認し，入院時との変化を確認した
②患者役割として，治療方針に応じた役割の取得，遂行について関心を示し理解を深めることができる	▶▶②具体的に医療者から指示された，食事・運動・内服療法などの，表出行動（感情面）と道具的行動（行動面）についての乖離の有無とその原因を判断する。乖離があるときはその原因に対して介入を検討した
③患者自身が，会社での役割，家族としての役割，患者としての役割の調整を行うことができる	▶▶③患者としてのみならず，社会的な患者自身の立場の調整についての，表出行動・道具的行動を確認する。乖離があるときは，その原因を明確にして介入を検討した
④患者自身が，仕事関係者へ協力・家族への協力・医療者の協力を受け入れることができる	▶▶④患者の仕事関連の方々との関係性，家族との関係性，医療者との関係性，について確認する。関係性が安定しないと判断したときには，ストレス状態にあることも予測し，患者自身で解決できる方向へ導くために，コーピング方法などの確認も行った

Point
★12：患者としての役割が，なぜ必要なのか，を伝えるように介入しましょう。これは内面の変化，表出的行動への介入であり，患者さんの考えや感情に影響を与える介入になります。患者さんの役割として，どのような行動を実行すべきか，については，医師の指示のもと，具体的な行動（内服や注射，食事の制限など）について教育指導の介入をします。これは，道具的行動への介入になります

- 血糖不安定リスク状態
- 非効果的健康自主管理

［参考文献］
1）T. ヘザー・ハードマン・他編，上鶴重美訳：NANDA-Ⅰ看護診断─定義と分類 2018-2020，原書第11版. 医学書院，2018.
2）黒田裕子監：看護診断のためのよくわかる中範囲理論. 学習研究社，2009.
3）中木高夫：看護診断を読み解く！─ NANDA-I 2009-2011 準拠，第4版. 学研メディカル秀潤社，2009.

ちょっと気になる視点・論点　　　COLUMN

　今回紹介した事例のケースでも，実際の臨床の現場でも，時間が経過すると，「これはコーピングの問題では？」「これは健康管理の問題では？」と意見が分かれてくることがあると思います。もしかしたら，事例の展開をしている時点で，そう感じている人もいるのではないか，と推測しています。皆それぞれ，自分のなかに「看護とはこうあるべき」という哲学的なものをもっているのではないでしょうか？

　そうなると，本事例において入院を拒否する理由から，「仕事優先で健康への考えがなく，仕事や日常に組み込めていないのだから，それができるように導けばいいのでは」ととらえるかもしれませんが，ここでは，NANDAの看護診断「領域1　ヘルスプロモーション」において，健康を管理する：治療方針や健康に向けた対処がある：前提から診断が作られていることを踏まえて，まだ「健康に向かうための治療方針がない」段階で，ご自身の役割である「糖尿病患者としての役割」の取得も遂行もこれから始まる，ととらえました。

　この患者さんが，糖尿病の患者さんとして役割の取得や遂行を進めていけば，もしかしたら，この先で健康になるための準備をどんどん進めることができるようになっていくかもしれません。そのような場合，役割取得が成功した段階で，診断を変更することもあるでしょう。役割－関係と健康知覚や管理を考えるとき，オーバーラップすることがあると思いますが，このように「役割の取得・遂行」という考えを用いると，なぜ今は役割－関係の診断か健康知覚や管理の診断か，説明できると思います。

　またあるいは，時間が経過すると，患者さんは，仕事のことが気になり，部下とのすり合わせがうまくできなくなるかもしれません。仕事でうまくいかないこと：ストレッサー・ストレスの対処が十分でないと，コーピングの課題が生じることもあるかもしれません。それが原因で，少しでも糖尿病の治療に消極的であれば，コーピングの診断が優先される可能性もあるでしょう。役割－関係のアセスメントは，健康知覚や管理，コーピングや自己概念を含め，横断的にアセスメントすることにもなるのです。どこで切りわけるか，それには，説明することのできる「理論」を用いることが大切な視点になると思います。

9 セクシュアリティ－生殖

上澤悦子

A セクシュアリティ－生殖のアセスメントの目的と方法

① セクシュアリティ－生殖のアセスメントの目的

　人間の性は，単なる生物学的な男，女の身体特徴としての外性器や身体の一部に限定されたものではなく，また，性交や性行動などの狭い意味でもなく，人間全体，全人的な課題，人と人との関係性の重要な部分をなすものとして，「セクシュアリティ」（sexuality）という言葉が用いられています。人間の性，セクシュアリティとは，男性である，または女性であるという性別を自己認識している性的アイデンティティとしてのあり方，感じ方，考え方，行動の内容で表現されるものです。現在，男性なるもの，女性なるものの基準は非常にあいまいであり，身体的には男性でも女性としての自己認識や性指向をもつものや，その逆のパターンもあり，また，男女の社会的役割もあいまいになっています。

　しかし，男性，女性という2つの性がなぜ必要かというと，リプロダクション（reproduction：生殖）である子どもを産み，育てること，遺伝子を伝え，子孫を残すためです。動物の性行動はリプロダクションのためだけに行われますが，人間のほとんどの性行動はリプロダクションを目的とせず，動物のように発情期や出産時期が決まっていないため，人間相互の愛を基本とした連帯性（関係性）や快楽性を目的に行われ，意図的な性行動の促進や抑制することもできるという

特徴があります。その性行動は同性のパートナー同士やマスターベーションとして単独で行われることもあります。

　ゴードンの定義ではセクシュアリティ－生殖パターンとして，性に対する満足または不満足のパターンを記述し，生殖のパターンでは特に女性の場合，生殖の段階（閉経前か，閉経後か），その他に感じている問題を含めることとしていいます[1]。

　人間の生活のなかで性行動や生殖は，非常にプライベートなものとなり，公にしないものとの意識が強いため，リプロダクティブ・ヘルス（reproductive health）としての「性と生殖にかかわる健康」やリプロダクティブ・ライツ（reproductive rights）である「性と生殖の権利」が十分守られない側面もあります。このリプロダクティブ・ヘルス／ライツという概念は，1994年にエジプトのカイロで開催された「国際人口開発会議」で採択され，「人々が安全で満ち足りた性生活を営むことができ，生殖能力をもち，子どもを産むか産まないか，いつ産むか，何人産むかを決める自由をもつこと」とされ，それぞれのライフステージにおける課題とその対応がわが国の「健やか親子21」（第1次・第2次）事業としても進められています。

　現在のわが国では，男女参画，雇用機会均等な社会構造の影響から，未婚率の上昇，晩婚・晩産が顕著となり，男女の妊孕性（産ませる力，産む力）低下が著しく，産みたいときには産めない不妊を意識する男女が100万人を超えています。また一方では，性感染症や望まない妊娠での人工妊娠中絶の課題，レイプやパートナー間の暴力，男女共に性的ホルモン低下によ

る更年期の課題もあります。さらに，長寿社会となり，がんとの共存として，女性は，乳がんでの乳房切除，子宮がん・卵巣がんでの女性生殖器切除，男性では，前立腺がんによる性的アイデンティへの影響や抗がん剤による性腺機能障害，その他にも高血圧薬や抗うつ薬などの常備薬や脊損などによる性行為機能における問題，高齢者の性生活の維持の課題など「セクシュアリティ－生殖」領域に関するアセスメントが必須となってきます。

以上のことから，セクシュアリティ－生殖の領域におけるアセスメントで目指す本来的意味は，人々が自らの性的健康をコントロールする場合の課題に気がつき，話すことができ，パートナーと共に解決に向かい努力できる**関係性**が基本となります。

セクシュアリティ－生殖の情報収集の内容

1) 女性

- 主訴
- 年齢（生殖年齢のどの時期に当たるか）
- 自身の性認知について（性同一性はあるか，性同一性障害はあるか）
- パートナーの有無（既婚・未婚・シングル）とその関係性に満足しているか
- 既往歴
- 染色体検査
- 初経年齢
- 最終月経
- 月経はあるか，月経周期と月経困難症の有無
- 性交経験と現在の頻度や状態（満足か不満足か）
- 不妊治療の経験（子ども希望があるかないか）
- 妊娠歴（妊娠回数），流産の有無
- 出産歴
- 閉経の有無
- がん治療歴（乳がん，子宮頸がん・子宮がん）

- 性感染症歴（クラミジア感染症，ヘルペスウイルス感染症）
- 日常的に使用している薬剤（健胃・消化薬，抗不安薬，鎮痛薬など）
- 感染症の有無（特に母児感染に関連するもの）
- アレルギーの有無
- 嗜好品（喫煙，飲酒）
- がん検診の有無（子宮頸がん・子宮体がん，乳がんなど）
- 避妊方法，家族計画
- レイプ，ドメスティックハラスメントは受けていないか
- 家族構成
- 職業，学歴
- 連絡先および緊急連絡先

2) 男性

- 主訴
- 年齢（生殖年齢のどの時期に当たるか）
- 自身の性認知について（性同一性はあるか，性同一性障害はあるか）
- パートナーの有無（既婚・未婚・シングル）とその関係性に満足しているか
- 既往歴（小児期鼠径ヘルニアの手術など）
- 染色体検査
- 勃起・射精障害の有無
- 性交経験と現在の頻度や状態（満足か不満足か）
- 不妊治療の経験（子ども希望があるかないか）
- がん治療歴（特に膀胱がんや前立腺がん，小児がん）
- 性感染症歴（淋病，梅毒）
- 日常的に使用している薬剤の使用（健胃・消化薬，抗不安薬，鎮痛薬など）
- 感染症の有無（おたふくかぜ）
- アレルギーの有無
- 嗜好品（喫煙，飲酒）
- 家族構成
- レイプ，ドメスティックハラスメントは受けていないか
- 職業，学歴

● 連絡先および緊急連絡先

主観的（S）情報の
ポイント

聞き方の例①

・「初経年齢を教えてください」

返答例

▶▶「11 歳頃です」

　日本産科婦人科学会は，15 歳以上で初経の発来したものを「遅発性月経」，満 18 歳までに初経がないものを「原発性無月経」と定義しており [2]，視床下部や下垂体の異常，アンドロゲン不応症などの性分化疾患があることを示します。

聞き方の例②

・「月経は規則的にありますか？」
・「どのくらいの周期（間隔）ですか？」
・「月経前や月経時の障害はありますか？」

返答例

▶▶「毎月，規則的に月経があり，月経量も普通です。
　　月経前は，むくみ感が強くなり，月経痛もありますが，日常的な生活に支障はないです」

　月経周期が正常かどうかは，女性ホルモン機序が正常かどうかを確認するための重要な情報となります。

　月経前症候群は，米国産科婦人科学会（American College of Obstetrics and Gynecology：ACOG）による診断基準として，身体症状（乳房痛，腹部膨満感，頭痛，むくみ），情緒的症状（抑うつ，イライラ，不安，混乱）のうち少なくとも 1 つ以上が存在するものとしています [3]。

　また，月経時の障害は「月経困難症」といい，子宮内膜症のリスクが高くなるといわれ，早期診断と治療が必要です [4]。

聞き方の例③

・「最終月経はいつでしたか」

返答例

▶▶「〇月●日でした」

　最終月経は，現在の妊娠の可能性を診断するうえで重要な情報です。

聞き方の例④

・「妊娠回数を教えてください」
・「自然な妊娠でしたか？」

返答例

▶▶「2 回，自然に妊娠して 1 回流産しました」

　妊孕性の状態や流産の回数は，不妊症や不育症の可能性を判断します。

聞き方の例⑤

・「出産回数を教えてください。お子さんは元気ですか？」

返答例

▶▶「出産は 1 回です。現在 3 歳ですがとても元気です」

　早産や児の異常の有無は，生殖に関する意識を確認するものです。

聞き方の例⑥

・「避妊の経験はありますか？　どのような方法ですか？」

返答例

▶▶「20 代ではピルを使用していました。結婚してからはしばらくコンドームでの避妊でした」

　生殖に関するコントロール意識を判断できます。

聞き方の例⑦

・「不妊治療の経験はありますか？」

返答例

▶▶「夫の乏精子症が原因で，2 人の子どもは顕微授精により産まれました」

　カップルの妊孕性の状態を把握でき，性的機能障害（勃起障害や腟内射精障害，性交障害）を判断できます。

聞き方の例⑧

・「性的関係に満足していますか？」

▶▶「夫の一方的な性交が多く，オルガズムもなく満足
　　していません」

　親密な関係にある配偶者や恋人から身体的，精神
的，性的暴力を受けることはドメスティック・バイオ
レンスとなります。特に女性の場合，自分さえ我慢す
ればと考えていることもあるため，プライバシーの確
保された場所で，「女性に対する暴力スクリーニング尺
度（violence against women screen：VAWS）」[5]を利用
するとよいでしょう。

聞き方の例⑨
・「性交の頻度は週（月）に何回ですか？」
・「喫煙や飲酒の習慣はありますか？」
・「日常的に使用している薬剤はありますか？」
・「がん治療歴，性感染症歴はありますか？」

返答例
▶▶「性交回数は週1回で喫煙は2～3本/日です」
▶▶「心療内科から精神安定剤を出してもらっています」
▶▶「がんや性感染症には罹患していません」

　性交の頻度は，妊娠率を上げるのであれば2～3日
おきの性交渉，タイミングを図るのであれば排卵2日
前が，妊娠の機会を高めるといわれています。がん治
療歴，性感染症歴は性腺機能障害が高くなるため，ま
た日常的に使用している薬剤（健胃・消化薬，抗不安
薬，鎮痛薬など），嗜好品（喫煙，飲酒）は妊孕性への
影響に関してエビデンスが集積されているため，これ
らの情報は重要です。

聞き方の例⑩
・「どのような状態のときに，勃起障害や腟内射精障害
　となりますか？」

返答例
▶▶「仕事のストレスが強いときや妻からのプレッシャー
　　が強いとうまくいきません」

　機能的な障害なのか，心因性の要因によるものなの
かを判断するために状況をよく聞き，悩みの中心に共
感する姿勢で傾聴します。

4 客観的（O）情報の ポイント

1）年齢

　エリクソン（Erikson EH）の発達課題でも明らかな
ように，思春期，成人期前期・後期のアイデンティティ
確立，親密性・生殖性の獲得となる15歳～40歳代は
重要であり，特に生殖可能年齢には年齢制限もあるた
め，年齢のアセスメントは不可欠です。

2）BMI：体重（kg）/ 身長（m）^{2}

　肥満とやせの指標であるBMI（body mass index）
では，BMI 29以上の肥満（男女共に），BMI 19以下
のやせ（女性）の場合に，不規則月経や無月経となり
やすく，妊孕性も低下するといわれています。特に，
続発性無月経の12%が女性アスリートの体重減少性
無月経，2.5%が神経性食欲不振症と報告されていま
す。なかでも，神経性食欲不振症は体重や体型につい
てゆがんだ認識があり非効果的なセクシュアリティに
関連することが多いと指摘されています[6]。

3）がん治療

　男性の精巣にある精原細胞や精母細胞は，放射線療
法や化学療法により性腺機能障害となり，無精子症と
なる率は小児期のがんほど高いといわれています。ま
た，女性の卵巣にある原始卵胞は，放射線療法や化学
療法により性腺機能障害となり，早発閉経となる率は
女性が40歳を超えた高齢になるほど高いといわれて
います。そのため現在では，妊孕性を温存するために，
がん治療前に精子凍結，卵子凍結，受精卵の凍結が一
般的に実施されていますが，すべてのケースにおいて
実施されるわけではなく，がん治療後の生殖機能障害
が問題になることも少なくありません。

　さらに，男性の膀胱がんや前立腺がんで膀胱・前立

腺を摘出した場合，勃起障害や射精障害をきたすこととなります。女性の子宮頸がんや子宮がんの場合には妊娠や出産を不可能とさせることもあり，乳がんでの女性の象徴である乳房摘出は非効果的なセクシュアリティに関連することが多いため，注意が必要です。

4) 性染色体異常

無月経，無精子症，不妊は，性染色体の異常が原因となる場合も多いといわれています。

男性ではクラインフェルター（Klinefelter）症候群（47，XXY），女性ではアンドロゲン不応症（46，XY），ターナー（Turner）症候群（45，XO）が一般的です。特に，女性として発育してきたアンドロゲン不応症の染色体は，男性型を示しますが，アンドロゲン受容体の異常であるため，アンドロゲン作用はないことから，見た目は女性であり外性器・乳房も女性型であるにもかかわらず，卵巣・子宮は存在しません。

このような性染色体異常を治療することはできないため，思春期以降，性機能について告知されることでセクシュアリティ混乱が生じこととなります。

5
セクシュアリティ－生殖で考えられるアセスメント

セクシュアリティ領域のアセスメントは，患者が今ある「セクシュアリティ－生殖」に関する問題について，自分のセクシュアリティ状態について，どのように理解しているか，そして，どのように対処行動を行っているかについて記載します。また，その対処行動が効果的なのかどうかについてアセスメントする必要があります。

以下に事例から解説します。

1) 性同一性

24歳女性。子どもの頃からスカートが嫌いで，女の子が持つかわいい色のバッグなどにも興味がなく，男の子とサッカーをすることが好きだった。11歳で月経が始まったとき，とても違和感をもち，月経のない体になりたいと考え，乳房のふくらみも隠す服装をしていた。

▶▶性自認は男性であり，身体の性と一致していない

中学の授業で性同一性障害のことを知り，自分は身体の性は女性，心（脳）の性は男性である female to male（FTM）であり，性同一性障害であると自覚した。両親の支援もあり，20歳のときにジェンダークリニックで性別適合手術，ホルモン療法を開始し，22歳のとき「性同一性障害者の性別の取扱いの特例に関する法律」（2004年施行）による戸籍の性別変更が認められた。

▶▶これにより性同一性が確立された

2) 性機能

45歳女性。子宮がんのため広汎子宮全摘術後のエストロゲン欠落症状により，腟短縮や性交時の疼痛が生じていた。

▶▶性機能障害が生じている

医療者に相談でき，ホルモン補充療法，性交時の腟潤滑ゼリー使用や体位の工夫など，夫の理解と協力のもと性行為を楽しむことができた。

▶▶これにより性行為に満足できている

3) 生殖

30歳男性。1歳時に小児がんによる放射線療法および化学療法のため，低身長などの晩期後遺症にも苦悩した。結婚後子どもができず検査の結果，無精子症と診断された。

▶▶生殖の障害

精巣からの顕微鏡下精巣内精子回収法を実施し，精子回収できたが，生殖機能の問題がない妻にも採卵，顕微授精，移植などの心身，経済的な負担を掛けさせていて申し訳なく，男性としてのセクシュアリティに自信がもてないでいる。

▶▶これにより非効果的セクシュアリティパターンとなった

NANDA-I の看護診断との関連

ゴードンの機能的健康パターンの「セクシュアリティー生殖」の診断としては、「非効果的セクシュアリティパターン」「性的機能障害」などがあげられます[7]。詳しくは、成書[1, 7]を参照してください。

NANDA-I の看護診断では、領域8にセクシュアリティが入っており、類としては、性同一性と性的機能、生殖です（表1、図1）。

表1　領域8「セクシュアリティ」の看護診断名

	定義	診断
類1 性同一性	セクシュアリティやジェンダーに対して特定の人物である状態	
類2 性的機能	性的活動に参加する力量または能力	●性的機能障害 ●非効果的セクシュアリティパターン
類3 生殖	人が生み出されるあらゆる過程	●非効果的出産育児行動 ●非効果的出産育児行動リスク状態 ●出産育児行動促進準備状態 ●母親／胎児二者関係混乱リスク状態

(T. ヘザー・ハードマン編、上鶴重美・訳、カミラ・タカオ・ロペス編：NANDA-I 看護診断 定義と分類 2021-2023 原書第12版. 医学書院、2021. をもとに作成)

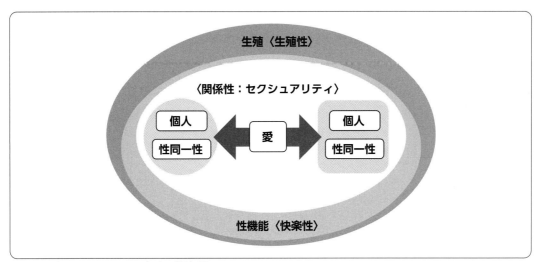

図1　セクシュアリティー生殖の概念図

[引用文献]
1) マージョリー・ゴードン、看護アセスメント研究会訳：ゴードン　看護診断マニュアル　原書第11版─機能的健康パターンに基づく看護診断. p26, 医学書院、2010.
2) 日本産科婦人科学会、日本産婦人科医会（監・編）：産婦人科診療ガイドライン─婦人科外来編 2020. pp118-119, 日本産科婦人科学会、2020.
3) 前掲2, pp174-176.
4) 百枝幹雄編：女性内分泌クリニカルクエッション 90. p109, 診断と治療社、2017.
5) 片岡弥恵子：女性に対する暴力スクリーニング尺度の開発. 日看科会誌 25(3)：51-60, 2005.
6) 青野敏博・他編：新女性医学体系 13　排卵障害, pp84-92, 中山書店、2000.
7) マージョリー・ゴードン、上鶴重美訳：アセスメント覚え書　ゴードン機能的健康パターンと看護診断. pp207-215, 医学書院、2009.
[参考文献]
1) 国立がん研究センター：最新がん統計. https://ganjoho.jp/reg_stat/statistics/stat/summary.html（2020年11月20日閲覧）
2) 片岡明美、阿部朋未、大野真司：乳がん患者の現況─治療の進歩. 日本がん・生殖医療学会監、新版がん・生殖医療─妊孕性温存の診療, pp70-78, 医歯薬出版、2020.

事例展開：非効果的セクシュアリティパターン

1　非効果的セクシュアリティパターンの看護診断の定義

◆定義
　自分のセクシュアリティについての懸念を表す状態
◆診断指標
　□ 性行為の変化
　□ 性的行動の変化
　□ 性的パートナーとの関係の変化
　□ 性的役割の変化
　□ 性行為が困難
　□ 性行動が困難
　□ 価値観の対立
◆関連因子
　□ 性的指向についての葛藤

　□ 異形嗜好についての葛藤
　□ 妊娠への恐れ
　□ 性感染症への恐れ
　□ 性的パートナーとの関係の悪化
　□ 代替の性的手段の不足
　□ 役割モデルの不足
　□ プライバシーの不足
◆ハイリスク群
　□ 大切な人がいない人

(T. ヘザー・ハードマン・他編, 上鶴重美訳：NANDA-I 看護診断―定義と分類 2021-2023, 原書第 12 版. p375, 医学書院, 2021. より)

2　非効果的セクシュアリティパターンのアセスメントの視点(★1)

Point
★1：アセスメントの視点として，情報項目を掲載しました。アセスメント項目（指標）にもなるところです

Point
★2：自分自身のセクシュアリティとしての性行動，生殖，性的役割に葛藤のある状態をいいます

●非効果的セクシュアリティパターン（★2）の情報収集の内容の例を以下に示します。

S情報 （例）	●男性（女性）として今の自分自身，生き方に満足（不満足）している ●パートナーとの性行為に満足（不満足）している ●性感染症，避妊，妊娠の心配がある性行為である ●性行為ができない（不安，恐れ）をもっている ●定期的な性交渉をもっても妊娠しない ●注意されることが多いので妊婦健診に行きたくない ●出産する自信がない ●子どもをかわいいとは思えない ●親役割がわからない ●母乳栄養で育てたい
O情報 （例）	●夫婦の年齢 ●身長，体重 ●月経周期，月経状態，随伴症状 ●内分泌検査データ：卵胞刺激ホルモン（follicle stimulating hormone：FSH），黄体化ホルモン（luteinizing hormone releasing hormone：LH），エストラジオール（E2），プロゲステロン，インヒビン AB，プロラクチン（prolactin：PRL），アンチミューラリアンホルモン（anti-Müllerian hormone：AMH） ●卵胞発育状態，体外受精状態 ●精液所見 ●感染症データ ●夫婦関係，コミュニケーション

○ 情報 （例）	●治療に対する過度な（過小な）期待をもっている ●選択肢の範囲が狭い ●社会資源の活用方法の知識不足 ●職業と勤務時間

③ 非効果的セクシュアリティパターンの事例展開

事例紹介

●非効果的セクシュアリティパターンを有した患者
Nさん
●X年7月23日，がん看護CNS（certified nurse
specialist）の看護師Mさんは，術前化学療法前
に妊孕性温存をするかどうかについて，Nさん，
および夫と面談して情報をとりました

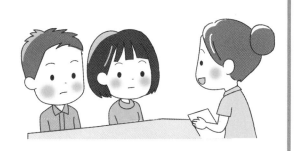

ステップ1　情報収集

<table>
<tr><td>初回面談
時の情報</td><td>

●属性
●Nさん：37歳，女性（★3）
●大学卒業後，大手保険会社に正社員として勤務。3年間付き合っていた同僚の2歳年下の夫と半年前に結婚した。女性として生まれたため，仕事でのキャリアも大事にしたいが，子どもを産んで育てることにも価値をもっていた。年齢的にもすぐにでも子どもを作りたいと考えていたため，性交渉時の避妊法は実施せず，タイミング法で性交渉をもっていた
●身長160cm，体重52kg，BMI 20.3
●妊娠・出産歴：0経妊・0経産
●月経周期：28～30日型
●最終月経：X年7月20日から5日間の予定
●月経に伴う付随症状：月経困難症強く鎮痛薬を服用していた
●既往歴なし
●現病歴
●X年6月の職場の乳がん検診としてのマンモグラフィ検査と超音波検査を受けた。その結果，右乳がんステージⅡa期であり，センチネルリンパ節生検を実施し，リンパ節転移はなかった

</td></tr>
</table>

Point

★3：出産年齢としては37歳と高齢のNさんは子どもを希望していたが，右乳がんと診断されました。がん治療前に卵子，胚（受精卵）凍結保存をすることで妊孕性温存ができ，がん治療後に子どもを出産できる可能性が高くなります

- ER（エストロゲン受容体）陽性，PgR（プロゲステロン受容体）陽性，HER2（human epidermal growth factor Receptor 2：上皮成長因子受容体2）陰性，Ki-67高値であり，サブタイプはルミナルBと診断された。ルミナルB型はホルモン感受性が低く，高い再発リスクがあるため，術前化学療法を3か月，右乳房全摘術，その後に内分泌療法と化学療法で約5年の治療期間の予定を示された
- 年齢的にも挙児希望であり，化学療法による卵巣機能不全による無月経（閉経）を予防するために化学療法前に妊孕性温存をする方法があることを説明された。Nさんは突然のがん診断に戸惑いつつも，子どもを産める可能性が残っていることに安堵し，まずは受精卵（胚）凍結である妊孕性温存について夫に相談した
- 主訴
- Nさん：夫は，妊孕性温存に反対している。子どもよりもがん治療を少しでも早く受けてほしいと言っている。私は乳房もなくなり，子どもも産めなくなったら，そんな私は女とは言えない。がんになったこともよりも，将来子どもを産めなくなることが悲しい
- Nさん夫：妻の乳がんはショックです。乳がんは治療すれば治る病気だと聞いているが，妻の乳がんは再発の可能性があると聞いている。妻が子どもを40歳過ぎて産んだとして，でもそのあとに再発して子どもと僕だけ残されたらどうしたらよいかわからない。子どもは妻が元気だからこそ育てられる
- 現在の症状
- 特になし
- 価値観
- 女性も仕事で自立することは重要と考え，今まで頑張ってきた。しかし，やはり仕事だけでなく，結婚して子どもを産んで家庭をもつことが何よりも価値があると考えている。夫婦だけの家庭もあるが，将来子どもを産める可能性があるのであれば，できるだけのことはしておきたい
- 健康管理
- 思い描いた人生を送るためには，健康管理は重要である。そのため，栄養摂取や運動には注意している。また予防接種やがん検診なども積極的に行ってきた。そのためにがんが発見されてしまい，よかったかどうかわからない
- 本人からの情報
- 乳房のセルフチェックはやってきたのに，自分ではまったく気がつかなかった。医師からもマンモグラフィはわからなかったが，高密度乳房のため，今回は超音波を行ったところ診断できたと言われた。そうならば私がわからなくても仕方ないですね
- 結婚したばかりでこのようなことになり，夫に本当に申し訳ない。がんになり子どもも産めないなら離婚したほうがよいのではと夫に提案した。夫はがんになった私だからこそそばにいて支えたいと言ってくれた。とてもうれしかったが，夫の将来を考えると複雑です。でも，これからがん治療にお金も時間も掛かる。夫との受精卵を凍結するにもお金が掛かりますが，これからの治療を頑張るためにも今，妊孕性を残しておきたい。でも治療に5年掛かったら私は42歳ですね。それから妊娠・出産することは難しいとは考えていますが，私の友人は43歳で子どもを産んで，今，子どもは3歳ですが，とても元気で生き生きしています。私も彼女のように子育てをしたいです
- 追加情報
- Nさんの家族歴では乳がんや卵巣がんの女性はいない
- Nさんは，現在，月経3日目であり，妊孕性温存のために排卵誘発のための注射を開始するには最適な時期である。約10〜14日間，連日注射を行い，卵胞が20mm程度になったら採卵し，夫の精子と受精させて分割を確認して受精卵（胚）凍結する方法と卵子だけを凍結する未受精卵凍結のどちらでも可能である。Nさんに実施される術前化学療法前に妊孕性温存することは問題なく，挙児希望が強いことからも実施しておくことが望まれる

初回面談 時の情報 （つづき）	● N さんの 37 歳という年齢で採卵 10 個の妊娠率は 52％である[1] が，未受精卵子凍結では融解卵 1 個あたりの妊娠率は 4.5％程度である[2] ことから受精卵（胚）凍結のメリットを N さん夫婦に説明する。その結果，明日直ちに連携している生殖医療施設を受診することとなった

● 7月 24 日，N さん夫婦は生殖医療施設を受診し，妊孕性温存療法のメリットとリスクを説明され，夫も妊孕性温存を承知し，調整卵巣開始した。N さんは，会社近く女性クリニックで排卵誘発剤の注射と数日間隔で超音波やホルモン採血で卵胞の発育状態をチェックしてもらっていたが，数十個の卵胞発育はするものの卵胞径は 14 日間を過ぎても 10 mm 程度にしか発育しなった。そのため，やむなく未熟卵を採卵して体外成熟と体外受精を試みたが，凍結保存できる卵子，受精卵を得ることはできなかった。夫や両親は，「できるだけのことは試みたのだからまずはがん治療に専念しよう。子どもはがんが完治した時点で考えればよい」と励ましたが，N さんは「がんが体から消えても，乳房も一つだけ，子どもも産めない体の私は，女でも妻でも母でもない。何を目的に治療すればよいのかわからない」と呆然と答えた

● N さんおよび夫は，友人も多く，互いの両親や姉妹や兄弟も健在で近隣に住んでおり，入院中も含めサポート体制は整っている

● N さん夫婦は共に保険会社の正社員であり，雇用先からのがん治療に伴う休業補償や経済的サポートは十分に受けることができる

● 検査データ

● FSH（卵胞刺激ホルモン）16.0 U/L，E2（エストラジオール）40 pg/mL（卵胞期），AMH（アンチミューラリアンホルモン）1.12 ng/mL，AFC（胞状卵胞数）（2〜6 mm）2 個，PRL（プロラクチン）18 ng/mL

ステップ 2　情報からアセスメントへ

	情　報	アセスメント
初回面談 時の情報		● N さんの発達段階は親密性が高まったパートナーと結婚し，生殖性の確立に向かい計画妊娠の段階であった
	● 属性 ① 37 歳，0 経妊・0 経産，結婚後半年で挙児希望しタイミング法で妊娠を計画している	① 妊娠出産歴がないため，今回の月経周期で妊娠しても高齢初産婦となる。挙児希望であればタイミング法だけでなく，積極的な不妊治療をできるだけ早く開始したほうがよい状況である
	② 月経周期：28〜30 日型，月経時疼痛強い	② 月経周期は整順であるが，月経時疼痛強く月経困難症として，子宮内膜症や卵巣チョコレート嚢腫などの発症も考えられ，卵巣予備能の指標である AMH（アンチミューラリアンホルモン）が低下し，卵巣機能が低下している可能性もある（★4）
	③ BMI 20.3	③ BMI からは妊娠出産に悪影響はない
	● 現病歴 ④ X 年 6 月の職場の乳がん検診としてのマンモグラフィと超音波検査を受けた。その結果，右乳がんステージⅡ期であり，センチネルリンパ節生検を実施し，リンパ節転移はなかった。ER（エストロゲン受容体）陽性，PgR（プロゲステロン受容体）陽性，HER2（上皮成長因子受容体 2）陰性，Ki-67 高値で	④ 乳がんは女性がん罹患率第 1 位であり，39 歳以下の若年患者数は約 5,000 人（5％）である[5]。この時期は AYA（adolescent and young adult：思春期や若年成人）世代といわれ，生殖期に当たる。化学療法により無月経，早発閉経になるリスクがあるため，挙児希望の女性には化学療法前の妊孕性温存が強

Point

★4：AMH値1.12 mg/mL と 37 歳としても低く，FSH はやや高いため子どもを望んでいるのであれば，生殖補助医療などを受けて，早く妊娠する必要がある状態です

	情　報	アセスメント
初回面談時の情報 （つづき）	あり，サブタイプはルミナルBと診断された。ルミナルB型はホルモン感受性が低く，高い再発リスクがあるため，術前化学療法を3か月，右乳房全摘術，その後に内分泌療法と化学療法で5〜10年の治療期間の予定を示された 　Nさんは突然のがん診断に戸惑いつつも，子どもを産める可能性が残っていることに安堵し，まずは受精卵（胚）凍結である妊孕性温存について夫に相談した ●主訴 ⑤Nさん：夫は，妊孕性温存に反対している。子どももよりもがん治療を少しでも早く受けてほしいと言っている。私は乳房もなくなり，子どもも産めなくなったら，そんな私は女とは言えない 　がんになったこともよりも，将来子どもを産めなくなることが悲しい。仕事だけでなく，結婚して子どもを産んで家庭をもつことが何よりも価値があると考えている。夫婦だけの家庭もあるが，将来子どもを産める可能性があるのであれば，できるだけのことはしておきたい ⑥Nさん夫：妻の乳がんはショックです。乳がんは治療すれば治る病気だと聞いているが，妻の乳がんは再発の可能性があると聞いている。妻が子どもを産んで，でもそのあとに再発して子どもと僕だけ残されたらどうしたらよいかわからない。子どもは妻が元気だから育てられる	く勧められる。特に，Nさんのホルモンデータからは卵巣機能の低下が疑われるため，妊孕性温存をしないと，子どもを将来もつことは難しい状況である 　乳がん細胞は女性ホルモンを吸収しホルモン受容体に送ることでがん細胞を増殖させるため，サブタイプ（2つのホルモン受容体ERとPgRとHER2の発現の組み合わせでタイプが判断され，必要な薬物療法の種類と治療期間が決定される[6] 　Nさんはがん診断に衝撃を受けるも，子どもを産める可能性としての妊孕性温存に希望をもっており，セクシュアリティ，生殖への意思の強さを感じることができる ⑤⑥Nさんは治療後に子どもを生み育てることに女性としての強い意義を感じているが，夫は再発の可能性を強く心配しており，自分ひとりでは子どもを育てられないとまずは，がん完治を強く願っており，妊孕性温存には否定的な考えをもっている ▶▶価値観の対立（診断指標）
本人からの情報	⑦Nさん：結婚したばかりでこんなことになり，夫に本当に申し訳ない。がんになり子どもも産めないなら離婚したほうがよいのではと夫に提案した。夫はがんになった私だからこそそばにいて支えたいと言ってくれた。とてもうれしかったが，夫の将来を考えると複雑です	⑦Nさんは，夫の優しさを感じているからこそ，夫の負担になる自分自身の現状を考えると，夫の子どもを産みたいと考える一方で，離婚も口にするなど夫婦関係を終わらせることが夫の幸せになるのではないかと考えている ▶▶重要他者との関係性の変化（診断指標）
追加情報	⑧Nさんの家族歴では乳がんや卵巣がんの女性はいない	⑧若年乳がんは，乳がん家族歴があることが多いため，家族歴はないが，遺伝性乳がん卵巣がん症候群（hereditary breast and ovarian cancer：HBOC）の遺伝学的検査は実施する必要はある

追加情報	情　報	アセスメント
（つづき）	⑨Nさんは，現在，月経3日目であり，妊孕性温存のために排卵誘発のための注射を開始するには最適な時期である。約10〜14日，連日注射を行い，卵胞が20 mm程度になったら採卵し，夫の精子と受精させて分割を確認して受精卵（胚）凍結する方法と卵子だけを凍結する未受精卵凍結のどちらでも可能である。Nさんに実施される術前化学療法前に妊孕性温存することは問題なく，挙児希望が強いことからも実施しておくことが望まれる	⑨Nさんの月経周期からちょうど排卵誘発注射（human menopausal gonadotropin：hMG）開始時であると判断したため，この時期を逃さないようNさんの希望である受精卵（胚）凍結による妊孕性温存を夫の賛成を得て1回はできるよう調整を行うことが必要と判断した。ルミナルB型でホルモン感受性が低いため，調整卵胞刺激の高エストロゲン状態を避ける必要はない
	⑩Nさんの37歳という年齢での10個採卵，胚盤胞まで進んだ受精卵（胚）凍結の，がん治療後の総移植に対する妊娠率は52％前後であるが，未授精卵での妊娠率は5％前後であることも，B氏夫婦に説明する。その結果，明日直ちに連携している生殖医療施設を受診することとなった7月24日，Nさん夫婦は生殖医療施設を受診し，妊孕性温存療法のメリットとリスクを説明され，夫も今回1回のみの妊孕性温存を承知し，調整卵巣開始した。Nさんは，会社近く女性クリニックで排卵誘発剤の注射と数日間隔で超音波やホルモン採血で卵胞の発育状態をチェックしていたが，数十個の卵胞発育は成功したものの卵胞径は14日間を過ぎても10 mm程度にしか発育しなかった。そのため，やむなく未熟卵を採卵して体外成熟と顕微授精を試みたが，凍結保存できる卵子，受精卵を得ることはできなかった	⑩調整卵胞刺激法で採卵できる可能性は，Nさんの内分泌ホルモンデータからは，FSH（卵胞刺激ホルモン）16.0 U/L，PRL（プロラクチン）18 ng/mLとやや高い，AMH 1.12 ng/mL，AFC（胞状卵胞数）（2〜6 mm）2個と年齢の割にはやや低値であることから，多くの採卵数は期待できないことは予想された。これらの要因は月経時疼痛強い状態が継続しており，子宮内膜症や卵巣チョコレート嚢腫などの発症も考えられ，卵巣予備能の指標であるAMH低下が考えられた 　受卵（胚）凍結は，卵子のみの凍結よりも確立された方法であり，治療後の移植による妊娠率も高い。ただし，Nさん夫婦が離婚した場合やどちらかが死亡した場合は破棄しなければならないというリスクもあることも説明したうえで，夫婦の意思決定を促すことが必要である 　Nさん夫婦は，それぞれの思いを話し合い，化学療法前のこの1回のチャンスに賭けてみることに意思が一致し，夫婦が同意した意思決定となった。この時点では価値観の対立は解消され，重要他者との関係性も保たれていると判断する 　Nさんは仕事と両立できる女性クリニックで排卵誘発剤の注射と数日間隔で超音波やホルモン採血で卵胞の発育状態をチェックし，卵巣過剰刺激症候群などの予防対策をとっていたが，卵胞径は14日間を過ぎても発育が悪い状態であった。排卵誘発剤を使用しても，約57％の受療者しか採卵，体外受精，移植までたどりつかないこと[3]を知識としては理解していたが，努力すれば必ず報われてきた経験が，生殖医療の過程ではそうではない不確実性を突きつけられた瞬間となった

	情　報	アセスメント
追加情報 （つづき）	⑪夫や両親は，「できるだけのことは試みたのだからまずはがん治療に専念しよう。子どもはがんが完治した時点で考えればよい」と励ましたが，Nさんは「がんが体から消えても，乳房も一つだけ，子どもも産めない体の私は，女でも妻でも母でもない。何を目的にがん治療すればよいのかわからない」と呆然と答えた	⑪Nさんは，期待していた受精卵を凍結して妊孕性温存ができ，がん治療後に妊娠するという計画がなくなり，このままがん治療に入れば，将来，子どもを授かることは期待できなくなった。また，がん治療による右乳房も摘出されることから，Nさんのセクシュアリティの根源であった女性は乳房があり子どもを産む役割という性的アイデンティティが否定され，女性としてのあり方，感じ方，考え方，行動ができなくなった状況と判断する
	⑫Nさんおよび夫は，友人も多く，互いの両親や姉妹や兄弟も健在で近隣に住んでおり，Nさんの周囲には子どもをもたない夫婦がいなく，家庭とは親と血のつながりがある子どもがいる家族という認識をもっていた ●Nさん夫婦共に保険会社の正社員であり，雇用先からのがん治療に伴う休業補償や経済的サポートは十分に受けることができる	⑫Nさんの周りには子どもをもたない夫婦がいなく，子どもがいない夫婦二人だけの家族という役割モデルが不十分であること，次世代養育する親役割は，里親，特別養子縁組でも可能であり，生殖性の課題は実際の子ども養育だけでなく社会的な親になることでも達成できるというセクシュアリティに関連する代替手段の知識不足も関連因子であると考える ▶▶これらのことから，現時点のNさんの状況は，自分のセクシュアリティに関する懸念の表出がみられる状態であり，非効果的セクシュアリティパターンである

総合アセスメント

●AYA世代にある女性（Nさん）は乳がんと診断された。化学療法で性腺機能低下による閉経となり，子どもを産めなくなることを回避するために，術前化学療法前に妊孕性温存を試みた。しかし，Nさんはもともと月経困難症のため卵巣予備能力が低下気味であったため，調節卵巣刺激によっても受精可能な成熟卵子を採卵できず，妊孕性温存は実施できなかった。生殖は個人が努力すれば報われるものではなく不確実な要素が多いが，Nさんにとっては，妊孕性温存ができなかったことは予想外の出来事となった

●Nさんのセクシュアリティの根源であった女性は子どもを産む役割があるという自己の性的アイデンティティが否定され，女性としてのあり方，感じ方，考え方，行動ができなくなった状況と判断する（★5）

●また，Nさんの周りには子どもをもたない夫婦がいなく，子どもがいない夫婦二人だけの家族という役割モデルが不十分であること，次世代を養育する親役割は，里親，特別養子縁組でも可能であり，生殖性の課題は実際の子ども養育だけでなく社会的な親になることでも達成できるというセクシュアリティに関連する代替手段の知識不足も関連因子であると考える

●これらのことから，現時点のNさんの状況は，自分のセクシュアリティに関する懸念の表出がみられる状態であり，非効果的セクシュアリティパターンである。これらの状態をケアし，Nさんが効果的なセクシュアリティパターンを確立できるためには，医療者から適切な情報提供を得て，ひとりで意思決定できないときには，医療者とともに考えて最良の方法を意思決定する共有意思決定の機会が必要であると判断した

Point

★5：女性は子どもを産む役割があり，夫婦で子育てをすることに価値観をもっていたが，それらがかなわないことから自己のセクシュアリティが否定された状況です。代替手段の知識も不足しています

ステップ3　看護問題（の抽出）

①女性の象徴として乳房，月経を失い，子どもを産むこともできなくなったことで，自身のセクシュアリティが混乱している状態
②Nさんの周りには子どもをもたない夫婦がいなく，子どもがいない夫婦二人だけの家族という役割モデルが不十分である
③セクシュアリティに関連する代替手段の知識不足

ステップ4　看護診断名

□ 非効果的セクシュアリティパターン

ステップ5　非効果的セクシュアリティパターンの看護診断の診断指標・関連因子・ハイリスク群の確認

◆診断指標
□ 性行為の変化
□ 性的行動の変化
□ 性的パートナーとの関係の変化
☑ 性的役割の変化
□ 性行為が困難
□ 性行動が困難
☑ 価値観の対立（★6）
◆関連因子
□ 性的指向についての葛藤
□ 異形嗜好についての葛藤

□ 妊娠への恐れ
□ 性感染症への恐れ
□ 性的パートナーとの関係の悪化
□ 代替の性的手段の不足
□ 役割モデルの不足
☑ プライバシーの不足
◆ハイリスク群
□ 大切な人がいない人

（T.ヘザー・ハードマン・他編，上鶴重美訳：NANDA-I 看護診断―定義と分類 2021-2023，原書第12版．p375，医学書院，2021．より一部改変）

Point
★6：子どもをもたない夫婦，養子により親になることのロールモデルの不足から性的（女性・母親）役割の変化を強いられ，自身のなかでの価値観の対立が生じている状態です

ステップ6　非効果的セクシュアリティパターンの看護計画（★7）

●患者は37歳，右乳がんステージⅡ期，サブタイプはルミナルBと診断されている。術前化学療法を3か月，右乳房全摘術，その後に内分泌療法と化学療法で5～10年の治療期間である。結婚して半年目であり子どもを希望していた矢先だったため，受精卵（胚）凍結による妊孕性温存を希望し，調整卵巣刺激を行ったが，未熟卵しか育たず，化学療法前の妊孕性温存はできなかった。Nさんは「がんが体から消えても，乳房も一つだけ，子どもも産めない体の私は，女でも妻でも母でもない。何を目的にがん治療すればよいのかわからない」と自身のセクシュアリティを懸念しており，このままではがん治療を積極的になれない可能性があり，セクシュアリティパターンが非効果的である。セクシュアリティに関して狭い視野で判断していることが要因と考え，次の看護計画を立てた
●目標
●長期目標
●がん治療を受けるNさんが効果的セクシュアリティを確立できるよう，乳房再建術，子どもの親になるための多様な選択肢の情報提供と夫婦での適切な意思決定を支援する共有意思決定ができる

Point
★7：まずは，乳がん治療を優先し，夫婦の関係性を強めるために必要なことを話し合うこと，化学療法1クール後に再度妊孕性温存の機会もあること，それらができなくても，治療後に月経発来し，妊娠の可能性もゼロではないこと，また親になる多様な選択肢があることを情報提供します

●短期目標
　●思うとおりにいかなかったことの悲嘆や怒りの感情表出を支援し，思いを整理する
　●できたこと，できなかったことの意味を考えられる
　●がんの診断や妊孕性温存でのさまざまな喪失体験を看護師と共に振り返る
　●夫婦関係のパートナーシップの再構築を支援する
●観察計画 (O-P)
●卵巣過剰刺激症候群の早期発見：腹部膨満感の有無と Ht（ヘマトクリット）値
●体重，尿回数（尿量），バイタルサイン
●悲しみ，無力，怒りの感情を言葉にしている
●自己の家族像について言葉にできる
●夫とのコミュニケーションや性行為の再開ができている
●自己の性的魅力を過小評価せず，N さんらしい服装と化粧ができている
●がん治療計画を実施できる
●食事，睡眠がとれている
●ケア計画 (T-P)
●卵巣過剰刺激症候群の副作用（腹水，血栓症）を予防するため，水分摂取，適切な活動を促す
●今の感情を医療者や夫，家族に話してもよいこと（我慢して蓋をする必要はないこと）を説明
●以前からもっている女性や親の自己概念を表出でき，話し合うことで概念を修正できる
●夫婦のどのような意思決定も尊重する
●がん治療施設の担当看護師と情報を共有する
●AYA 世代がん患者を紹介し，ロールモデルを獲得する
●乳房再建術・がん治療後の月経発来へのホルモン補充療法を説明する
●教育計画 (E-P)
●固定されているセクシュアリティの自己概念を変えられるきっかけになるような当事者グループや情報を提供する
●親になるさまざまな選択肢である里親制度，特別養子縁組について情報提供し，子どもの親になることの意味を考えられる情報提供の機会や医療者とともに考えて意思決定していく経験をする
●夫婦二人だけの子どもをもたない家族像をイメージできる機会をつくる

ステップ7　実施（★8）

Point
★8：多職種が連携して支援することが多様な選択肢を得る方法として重要です

●今後のがん治療スケジュールの再提示や乳房も月経もがん治療が終了することで，治療によりもとに戻ること，子どもをもち親になる方法は多様にあること，新しいパートナーシップ観について再度，N さん夫婦に医師，看護師，臨床心理士が共に参加して説明し，がん治療過程を医療者とともに一緒に考えて意思決定していく機会を意図的に数多く作った

ステップ 8 　評価（★ 9）

● N さんの喪失や悲嘆感情を尊重し，共感し傾聴していく機会を数多くもったことで，N さんは徐々に落ち着きを取り戻した。夫婦がパートナーシップを組んで，がんに立ち向かうことは，セクシュアリティや生殖に関する新しい価値観を N さんが創造できる機会となる。それば生殖性の課題を達成する過程となり，効果的セクシュアリティの確立を評価できる（★ 10）

Point
★ 9：寄り添いつつ，共感と傾聴を繰り返し医療者と夫婦のパートナーシップが重要です

Point
★ 10：N さんに寄り添い，喪失と悲嘆感情への共感と思いを傾聴することで，これまでの過程での N さん自身や夫婦で努力できたこと，その意義を整理することができます。その結果，生殖性の本来の意味である子どもを産む，産まないにかかわらない次世代育成に価値を見出すことができるようになります

●長期目標	
①がん治療を受ける N さんが効果的セクシュアリティを確立できるよう，乳房再建術，子どもの親になるための多様な選択肢の情報提供と夫婦での適切な意思決定を支援する共有意思決定ができる	▶①医療者と共に情報や価値観を共有すること最適な選択ができた
●短期目標	
②思うとおりにいかなかったことの悲嘆や怒りの感情表出を支援し，思いを整理する	▶②医療者に感情表出することで，思いを整理できた
③できたこと，できなかったことの意味を考えられる	▶③自らの意思決定で経験した意味を伝えることができた
④がんの診断や妊孕性温存でのさまざまな喪失体験を看護師と共に振り返る	▶④つらい気持ちを表出することで，共に情報を共有し次のステップについて考えることができた
⑤夫婦関係のパートナーシップの再構築を支援する	▶⑤夫と一緒に考え語り合うことで，夫婦の絆が強くなった

（参考）一時的な看護問題リスト

● N さんの場合，妊孕性温存ができなかったため推奨される
● がん治療により卵巣機能が低下することで，治療直後または数年後の 40 歳前に早発閉経となる可能性がある[4]
▶▶非効果的パートナーシップ
▶▶ボディイメージ混乱

［引用文献］
1) Goldman RH, et al: Predicting the likelihood of live birth for elective oocyte cryopreservation: a counseling tool for physicians and patients. Hum Reprod 32(4): 853-859, 2017.
2) Practice Committees of the American Society for Reproductive Medicine and the Society for Assisted Reproductive Technology: Mature oocyte cryopreservation: a guideline. Fertil Steril 99(1): 37-43, 2013.
3) 日本産婦人科学会：ART データブック．2019．https://plaza.umin.ac.jp/~jsog-art/2019data_202107.pdf（2022 年 6 月 30 日閲覧）
4) 日本がん・生殖医療学会編：乳癌患者の妊娠出産と生殖医療に関する診療ガイドライン　2021 年版，pp66-73，金原出版，2021.
［参考文献］
1) 国立がん研究センター：最新がん統計．https://ganjoho.jp/reg_stat/statistics/stat/summary.html（2020 年 11 月 20 日閲覧）
2) 片岡明美，阿部朋未，大野真司：乳がん患者の現況―治療の進歩．日本がん・生殖医療学会監，新版がん・生殖医療―妊孕性温存の診療，pp70-78，医歯薬出版，2020.
3) 日本性科学会監：セックスカウンセリング入門，改訂第 2 版．金原出版，2005.
4) 吉沢豊予子編：助産師基礎教育テキスト 2019 年版 第 2 巻―女性の健康とケア．日本看護協会出版会，2019.
5) 日本がん・生殖医療研究会監：新版がん・生殖医療―妊孕性温存の診療．医歯薬出版，2020.
6) 鈴木直，髙井泰，野澤美江子・他編：ヘルスプロバイダーのためのがん・生殖医療．メディカ出版，2019.

10 コーピング－ストレス耐性

任 和子

A コーピング－ストレス耐性のアセスメントの目的と方法

コーピング－ストレス耐性の アセスメントの目的

コーピング－ストレス耐性では，全般的なコーピングパターンとストレス耐性との関連において，その有効性をアセスメントします。うまく機能しているか，機能不全パターンを示すか，その危険因子となるものはないかを分析します。

「コーピング（coping）」の原型は，"cope"であり，「対処する，こなす，立ち向かう，処理する」といった意味があります。またストレス耐性とは，ストレスに対してうまく適応して，バランスよく身体的・心理的・社会的・スピリチュアルな側面の健康を保つことができる能力のことを指します。心理的適応を促し，健康を保持することがこのパターンのアセスメントの目的です。そのためには，ストレスとコーピングの理論を理解する必要があります。

「ストレス」という言葉は，社会生活においても医療現場においても，日常的に使われています。その使い方は，大きく分けて3つあります。1つ目は，ストレスの症状です。自覚症状には，動悸，冷や汗，筋肉の緊張，めまい，頭痛，息切れ，嘔気，疲労，食欲不振，睡眠障害などがあります。また，泣く，震える，早口になる，お酒を飲む，食べ過ぎるなど，第三者が確認できる症状もあります。2つ目は，「今日の仕事はストレスが高かった」や「入院環境によるストレス

がある」などのような症状の原因を指して使います。3つ目は「ストレスがたまってお菓子を食べ過ぎた」や「ストレスを発散するためにカラオケに行った」というようなストレス解消法とセットで用いられます。

このように，ストレスは日常的に使われる言葉であり，もし，患者が「ストレスがある」と言ったとしても，それが即，看護上の問題とはなりません。また，コーピング－ストレス耐性パターンではなく，自己知覚－自己概念など，他のパターンに属する重要な情報が隠れていることもあります。したがって，「ストレスがある」という言葉の意味は何かを推測し仮説を立て，情報を得てアセスメントし，看護介入する必要のある状況なのかどうかを判断しなければなりません。

コーピング－ストレス耐性の 情報収集の内容

ストレスは，❶心身の安全を脅かす環境や刺激，❷環境や刺激に対応する心身の諸機能・諸器官の働き，❸対応した結果としての心身の状態，の3側面から構成され[1]，❶は「ストレッサー」，❷は「コーピング」，❸は「ストレス反応」と呼ばれています。

1）ストレッサー

ストレッサーの種類には，「物理的」（温度の変化，

音，照明など），「化学的」（薬物，炭酸ガス，たばこなど），「生物学的」（細菌，カビ，ウイルスなど）などがありますが，コーピング−ストレス耐性パターンでは，特に，心理社会的ストレッサーについてアセスメントする必要があります。

心理社会的ストレッサーは，地震や災害などのような突然の大きな変化である「カタストロフ」（catastrophe），個人にとって急激で大きな人生の変化である「ライフイベント」（life events），日常の慢性的なわずらわしい出来事である「デイリーハッスルズ」（daily hassles）から構成されます[2]。病気の罹患や重症化，入院，手術などはライフイベントともいえますが，これらは患者や家族にとって大きな人生の変化であるとともに，先行きの心配や検査・処置などにより，日常の慢性的なわずらわしい出来事であるデイリーハッスルズが増えることとなります。このような健康の危機状況そのものとそれに伴うさまざまなことが，患者や家族にとってストレッサーとなっていることをよく理解する必要があります。これらを測定する尺度が開発されているので，それらも参考にしながら，インタビューで情報を得ましょう。

2) ストレス反応

ストレス反応は，「心理的反応」「行動的反応」「身体的反応」として分けて考えると理解しやすいでしょう。

心理面の反応は，精神的な体験を意味し，情動反応と考えることができます。たとえば，不安，緊張，イライラ，恐怖，落ち込み，緊張，怒り，抑うつ，焦燥，無気力などがよくみられます。身体面の反応としては，全身倦怠感や疲労感，頭痛，肩こり，動悸，めまい感，睡眠障害など，自律神経系の症状を中心に，内分泌系，呼吸器系，消化器系，心血管など全身にわたる症状が現れます。行動面の反応は，ストレスの影響を受けてそれまでの生活行動様式が変化することです。たとえば，食べ過ぎたり，飲み過ぎたり，余裕がなくなったりすることです。患者が怒りっぽくなって医師や看護師に暴力を振るったり，家族や同室者と口論したりすることも，行動面に現れたストレス反応である可能性を踏まえて情報を収集します。

3) コーピング

このようなストレッサーとストレス反応を媒介するものとしてコーピングが機能します。ラザルス（Lazarus RS）はコーピングを，「人の資源に負担をかけたり，荷重であると判断される特定の外的または内的欲望を管理するために，常に変化している認知的・行動的努力」[3]と定義しています。

ウェンゼル（Wenzel L）ら[4]の図をもとに，ストレスとコーピングのモデルを図1のように示しました。

四角で囲った部分が，ラザルスのストレスとコーピングの基本的なモデルです[4]。ラザルスのストレスとコーピング理論の主要な要素は，ストレッサーの認知的評価とコーピングです[5]。ストレッサーの認知的評価は，出来事そのものはまだストレッサーとして認識されていない「潜在的ストレッサー」であり，それをどのように解釈するかによってストレッサーとなるかどうかが決まる，と考えます。

認知的評価には，一次的評価と二次的評価の2種類の評価があります。一次的評価は，潜在的なストレッサーが自分にとってどのようなものかを評価します。二次的評価は，ストレスフルであると評価された状況に対して何ができるか，自分でコントロールできるかについて評価します。この認知的評価を経て，コーピングが実施されます。

コーピングは，「問題中心」と「感情中心」に分けられます。**問題中心コーピング**は，ストレスフルな状況を変化させるために，直接その状況に働きかけたり，積極的に情報を得ようと努力したり，問題解決のために具体的に何かを行うことです。**感情中心コーピング**は，ストレスフルな状況を変えることなく，それらについての感じ方を変えたり，考えることを避けたりして，ストレスフルな状況の意味を変化させることです。感情中心コーピングには，回避や否認なども含まれ，NANDA-I 看護診断の「防御的コーピング」や「非効果的否認」などにつながる，重要な概念です。

ウェンゼルらは，このコーピングに影響を与えるものとして，「コーピングスタイル」〔（性質的なコーピングスタイル（dispositional coping style）〕とソーシャルサポート，「意味に立脚したコーピング」（meaning-based

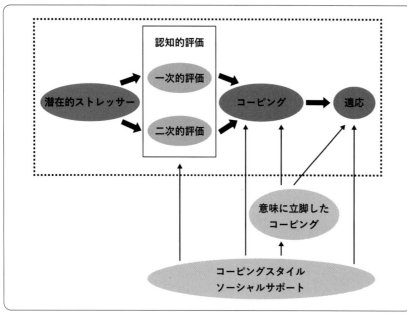

(任和子：コーピング理論. 佐藤栄子編, 中範囲理論入門, 第2版, p267, 日創研出版, 2009. を一部改変／Wenzel L, Glanz K, Lerman C：Stress, Coping, and Health Behavior. In Glanz K, Rimer BK, Lewis FM, Eds, Health Behavior and Health Education：Theory, Research, and Practice, 3rd ed, p215, Jossey-Bass, San Francisco, 2022.)

図1　ストレスとコーピングのモデル

coping）」を示しています[3]。**コーピングスタイル**は, 習慣となっている典型的なコーピングの仕方であり, あらゆるストレスフルな状況に対する認知と行動に影響を及ぼすと考えられます。普段どのようにコーピングしているかという情報を得ることが基本です。**意味に立脚したコーピング**とは, 楽観的に受け止めたり, ゴール設定を変更したりすることにより, 肯定的な感情を引き起こすものです。楽観的に受け止められると適応が促されることもあります。ソーシャルサポートは役割−関係パターンでの情報と関連します。

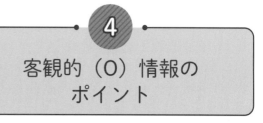

主観的（S）情報のポイント

コーピング−ストレス耐性では, ❶ストレッサーとなりうる状況について本人がそれをどのようにとらえているのか, ❷ストレス反応としてどのような症状を自覚しているか, をよく聞いて情報を得ることが, まず重要です。

そのうえで, 何らかのストレス反応がある場合, それはコーピングがうまく機能していない可能性があり, 何らかの介入が必要であると考えられるため, ストレッサーをどのように認識し, コーピングしているかをさらに深く情報収集していきます。

コーピング−ストレス耐性の情報は, 表面的なかかわりでは得られないことが多いです。日常のケアで信頼関係を構築しながら, 仮説をもって, よい質問をすることが大切です。

客観的（O）情報のポイント

特にストレス反応では主観的情報が重要な手がかりとなります。たとえばストレス反応の心理面では表情や態度が手がかりになります。また, 身体面では自律神経系の症状として現れることが多く, 脈拍や血圧の増加, 冷汗などにより観察することができます。行動面も話し方や生活習慣の変化などにより観察可能です。行動面はそれがコーピングであることも多いですが, ストレスとコーピング理論をもとに整理しながら情報収集しましょう。

コーピング−ストレス耐性で考えられるアセスメント

先に示したストレスとコーピングのモデル（図1）に基づき，看護介入の必要性をアセスメントします。認知的評価やコーピングは，本人が日常的に実施しているコーピング（コーピングスタイル）やソーシャルサポートの影響を受けています。したがって，これらの影響もアセスメントします。

回避や否認は短期的には適応をもたらすこともありますが，長期的には問題が大きくなることがあります。時間軸でのアセスメントも求められます。

NANDA-I の看護診断との関連

ゴードンの機能的健康パターンの「コーピング−ス

トレス耐性」の診断としては，「非効果的コーピング」「非効果的否認／否認」「心的外傷後シンドローム」などがあげられます[1]。詳しくは，成書を参照してください。

NANDA-I の看護診断では，領域9に「コーピング／ストレス耐性」があり，これがゴードンの機能的健康パターンの「コーピング−ストレス耐性パターン」に対応するとみていいでしょう。ただし，「不安」「恐怖」「無力感」など，「類2　コーピング反応」に属する診断の一部は，ゴードンの機能的健康パターンでは「自己知覚−自己概念パターン」に分類されます。このような感情に関するアセスメントは「自己知覚−自己概念パターン」の自己尊重と深く関連するので，アセスメントをする際に注意が必要です。

領域9「コーピング／ストレス耐性」は，「類1　トラウマ後反応」「類2　コーピング反応」「類3　神経行動学的ストレス」の3つに分類されています。NANDA-I の看護診断領域9「コーピング／ストレス耐性」の看護診断名を表1に示します。

表1　領域9「コーピング／ストレス耐性」の看護診断名

類1 トラウマ 後反応	●移住トランジション複雑化リスク状態 ●心的外傷後シンドローム ●心的外傷後シンドロームリスク状態	●レイプ−心的外傷後シンドローム ●移転ストレスシンドローム ●移転ストレスシンドロームリスク状態
類2 コーピング 反応	●非効果的行動計画 ●非効果的行動計画リスク状態 ●不安 ●防御的コーピング ●非効果的コーピング ●コーピング促進準備状態 ●非効果的コミュニティコーピング ●コミュニティコーピング促進準備状態 ●家族コーピング機能低下 ●家族コーピング機能停止 ●家族コーピング促進準備状態 ●死の不安	●非効果的否認 ●恐怖 ●悲嘆不適応 ●悲嘆不適応リスク状態 ●悲嘆促進準備状態 ●気分調節障害 ●無力感 ●無力感リスク状態 ●パワー促進準備状態 ●レジリエンス障害 ●レジリエンス障害リスク状態 ●慢性悲哀 ●ストレス過剰負荷
類3 神経行動学的 ストレス	●急性離脱シンドローム ●急性離脱シンドロームリスク状態 ●自律神経過反射 ●自律神経過反射リスク状態	●新生児離脱シンドローム ●乳児行動統合障害 ●乳児行動統合障害リスク状態 ●乳児行動統合促進準備状態

(T. ヘザー・ハードマン編，上鶴重美編・訳，カミラ・タカオ・ロペス編：NANDA-I 看護診断 定義と分類 2021-2023 原書第12版. 医学書院，2021. をもとに作成)

[文献]

1) マージョリー・ゴードン，上鶴重美訳：アセスメント覚え書　ゴードン機能的健康パターンと看護診断. pp207-215, 医学書院, 2009.

事例展開：非効果的否認

 1 非効果的否認の看護診断の定義

◆定義
　不安や恐怖を軽減するために，ある出来事についての知識やその意味を，意識的または無意識的に否定しようとする試みが，健康を損ねる原因になっている状態
◆診断指標
　□ 医療を探し求めることの遅れ
　□ 死の恐怖を否定する
　□ 障害への恐れを否定する
　□ 症状の原因を取り換える
　□ 疾病の生活への影響を認めない
　□ 危険の関連性を認めない
　□ 症状の関連性を認めない
　□ 病気の影響を恐怖に置き換える
　□ 不適切な感情
　□ 症状を過小評価する
　□ 医療を拒む
　□ 悲惨な出来事を話すとき，そっけない意見を言う

　□ 悲惨な出来事を話すとき，そっけない仕草をする
　□ 医療従事者からアドバイスされていない治療法を用いる
◆関連因子
　□ 不安
　□ 過度のストレス
　□ 死への恐れ
　□ 人格的自律を失うことへの恐れ
　□ 離別への恐れ
　□ 情動面のサポート不足
　□ コントロール感が十分にない
　□ 無効なコーピング方法
　□ 強い情動への対応が足りないと感じている
　□ 嫌な現実の脅威

（T. ヘザー・ハードマン・他編，上鶴重美訳：NANDA-I 看護診断—定義と分類 2021-2023，原書第 12 版. p409，医学書院，2021. より）

2 非効果的否認のアセスメントの視点

　ストレッサーがとても強く脅威的で，コントロールできないと受け取った場合，それらのストレッサーを避けようとし，問題をなかったことにするコーピングをとることがあります。そこで，そのような反応がみられるかについて診断指標を手がかりにして情報収集を行います。

　否認はストレッサーについて感じたり考えたりすることを避けることによって，苦痛を和らげ適応しようとするものであり，適応に必要なコーピングです。しかし，否認により，かえって問題が大きくなったり，

苦痛が増したり，持続したりする場合，非効果的否認と判断します。

　前向きに考えたり，現実を受け入れようとしたりして，このストレスフルな状況に意味があると解釈しようとする試みは，健康への脅威に直面したときによく使われ，適応を促進します。このようなコーピングを非効果的否認と誤診しないように慎重に鑑別する必要があります。

　以下に，情報収集の内容例を示します。

S 情報 （例）	●病気の予後や重症化の可能性が高いにもかかわらず「私は大丈夫だと思います」と言う ●自分の行動が症状増悪につながったり，重症化のリスクが高まったりすることを否定する ●生活への影響があるかを聞いても，「何も困っていません」と言う ●病気や症状などについて，ひとごとのようにそっけない意見を言う
O 情報 （例）	●受診勧奨されても受診しなかったり，定期受診をキャンセルしたり，治療中断歴がある ●病気や症状などについて，ひとごとのようにそっけない態度をとる ●自己流のセルフマネジメントをする

3 非効果的否認の事例展開

事例紹介

- P さんは，緩徐進行型 1 型糖尿病でインスリン治療中，右下肢の蜂窩織炎の治療のため皮膚科に入院しました
- 入院後 10 日目，蜂窩織炎は抗菌薬投与で軽快したが，血糖が安定しないことが課題となり，退院に向けて食事や運動，インスリン治療についてセルフマネジメント支援をすることとなり，糖尿病内科に転科しました

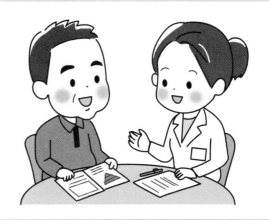

ステップ 1 　情報収集

転科時の情報
●基礎情報

- ●属性
- ●52 歳，男性，会社員（医療・介護機材などの販売）
- ●身長 176 cm，体重 88 kg，体脂肪率 25％
- ●家族背景
- ●妻と大学生の長女（同居）
- ●診断名
- ●緩徐進行 1 型糖尿病，右下肢蜂窩織炎
- ●現病歴
- ●10 年前に会社の健康診断で高血糖を指摘され，精査の結果，緩徐進行型 1 型糖尿病（★1）と診断された。当初は内服治療をしていたが，まもなくインスリン治療となった。たびたび治療中断している。HbA1c（ヘモグロビン A1c）は外来のデータで 8〜11％台。外来では検査データのチェックと医師の診察・インスリン処方のみで，看護師や管理栄養士の指導記録はない。3 年前，右下肢蜂窩織炎で緊急入院，その後も繰り返し，今回で 5 回目の入院。腎症 1 期。神経障害なし。眼科には年に 1 回受診，糖尿病網膜症なし
- ●主訴
- ●発熱と下肢痛（皮膚科入院時）
- ●既往歴
- ●なし
- ●家族歴
- ●父：高血圧
- ●治療経過
- ●蜂窩織炎に対してセフェム系抗菌薬を静脈投与したところ，入院 7 日目より発熱・局所所見とともに軽快し，主訴である下肢痛も消失した。血糖コントロールをし，あと 1 週間ほどで退院の予定である。糖尿病に対しては，基礎−追加インスリン療法（ベーサル・ボーラス〈Basal-Bolus〉療法）（★2）を行っている
- ●看護経過（皮膚科看護師からの情報）
- ●発熱と下肢痛の症状緩和と保清を行った。間食時は，看護師に申告してもらい超速効型インス

Point
★1：主に自己免疫学的機序により，インスリンを分泌する β（ベータ）細胞が破壊され，インスリンが出なくなるため，慢性高血糖状態となり発症します。1 型糖尿病ですが，ケトアシドーシスに陥るケースは少なく，2 型糖尿病のような発症形式をとることが多いです

Point
★2：基礎−追加インスリン療法（ベーサル・ボーラス〈Basal-Bolus〉療法）とは，24 時間続けて分泌する基礎インスリン（Basal インスリン）と，毎食後に分泌される「追加インスリン」と呼ばれるタイプのインスリン（Bolus インスリン）を投与することで，正常な人のインスリンの体内分泌を再現しようとする方法。人のインスリン分泌に近い分泌パターンを実現できるため，血糖値のコントロールが厳格に行えます

転科時の情報 ●基礎情報 (つづき)	リンを追加で自己注射するようにと説明しているが，本人からの申告はなく，予想外の血糖変動や無自覚性低血糖がある。ゴミ箱には菓子パンなどの空袋が入っていることがたびたびあり，コンビニエンスストアで購入しているところを見かける。知識の確認や病気に対するとらえ方を知る必要があるが，糖尿病のことや食事・間食のことになると口数が少なくなる ●今，最も気がかりなことや入院生活での希望 ●「特にない。足はよくなったし，もう退院でしょ」

表2　糖尿病内科転科時に情報収集した内容を機能的健康パターンで整理したもの

機能的健康パターン	初期情報
健康知覚－健康管理パターン	●「緩徐進行１型糖尿病」で，インスリン治療が不可欠であり，食事や運動をする必要があることはわかっている ●足の炎症が糖尿病と関係があることも知っている ●自分の病気の状態はよく理解しているつもりであるし，医師や看護師，栄養士，薬剤師の言うことも理解できていると思っている ●糖尿病のことについての話をすると，「あ，そう」という程度で，あまり関心を示さない ●インスリン注射は自分で実施しており，手技は適切であるが，動作は淡々としている ●蜂窩織炎については，「痛いし，これはなかなかつらい。体質なんだろうね」
栄養－代謝パターン	●病院では，病院食（2,200 kcal）が提供されそれをすべて食べている ●皮膚科入院中も，間食時はインスリンを追加投与する指示であるが，皮膚科での看護記録上では申告はなく追加投与していない ●売店で何か食べるものを購入しているところを見かけた，との情報が看護補助者より得られている ●入院中血糖値は，１日４回測定（120〜180 mg），時々低血糖（血糖値60台）や高血糖480 mg）がある ●家では，朝は５枚切りの食パンを１枚とコーヒー，昼は外食（近所の定食屋や出先で），夜は22時頃帰宅して妻が作り置いているものを食べる ●アルコールは毎晩少し飲む
排泄パターン	●毎日朝に便通がある。水はよく飲むが多尿という自覚はなく，問題を感じていない
活動－運動パターン	●運動習慣はない。仕事は電車を使って１時間 ●「営業で歩いているし，今は運動する気はない。１型糖尿病なんだから，運動は必須じゃないよ」 ●時計に歩数計がついており，それによるとだいたい１日4,000歩，多いときで１万歩
睡眠－休息パターン	●午前１時頃には眠り，７時頃起きる。寝付きもよく，途中で起きることもない ●休日は９時頃まで眠り，日中はうとうとすることもある ●「仕事をしているとどうしてもこんなくらいになるし，昼寝もしないし，土日には寝てるし，普通」
認知－知覚パターン	●聴覚，視力は問題ない。しびれなどもない
自己知覚－自己概念パターン	●自分自身のことはよくわからないが，まじめで几帳面だと思う。多くを語るほうではない
役割－関係パターン	●妻と娘の３人暮らし。妻は専業主婦だが，最近パートを始めた。娘は大学生 ●会社では，課長。営業で診療所などを受け持つ ●「妻もフルタイムで働いている。病気のことも知っているけど，特にやってもらうことはないよ」
セクシュアリティ－生殖パターン	●「特に問題ない」と言う
コーピング－ストレス耐性パターン	●働いていれば大変なことはあるが，解決するのが仕事である ●ストレスに強いかといわれると，強いほうだと思う ●くよくよはしない。やれることをやるだけ ●ストレス解消のために，特にやることはない。強いていえば寝ることかな ●入院，食事療法，インスリン治療，蜂窩織炎などについては「なるようになる。じたばたするようなことでもない。もうすぐ退院できるしね」
価値－信念パターン	●健康は大事 ●「65歳の定年までは働く。その後のことは考えていないけど年金生活だよね」

総合アセスメント

- 気がかりなことや入院生活での希望を聞いても，「特にない」と言うが，蜂窩織炎については気にしているようである。口数が少ないが医療従事者に対して拒否的ということではない
- 42歳で「緩徐進行1型糖尿病」の診断を受け，インスリン治療を行っているものの，血糖コントロールが悪い。時々治療中断がある。また，蜂窩織炎を繰り返しており，血糖コントロールも影響していると考えられるが，本人はその原因を「体質」としている。皮膚科入院中も間食をしていることがわかっているが，医療チームにその報告や，インスリン追加投与をしたとの申告がない。自宅でも，高血糖・低血糖を繰り返している可能性がある。緩徐進行1型糖尿病であるため，インスリンを効果的に使用できれば血糖パターンは安定する可能性がある。BMI (body mass index) は28.4，体脂肪率は25％であり，肥満である。食事の内容と運動習慣をもつことが重要であるが，発言からは，変化モデルの無関心期〜準備期[5] (★3) である。しかし，時計は歩数計のついたものを使っており歩数を記憶していることから，糖尿病のセルフモニタリングやコントロールに関心をもっている
- 職業は，医療・介護機材などの販売で，管理的立場にあるが，実際に営業もしている。クリニックを担当しているようで，血糖測定器など糖尿病関連の販売もしている。「緩徐進行1型糖尿病」とはっきり病名を認識しており，糖尿病に関する知識はあるように推測される。妻と大学生の長女と同居しており，妻もフルタイムで勤務しているが，家族については情報がほとんどない。妻に対して「病気のことも知っているけど，特にやってもらうことはない」と言っており，少なくとも，糖尿病に関することについては自分ひとりで完結しているように推測される。趣味などについての情報は得られていない
- 平日と休日で少し違うものの24時間の生活はほぼ規則的である。皮膚科入院中は，下肢の痛みが軽減してからは，売店に行くようになったが，ほとんどベッド上で，パソコンで仕事をしていたりスマートフォンでSNSや動画等をみていたりしている

Point

★3：プロチャスカの提唱した変化ステージモデルでは，人が行動を変える場合は「無関心期」→「関心期」→「準備期」→「実行期」→「維持期」の5つのステージを経ると考えます。このステージをひとつでも先に進めるためには，それぞれのステージに合わせた働きかけが必要です。無関心期・関心期では，考え方を変えることに注力し，必要性を自覚してもらったり行動を変えることの障壁は何かを話し合ったりすることが有用です

入院時カンファレンスを行い，予定の入院期間5日の看護の方向性を検討した。以下の課題があることで合意した。
- 緩徐進行1型糖尿病であるが，インスリン注射をしていたらよいわけではない。肥満であるため，適切な食事と運動は不可欠である。また，食事と運動に合わせたインスリン調整をすることで血糖スパイクをコントロールすることが合併症予防のために必要である。高血圧を是正し，蜂窩織炎の再発予防をすることが重要である
- 知識不足やわかっていても実施できないという行動の問題でなく，コーピングに課題があるのではないか。「大変なことを解決するのが仕事」「くよくよせずやれることをやる」など，普段は問題中心型のコーピングをし，仕事では成功をおさめているようだが，糖尿病に関しては，そのようなコーピングをしているようにはみえない。むしろ，問題がないかのようである。家族のソーシャルサポートも弱いように思われる
- 今後も，糖尿病について，当院で外来診療が継続される予定であることから，長期点視点に立って，まずはPさんの糖尿病に対するコーピング状況をとらえていったらどうか
- 情報が少な過ぎるため，まず，看護師は信頼関係構築をすることに注力する

ステップ4　看護診断名

□ 非効果的否認

ステップ5　非効果的否認の看護診断の診断指標・関連因子の確認

◆診断指標
- □ 医療を探し求めることの遅れ
- □ 死の恐怖を否定する
- □ 障害への恐れを否定する
- ☑ 症状の原因を取り換える
- ☑ 疾病の生活への影響を認めない
- ☑ 危険の関連性を認めない
- ☑ 症状の関連性を認めない
- □ 病気の影響を恐怖に置き換える
- □ 不適切な感情
- □ 症状を過小評価する
- □ 医療を拒む
- ☑ 悲惨な出来事を話すとき，そっけない意見を言う
- □ 悲惨な出来事を話すとき，そっけない仕草をする
- □ 医療従事者からアドバイスされていない治療法を用いる

◆関連因子
- □ 不安
- □ 過度のストレス
- □ 死への恐れ
- □ 人格的自律を失うことへの恐れ
- □ 離別への恐れ
- □ 情動面のサポート不足
- ☑ コントロール感が十分にない
- ☑ 無効なコーピング方法
- □ 強い情動への対応が足りないと感じている
- □ 嫌な現実の脅威

(T.ヘザー・ハードマン・他編，上鶴重美訳：NANDA-I看護診断―定義と分類 2021-2023，原書第 12 版. p409, 医学書院，2021. より一部改変)

ステップ6　非効果的否認の看護計画

① 間食やインスリン追加投与については，深追いせず，確認のみとする。ゴミ箱をみたり，「売店で何を買ったのですか」などとは言わない。患者の実施しているモニタリング方法や血糖パターンマネジメントについて聞き，一般的なこととして治療の有効性を伝える
② 仕事内容について質問しながら糖尿病に対する考えや感情を聞く機会を作る
③ 医師と相談したうえで，売店で買った弁当や間食を摂取したうえでの，データの変化を確認する
④ できるだけ，担当看護師を替えずに同じ看護師が受け持つようにする
● 目標（入院 5 日後の退院時）
● 高血糖の原因について自分の生活との関連で話すようになる

ステップ7　実施

① 糖尿病に関することについては，そっけない返事で会話は続かなかった。一方，日中にベッドにすわってパソコンをしていることが多かったため，仕事について話をすると，会話は深まった

● 「得意先には糖尿病専門のクリニックがあり，持続血糖測定器がよく売れるようになった。医療機器のことはよく知っている。アプリにも興味があるし，健康関連のアプリをいろいろ試している。最近は時計の機能がよくなった。今度は血圧を測定するタイプの時計を買ってみようかな。実のところ，食べたら血糖は上がるし，打ち過ぎたら下がるし，よく反応するのが血糖はおもしろいね。そんなことを考えられるのは余裕があるときだけだけど」

● 「2型糖尿病じゃなくて緩徐進行1型糖尿病なのだから，生活習慣病と一緒にしないでもらいたいが，よくわかっていない人が多い。医療従事者だって同じ。家族だってわかろうとしないんだからね」

● 「原因は自己免疫なんだし，仕方ない。自分ではどうにもならない。悔しいとかそういうのじゃなくて，仕方ない，ただそれだけ」

● 「足は，なんでだろうね」

② 偶然，荷物を持参した妻とナースステーション前で会うことができ，話をした

● 「病気になった頃はいろいろとサポートもしたけれど，あまり熱心ではないし，今は本人のやれる範囲でやるしかないかな，と思っています。私も仕事がありますしね。心配はしていますが，言うだけ関係も悪くなるしね。ストレスになるといけないでしょ」

③ 退院に向け，食べたいものを確認し，それを摂取したうえで血糖値の上昇をモニタリングし，追加投与必要量を計算する機会をもった

ステップ8　評価

● 「実のところ，食べたら血糖は上がるし，打ち過ぎたら下がるし，よく反応するのが血糖はおもしろい」と，コントロール感を持ち得ていることが明らかとなった。一方で，「そんなことを考えられるのは余裕があるときだけ」という発言もあった。妻は心配しているものの，どのようにかかわったらよいのかがわからず，ソーシャルサポートは十分でない

● 外来でも継続的にフォローアップし，コントロール感がなくなる状況を早期に把握し，非効果的否認を予防し，適切なセルフマネジメント支援につなぐ必要がある。これらをサマリーとして外来に引き継ぐこととなった

［文献］
1) 小杉正太郎：ストレスとは何か．小杉正太郎編，ストレス心理学―個人差のプロセスとコーピング，p2，川島書店，2002.
2) Lazarus RS, Folkman S：Stress, appraisal, and coping. Springer, 1984.（本明寛，織田正美，春木豊監訳：ストレスの心理学―認知的評価と対処の研究，pp119-142，実務教育出版，1991.）
3) Lazarus RS：Stress and emotion：A new synthesis. Free Association Books Ltd, 1999.（本明寛監訳：対処.（2004）.ストレスと情動の心理学―ナラティブ研究の視点から，pp123-154. 実務教育出版，2004.）
4) Wenzel L, Glanz K, Lerman C：Stress, coping and health behavior. Glanz K, Rimer BK, Viswanath K eds, Health behavior and health education：Theory, research and practice, 3rd edition, pp210-239, Jossey-Bass, 2002.
5) 松本千明：医療・保健スタッフのための健康行動理論の基礎―生活習慣病を中心に．医歯薬出版，2002.

価値−信念

長 光代

価値−信念のアセスメントの目的と方法

1 価値−信念のアセスメントの目的

1) 価値−信念のアセスメントとは

「価値−信念パターン」は，価値，信念（宗教），選択/決断を導き出すパターンを記述することをいいます[1]。

2) 価値とは

価値とは，一般に「道徳的価値」，「美的価値」などと使用されますが，さまざまな意味をもっており，次のように定義されています。「哲学的には，人間主体の欲求や関心に対して対象のもつ意味をいい，それゆえ欲求や関心の度合いにより価値は相対的なものともなる。欲求や関心の種類に応じて，経済的，宗教的，理論的，道徳的などの価値に分けられる」[2]。学問領域においてもさまざまなとらえ方がありますが，哲学的な要素が強いようです。

NANDA-I看護診断（原書第12版）において，「価値」は「領域10 生活原理」の中に記載があります。その定義をみると，次のように示されています[3]。

● 価値観：好ましい行動様式や最終状態の識別とランク付け

3) 信念とは

信念とは，辞書によれば，「①正しいと信じる自分の考え。『信念を貫き通す』『固い信念』，②宗教を信じる気持ち。信仰心」[4]，あるいは，「ある事象，命題，言説などを適切なものとして，ないしは真実のものとして承認し，受容する心的態度。目標到達のための特定の行動選択を含む積極的な活動の可能性をもつ」[5]と定義されています。

NANDA-I看護診断（原書第12版）において，「信念」は，「領域10 生活原理」のなかに記載があります。その定義をみると，次のように示されています[3]。

● 信念：真実である，または本質的な価値があるとみなされている行為・慣習・制度に関する意見，期待，または判断

2 価値−信念の情報収集の内容

価値−信念のアセスメントは「価値」や「信念」にかかわるため，必要な情報は対象者の基礎情報，身体の知覚，認識，行動など多岐にわたります。

3 主観的（S）情報の ポイント

S情報では，自身（患者）の言葉が情報となります。言った言葉をそのまま記載します。以下，例を示します。

1) 基本的情報について

- **主訴**
  - 「受診された理由は何ですか」
- **現病歴**
  - 「今までにどのような病気にかかりましたか」
- **症状**
  - 「どのような症状がありますか」
  - 「その症状はどのようなときに出ますか」
  - 「その症状に対して，今どのようなことをされていますか」
  - 「気分が沈むことはありますか」

2) 価値について

- 「どのような価値観をおもちですか」
- 「あなたの人生においてどのような生き方をされてきましたか」
- 「あなたの生活で大切にしていることは何でしょうか」
- 「何かしたいことはありますか」
- 「何か大切していることはありますか。それはどのようなことですか」
- 「何か困っていることはありますか。それはどのようなことですか」
- 「いま行っている治療法についてお困りのことがありますか。それはどのようなことですか」
- 「困難や不安を感じることはありますか。それはどのようなことですか」
- 「そのようなとき，祈ることはありますか」

3) 信念について

- **病気に対する信念**
  - 「今の病気について何か信念をおもちですか」
  - 「病気に対する考え方はありますか」
  - 「今まで病気とどのように付き合ってこられましたか」
  - 「今の治療に対してどのような考えがありますか」
  - 「今後の治療に対してどのように思われますか」
  - 「主治医から現状についてどのように聞いていますか」
- **生活習慣**
  - 「お仕事や趣味はおもちですか」
- **ケアに対する希望**
  - 「看護に対する希望はありますか」
- **生活上の心配なこと**
  - 「どのような心配事がありますか」
- **家族関係**
  - 「ご家族とは病気についてどのように話し合っておられますか」
  - 「ご家族からどのようなサポートを受けていますか」
- **人生観**
  - 「人生の目標や楽しみ，目的はありますか」
  - 「大切なことや支えになっていることはありますか」

4) 生活背景や家族について

患者へのケアは，家族へのケアも同様に考えることが大切です。

家族構成，同居の有無，家族の年齢，家族内の役割，発達課題，職業，健康状態などの情報収集をします。また，患者の生活背景としても，自宅の地理的情報（自宅周辺の環境，病院との距離，病院までの交通手段），バス停の有無，車の運転の有無，近所づきあい，買い物の便などもあります。

客観的（O）情報の ポイント

O情報では五感を通してとらえた事実が情報となり，以下のような観察，計測した数値やスケールを記載します。

● 一般状態，外見，表情，精神症状，家族歴
● バイタルサイン，検査データ
● 病気のとらえ方，理解度，生活習慣
● 死生観，人生観など

価値−信念で 考えられるアセスメント

1）価値−信念パターンに問題のある アセスメントの例

（1）価値と信念にかかわるアセスメント

価値と信念について，患者さんが日頃大切にしていることがあれば，そのことについて患者さんがどのような背景をもっているかなどについてアセスメントをします。特にその価値観や信念が，健康にどのような影響を生じさせているかについて推論します。

例えば，入院している患者さんが，安静の指示がでているにもかかわらず，ベッドから離床し歩いているとします。このようなときに「歩いてはいけませんよ」と言うのではなく，その行動に至った理由を聞くことが大切です。

看護師がその理由を聴くと，「今まで人の世話になったことはありません。ただ，自分で今までしてきたことができないのがつらいのです。誰にも迷惑をかけたくないのです。これは私の信念でもあるのです」といった情報を得た場合は，「誰にも迷惑をかけたくない」というのが患者さんの信念ですので，否定はせずに，まずは受け止めて，そのような考えをもった背景を患者さんから聴くことが大切です。

（2）家族のアセスメント

患者の言動のなかで「誰にも迷惑をかけたくない」に対して，家族の情報収集とアセスメントをします。この発言は，家族のことを考えての発言であったのかもしれません。「家族には迷惑をかけたくない」と言われる可能性もあります。

（3）自己肯定感について

自己肯定感は自信を高めます。モチベーションを高めるといわれています。つまり，「自己肯定感」(self-affirmatives)とは，長所も短所も含めて，自己を全体として価値ある存在として評価できる肯定的な感情のことを指します[6]。

（4）聴く姿勢

情報収集の際に，よく患者さんが，ご自身の人生を語ることがあります。そのようなときには，時間をとってお話を聞くことが大切です，このようなお話のなかに，患者さんの価値観や信念が現れることがあります。

他の有用な情報としては，「生活習慣で行っていること」「座右の銘にしていること」「どのような希望をもっているのか」について聴くことも有用です。

NANDA-I の看護診断 との関連

ゴードンの機能的健康パターンの「価値−信念」の診断としては，「道徳的苦悩」「スピリチュアルペイン」などがあげられます。詳しくは，成書を参照してください。

ゴードンの機能的健康パターン「価値−信念」の定義と類似性の強いNANDA-I看護診断の領域10「生活原理」の分類を表1に示します。

表1　領域10「生活原理」の看護診断名

類1	価値観	現在該当する看護診断はなし
類2	信念	●スピリチュアルウェルビーイング促進準備状態
類3 価値観/信念/ 行動の一致		●意思決定促進準備状態 ●意思決定葛藤 ●解放的意思決定障害 ●解放的意思決定障害リスク状態 ●解放的意思決定促進準備状態 ●道徳的苦悩 ●信仰心障害 ●信仰心障害リスク状態 ●信仰心促進準備状態 ●スピリチュアルペイン ●スピリチュアルペインリスク状態

(T. ヘザー・ハードマン編，上鶴重美編・訳，カミラ・タカオ・ロペス編：NANDA-I 看護診断 定義と分類 2021-2023 原書第12版. 医学書院，2021. をもとに作成)

⑦ スピリチュアルペインに関する用語について

1) スピリチュアリティ

スピリチュアリティとは，スピリット（spirit）性を表します。

スピリチュアルペイン（spiritual pain）は，スピリチュアリティに由来する痛みのことをいいます。

谷田[8]によれば，スピリチュアリティに国境はなく，違いがあるとすれば，宗教にしても非宗教にしても（世俗主義）各自が自己の認識する対象（前者では神，後者ではそれぞれが思い浮かべる対象）をどれほど信じているかの違いと説明しています。

2) 村田理論

患者がスピリチュアルペインの状況では，村田理論を利用することで，さらにアセスメントを行いケアに活かすことができます。村田理論についてご紹介します。

村田[9]は，緩和医療の臨床で生の無意味，無価値，空虚などの苦しみを訴える終末期がん患者のスピリチュアルペインを「自己の存在と意味の消滅から生じる苦痛」と定義して，それを人間存在の時間性，関係性，自律性の三次元から分析し，その結果，終末期がん患者のスピリチュアルペインを，将来の喪失（時間性），他者の喪失（関係性），自律性の喪失（自律性）から生じる苦痛であると解明し，この構造解明に基づきスピリチュアルケアの指針は，死をも超えた将来の回復，他者の回復，自律の回復にあることを示しています。

「人間存在の時間性」「関係性」「自律性」の3つの視点から分析してケアに活かすことができるという考え方です。

［文献］
1) マージョリー・ゴードン，江川隆子監訳：ゴードン博士の看護診断アセスメント指針—よくわかる機能的健康パターン，p19，照林社，2006.
2) コトバンク：ブリタニカ国際大百科事典 小項目事典「価値」の解説. https://kotobank.jp/word/ 価値 -45051（2021年4月1日閲覧）
3) T. ヘザー・ハードマン・他編，上鶴重美訳：NANDA-I 看護診断—定義と分類 2021-2023，原書第12版. p439，医学書院，2021.
4) weblio：小学館 デジタル大辞泉での「信念」の意味. https://www.weblio.jp/content/ 信念（2021年6月3日閲覧）
5) コトバンク：ブリタニカ国際大百科事典 小項目事典「信念」の解説. https://kotobank.jp/word/ 信念 -82402（2021年4月1日閲覧）
6) 築地典絵，藤原靖浩，折口量祐：自己肯定感を育むための3領域からのアプローチ—自己肯定感尺度の検討（1）. 人間環境学研究 19 (2)：141-147, 2021.
7) マージョリー・ゴードン，上鶴重美訳：アセスメント覚え書 ゴードン機能的健康パターンと看護診断. pp207-215, 医学書院，2009.
8) 谷田憲俊：患者・家族の緩和ケアを支援するスピリチュアルケア—初診から悲嘆まで. 診断と治療社，2008.
9) 村田久行：終末期がん患者のスピリチュアルペインとそのケア. JJSPC 18(1)：1-8, 2011.

1 スピリチュアルペインの看護診断の定義

◆定義
　人生の意味と目的を，自己・他者・世界・自分よりも大きな力とのつながりの中で統合する能力の低下に苦しんでいる状態

◆診断指標
- □ 怒りの行動
- □ 泣く
- □ 創造性（力）の表現の低下
- □ 自然に関心を持たない
- □ 睡眠異常（症）
- □ 過度の罪悪感
- □ 疎外（感）を示す
- □ 怒りを示す
- □ 自分よりも大きな力への怒り
- □ 信念についての懸念
- □ 将来への懸念
- □ 価値体系についての懸念
- □ 家族についての懸念
- □ 自分よりも大きな力に見捨てられた気持ち
- □ 空虚感
- □ 愛されていないという気持ち
- □ 役に立たない（価値がない）という気持ち
- □ 勇気がないことを示す
- □ 自信の喪失感
- □ コントロールの喪失感
- □ 希望の喪失感
- □ やすらぎの喪失感
- □ 寛容性の必要性を示す
- □ 残念な気持ち
- □ 苦痛（苦しみ）
- □ 倦怠感
- □ 恐怖
- □ 内省することができない
- □ （神の）超絶性を体験できない
- □ 悲嘆不適応
- □ 生きる意味を失ったと感じている
- □ アイデンティティに疑問を感じる
- □ 生きる意味に疑問を感じる
- □ 苦痛の意味に疑問を感じる
- □ 自身の尊厳に疑問を感じる
- □ 他者とのかかわりを拒む

◆関連因子
- □ 宗教儀式の変化
- □ スピリチュアル活動の変化
- □ 不安
- □ 愛の体験を阻む障壁
- □ 文化的対立（葛藤）
- □ 抑うつ症状
- □ 老化のプロセスを受け入れることが困難
- □ 環境管理の不足
- □ 対人関係の不足
- □ 孤独（感）
- □ 主体性の喪失
- □ 自尊感情が低い
- □ 疼痛
- □ やり残したことがあるという感覚
- □ 自己疎外
- □ サポート体制からの分離
- □ 社会的疎外
- □ 社会文化的な欠乏
- □ ストレッサー（ストレス要因）
- □ 物質（薬物）乱用

◆ハイリスク群
- □ 子どもが生まれた人
- □ 大切な人の死に直面している人
- □ 不妊症の人
- □ 人生の大きな転換（節目）を経験している人
- □ 人種や民族の対立を経験している人
- □ 予期せぬライフイベントを経験している人
- □ 死に直面した人
- □ 自然災害にあった人
- □ 衝撃的な出来事に遭遇した人
- □ わるいニュースを受け取った人
- □ ターミナルケアを受けている人
- □ 低学歴の人

◆関連する状態
- □ 慢性的な疾患
- □ うつ病
- □ 体の一部の喪失
- □ 体の一部の機能の喪失
- □ 治療計画

（T. ヘザー・ハードマン・他編，上鶴重美訳：NANDA-I 看護診断─定義と分類 2021-2023，原書第 12 版．pp452-453，医学書院，2021.より）

スピリチュアルペインのアセスメント項目の視点 [1]（★1・2）

「スピリチュアルペイン」状態にある患者さんの情報収集の内容例を示します。

S 情報 （例）	●こんなになって生きていてもしょうがない ●私の人生は一体なんだったのだろうか ●私だけなぜこんなに苦しまなければならないのか ●どうせ死ぬんだから頑張っても仕方がない ●さみしい ●私が悪いことをしたからこんな病気になったのか ●家族と二度と会えなくなるのか ●こんなに迷惑をかけるなら早く死にたい ●死んだら私はどうなるのか，無になるのか
O 情報 （例）	●生きる意味への問い ●苦難に対する問い ●希望がない ●真の愛を感じられない（孤独） ●罪責感 ●別離 ●家族に迷惑をかける ●死後の問題

Point
★1：アセスメントの視点として，情報項目を掲載しました。アセスメント項目（指標）にもなるところです

Point
★2：「スピリチュアルペイン」の診断指標，関連因子，ハイリスク群，関連する状態には，これらの項目があります

 ## スピリチュアルペインの事例展開

事例紹介

- 認知症の妻，他県在中の長女への気遣いをしながら最期の時間を自宅で過ごしたOさん
- まずゴードンの11の機能健康パターンにそって，情報収集をしました
- この事例では，スピリチュアルペインについて展開します

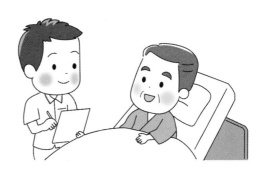

Point ★3：入院目的を把握し，看護目標の参考にします **Point** ★4：キーパーソンは誰かを見出します	**入院時の情報** **●基礎情報**	**●属性** ●○さん，68歳，男性 **●入院目的，治療内容（★3）** ●胃がんステージⅣ，肝転移，腹腔内リンパ節転移，腹膜播種，HER2（上皮成長因子受容体2）陰性 **●生活状況（★4）** ●妻と二人暮らし。長女夫婦は県外在住。もうじき孫が生まれる ●事務職の仕事を定年退職後，町内の役員を担っていた ●世話好きな人柄である ●妻は軽度の認知症があり，デイサービスに通所している。○さんは親友をがん疾患で亡くしている **●既往歴** ●高血圧症にて近医内科通院中 ●ノルバスクOD錠5 mg 朝食後1錠ずつ内服治療中 **●嗜好歴** ●若い頃より，喫煙10本／日 **●常備薬** ●特になし **●生活背景** ●朝6時に起床し，散歩が日課であった。家事は妻と○さんのふたりで行っていた。就寝は22時頃。多趣味だが，治療中は絵葉書を描いていた
Point ★5：化学療法についての患者や家族の受け止め方を理解します **Point** ★6：健康管理についての受け止め方を理解します	**1) 健康知覚-** **健康管理**	**●病状経過（★5・6）** ●20XX年，胃部不快，食欲不振，腹部膨満の自覚があり，近医を受診し，胃内視鏡検査結果より精査のため病院へ紹介受診された。胃がんであることを伝えられ，驚いた表情であったが，自覚症状があることから覚悟をしていたようである。精査後，結果について妻と他県に住んでいる長女夫婦も同席して説明を聞いた。病期がステージⅣであることから手術は適応外で治らないこと，治療は，延命を目的として栄養サポートを行いながら化学療法を行う場合，1回目は入院治療し，2回目以降は状況に応じて通院化学療法も可能であること，抗がんの治療をしなければ余命は3～6か月の命であること，多職種による緩和ケアがあることを説明された。○さんは質問をしながら，「このまま何もしないわけにはいかない，生きるために治療をしたい，まだやりたいことはある。治療は主治医に任せる，薬が効けばよいけど，効かなかったらあまり生きられない，人間は，いつかは死ぬんだからね……，病院に通うよ」と真剣な表情で話をされた。妻と長女は動揺し，特に妻は落ち着きがない様子であったが，医療者との話し合いで徐々に落ち着きを取り戻されていった。妻と長女は○さんの意向を尊重した ●入院後は栄養サポートとして，CV（central venous）ルートを造設し高カロリー輸液が開始され，一次治療が始まった。○さんは，抗がん剤の副作用症状に伴い，夜間は不眠になることもあった。「抗がん剤の効き目があるのかどうか，もうじき孫が生まれるから楽しみにしていたんだけど……認知症の妻のことも心配……」と今後の見通しや家族のことについて葛藤を表出された。薬剤師からの薬剤指導と緩和ケアチームによる精神的サポートを受け，地域連携室退院調整看護師との面談を経て，退院後も通院化学療法が安全に継続されるよう，ケアマネジャーの調整により訪問看護を週1回受けることになった ●2か月後，腫瘍マーカーは上昇しており，腹膜播種，がん性腹水が指摘され，治療評価はPD（progressive disease）であった。○さんは「人間は，いつかは死ぬんだからね………，家族もショックだろう……，がんがわかったときからいずれこうなることはわかっていたことなので余命がどれくらいなのかによっては副作用のある抗がん剤治療をしながら過ごすことに意味があるのかどうか……しなければ終わるのはわかっているけど，それより好きなように生活したいとも思う。妻は認知症があるので，私がいなくなるとどうなるのか……，お腹の大きい娘にも迷惑を掛けたくない……，孫の顔は見れないかな……」と訪問看護師に死を意

1）健康知覚-健康管理（つづき）	識して今後の過ごし方についての思いを話された。医療者間カンファレンスでは，栄養状態の回復は困難で，化学療法の継続は危険であると同時に抗がん治療の効果は支持療法のうえ，行う価値はあるのではないかという見解も示された。○さんと妻，長女，病院医療者，在宅支援者間のテレビ会議では，現状と今後の見通しを説明したうえで，今後○さんと家族がどのように過ごしたいのか，療養場所や希望することについて伺った。○さんは「やせていくし食べれない，今は抗がん剤はせずにこのまま家にいたい，家のほうがいい，妻のことも心配だしね。抗がん剤治療を止めるわけではない」と話をされた。妻と長女は○さんの思いを尊重したい気持ちと状態が悪化している○さんの介護を認知症がある母親ひとりでできるのかという不安が強く，「楽に過ごしてもらいたいが，どうしたらよいのか，何ができるのかわからない」と戸惑った（★7）。家族の介護負担軽減として訪問看護の増回と訪問介護，訪問入浴サービスを開始し，身体的苦痛の緩和を行うために，在宅医の訪問診療を受けることになった	● 1か月後，がんの進行は肝転移増大，がん性腹膜炎のため経口摂取が困難となり，PSは低下し全介助の状態となった。長女は訪問看護師と電話で連絡を取り合っていたが，○さんの状態悪化を受けて，急きょ帰省し，妻と共に介護を行った。「今後どんなふうになっていくのでしょうか？　最期は苦しむことのないようにしてほしい」と涙ながらに希望された。○さんは，笑顔で「このまま家にいる。死ぬのは怖くないけど，苦しんで死ぬのは嫌だね，寒い時期のお葬式は周りに迷惑かけるから嫌だね。まあ，いろいろやってきたけどこんな人生はどうだったかな……，たばこ1本もらおうか」と話し，最期まで自宅で過ごしたい意向に変わりはなかった。長女と妻は，看取りに向けて心の準備をした。がん性疼痛が増強し，オピオイド製剤のスイッチングで除痛を図った。腹満や嘔気・嘔吐も頻回にあったが，胃管挿入や酸素吸入は希望されず薬剤調整で対応した。会わせたい人がいたら今のうちに会わせてもらうことや経口摂取はお楽しみ程度としてもらい，ベッドギャッジアップの楽な体位で過ごした。○さんは「覚悟はできている，迷惑掛けてばかりだったけど感謝している。静かに最期を迎えたい」と穏やかに語られ，家族に見守られて永眠された ● 血液データ：WBC（白血球数）10.5 ×10²/μL，CRP（C反応性タンパク）3.3 mg/dL

Point
★7：予後についてのとらえ方を知るようにします

2）栄養-代謝（★8）	● 入院時：身長165 cm，体重40 kg，BMI 14 ● 血液データ：RBC（赤血球数）2.8 ×10⁶/μL，Hb（ヘモグロビン）10 g/dL，PLT（血小板数）15.2 × 10⁴/μL，AST（アスパラギン酸アミノトランスフェラーゼ）80 U/L，ALT（アラニンアミノトランスフェラーゼ）90 U/L，γ-GTP（ガンマグルタミルトランスペプチダーゼ）77 U/L，ALP（アルカリフォスファターゼ）180 U/L，AMY（アミラーゼ）110 U/L，TP（血清総タンパク）5.6 g/dL，ALB（血清総アルブミン）2.7 g/dL，T-Bil（総ビリルビン）1.6 mg/dL，K（カリウム）5 mEq/L，Ca（カルシウム）7.8 mEq/L ● 化学療法中は副作用症状として食欲低下を認めたが，栄養補助食品の補食摂取をしていた S 情報 S：抗がん剤の副作用でなかなか食べることができない，味も変になって。どんなものもあまりおいしいと感じなくてね……。 S：まあ，食べれるものを少しずつ食べている。アイスクリームはおいしいね。 ● 食事は800〜1,000 kcal程度摂取し，水分は800〜1,200 mL程度摂取していた

Point
★8：化学療法や食欲不振による栄養状態を把握します

3）排泄（★9）	● 自宅では4〜5回／日トイレ歩行されていた。尿量は500〜700 mL／日程度であった。両下肢の浮腫は徐々に強くなってきている ● 排便1回／2日，ブリストルスケール2，便秘傾向あり ● 血液データ：BUN（血中尿素窒素）80 mg/dL，CRE（クレアチニン）2.0 mg/dL，eGFR（糸球体ろ過値）52 S 情報 S：足も腫れていると重くてだるい，動くのも大変。 S：食べてないから便もあまりでないね。お腹張ってるね，ガスは出ている。

Point
★9：排泄状態として尿，便の状況について把握します

4）活動-運動	● 化学療法中は全身倦怠感，疲労感があったが趣味の絵葉書を描きながら過ごした。住宅内は福祉用具を設置した。入浴は一部介助を行っていたが，訪問入浴に切り替えた（★10）

Point
★10：全身倦怠感が強く，活動できる状態かを把握します

4) 活動-運動 （つづき）	**S情報** S：動くのが大変，だるくてね。でも動かないと歩けなくなったら大変だ。手すりに捕まって動くから転ばないよ。妻も具合悪いから迷惑を掛けたくない。 S：お風呂は好きなほうだけど体がしんどくて今はあまり入りたいとは思わない，でも体が温まるとすっきりするね。気持ちよかった。
5) 睡眠-休息	●夜間は時々眠れず眠剤を内服し入眠できていた。せん妄を起こすことはなかった **S情報** S：いろいろと考えるとあまり眠れないけど催眠薬を飲むとよく眠れる。 S：外出は疲れるね。つらくならないように自分でだいたいわかる。

6) 認知-知覚	●疼痛パターン：持続性
	●疼痛の強さ：NRS (numerical rating scale) 2～3，4～5 でレスキューの希望あり
	●疼痛の部位：腹部全体と腰背部
	●疼痛の性質：内臓痛
	●疼痛の増強因子：冷えるとより痛みを感じる
	●疼痛管理目標：夜間は痛みなく熟睡したいし，日中も痛みなく過ごしたい
	●疼痛の対処方法：痛みにあまり強くないので早めに痛み止めを使うようにしている
	●病状の受け止め
	  ●Oさんは，「治るわけではないので仕方がないと思う，自然に任せたい，苦しまないで逝きたい，親友もがんで亡くなっているので」と静かに話される
	  ●長女は，「どうしていいのかわからない，自分に何ができるのか，訪問看護師にいろいろと聞きたい」と戸惑っている。妻は，「どうしてお父さんが……，かわいそうで，できるものなら変わってあげたいけど，どうにもならない」と悲しみを口にした

7) 自己知覚- 自己概念	●理解力は良好である ●身体症状のがん性疼痛に関して，自分でコントロールしたい意向がある **S情報** S：自宅で楽に過ごしたい。いろいろと思うけど苦しむのは嫌。 S：腰をさすってもらうと楽。
8) 役割-関係	●社会的役割：定年退職後は町内の役員をしていた ●Oさんは認知症の妻と妊娠中に長女にできる限り迷惑や心配を掛けたくないと考え，自分でできる今までどおりの生活を継続した。長女は，Oさんの病状と今後の見通しについて説明を受け「どうしていいのかわからない」と話したが，訪問看護師にその都度，病状変化や介護方法について相談をしていた。妻は同じことを何度も聞いていた。Oさんと家族での話し合いでは，妻や長女を安心させようとして，心配はいらない，何とかなるよ，と何度も言っていた
9) セクシュア リティ-生 殖	●既婚で子ども1人
10) コーピン グ-スト レス耐性	●ストレスというものは感じたことがないと話す
11) 価値- 信念	**S情報** S：抗がん剤で少し予定より長く生きている，それもしんどいよね。孫が生まれるのを楽しみにしていたけど，間に合うのかどうか……，残される妻が心配だ，ケアマネジャーさんとはいずれ施設もあるしという話はしていたけどね。できるだけ家族に負担を掛けたくないね。 S：調子がよいときは，趣味の絵葉書きを，お世話になった人に送っている。仕事でお世話になった人も多いし，町内の仕事もいろいろとあって，楽しかったよ。

●治療内容	●カロナール 300 mg（分 4），パリエット（分 1） ●エルネオパ NF2 号 1,000 mL ●疼痛管理：オキシコンチン 40 mg（分 2），レスキュー：オキノーム 5 mg ●嘔気時：ナウゼリン坐薬 60 mg ●サンドスタチン 300 μg ＋生食 250 mL（24 時間持続）
退院時の情報	●身体的特徴 ●退院時：BP（血圧）88 / 50 mmHg，PR（脈拍）80 回 / 分，BT（体温）37.2℃，RR（呼吸）20 回 / 分，SpO_2 98%

ステップ 2　情報からアセスメントへ

入院時の情報 ●基礎情報 （★11）	情　報（例）	アセスメント（例）
	①胃がんであることを伝えられ驚いた表情であったが，自覚症状があることから覚悟をしていた	①がん告知を受け，衝撃を受けていると考える
	②病状説明後，このまま何もしないわけにはいかない，生きるために治療をしたい，まだやりたいことはある。治療は主治医に任せる，薬が効けばよいけど，効かなかったらあまり生きられない，人間は，いつかは死ぬんだからね……，病院に通うよ」と真剣な表情で話をされた	②生きるために積極的治療を希望したが，ステージⅣからの治療効果の見通しを○さんなりに覚悟していると考えられる
	③妻と長女は動揺し，妻は落ち着きがない様子だったが，医療者の声かけにより落ち着かれた。妻と長女は○さんの意向を尊重した	③妻と長女は動揺しているが，○さんの意思を尊重する姿勢がある
	④抗がん剤の副作用症状に伴い，夜間は不眠になることもあった	④化学療法の有害事象出現による苦痛が考えられる
	⑤「抗がん剤の効き目があるのかどうか，もうじき孫が生まれるから楽しみにしていたんだけど……認知症の妻のことも心配……」と今後の見通しや家族のことについて葛藤を表出された	⑤治療の見通しと家族の状況について辛さと葛藤が考えられる
	⑥○さんは「人間は，いつかは死ぬんだからね……，家族もショックだろう……，がんがわかったときからいずれこうなることはわかっていたことなので余命がどれくらいなのかによっては副作用のある抗がん剤治療をしながら過ごすことに意味があるのかどうか……，しなければ終わるのはわかっているけど，それより好きなように生活したいとも思う。妻は認知症があるので，私がいなくなるとどうなるのか……，お腹の大きい娘にも迷惑を掛けたくない……，孫の顔は見れないかな……」と訪問看護師に死を意識して今後の過ごし方について思いを話しされた	⑥○さんは，治療継続のメリットとデメリットと家族の状況を考え苦悩し，意味のある選択をしたいと模索していると考えられる（★12）

Point
★11：医師からの病状説明の患者・家族の反応・声をよく観察します

Point
★12：患者の生や死に対する考え方，不安なことを引き出します

入院時の情報	情　報（例）	アセスメント（例）
●基礎情報 （つづき）	⑦「やせていくし食べれない，今は抗がん剤はせずにこのまま家にいたい，家のほうがいい，妻のことも心配だしね。抗がん剤治療を止めるわけではない」と話をされた	⑦〇さんは，今後自宅で過ごす選択をされたが，治療をやめたわけではないと話し，治療を再開し生きたいという希望と辛さをもっていると考えられる
	⑧妻と長女は〇さんの思いを尊重したい思いと状態が悪化している〇さんの介護を認知症がある母親ひとりでできるのかという不安が強く，「楽に過ごしてもらいたいが，どうしたらよいのか，何ができるのかわからない」と戸惑った	⑧妻と長女の予期悲嘆と不安が募っていると考えられる（★13）
	⑨長女は訪問看護師と電話で連絡を取り合っていたが，〇さんの状態悪化を受けて，急きょ帰省し，妻と共に介護を行った。「今後どんなふうになっていくのでしょうか？　最期は苦しむことのないようにしてほしい」と涙ながらに希望された	⑨妻と長女は，予期悲嘆と看取りに向けた思いを表出していると考えられる
	⑩〇さんは，笑顔で「このまま家にいる。死ぬのは怖くないけど，苦しんで死ぬのは嫌だね，寒い時期のお葬式は周りに迷惑かけるから嫌だね。まあ，いろいろやってきたけどこんな人生はどうだったかな……，たばこ1本もらおうか」と話し，最期まで自宅で過ごしたい意向に変わりはなかった	⑩〇さんは，余命が短いことを悟り，人生の振り返りとどのような最期を迎えたいかの意向を示していると考えられる
	⑪長女と妻は，看取りに向けて心の準備をした	⑪妻と長女は看取りの覚悟をしていると考えられる（★14）
	⑫〇さんは「覚悟はできている，迷惑掛けてばかりだったけど感謝している。静かに最期を迎えたい」と穏やかに語られ，家族に見守られて永眠された	⑫〇さんは，人生を振り返り，葛藤を経て穏やかな境地にいることが考えられる
	⑬抗がん剤の副作用でなかなか食べることができない，味も変になって。どんなものもあまりおいしいと感じなくてね……まあ，食べれるものを少しずつ食べている。アイスクリームはおいしいね	⑬化学療法による食欲不振，味覚障害の副作用症状による低栄養が増悪する可能性がある
	⑭両下肢の浮腫は徐々に強くなってきている。足が腫れていると重くてだるい，動くのが大変，食べてないから便もあまりでないね，お腹が張っていると言っている	⑭低栄養，腎障害，排便コントロール不良，腹水貯留，がん悪液質状況が考えられ，皮膚の脆弱性による褥瘡発生や今後不可逆的状況のおそれがある
	⑮動くのが大変，だるくてね。でも動かないと歩けなくなったら大変だ。手すりに捕まって動くから転ばないよ	⑮倦怠感の増強と移動が困難になっており，下肢筋力低下による転倒の恐れがある
	⑯妻も具合悪いから迷惑を掛けたくない	⑯妻の体調を気遣い，家族に負担を掛けないようにしたいと考えている
	⑰お風呂は好きなほうだけど体がしんどくて今はあまり入りたいとは思わない，でも体が温まるとすっきりするね。気持ちよかった	⑰全身状態の悪化による体力消耗が清潔面の保持を困難にしていると考えられる
	⑱腰をさすってもらえると楽，冷えるとより痛みを感じる	⑱苦痛症状を自己コントロールしたい思いがあると考えられる

Point
★13：家族の心配，不安を引き出します

Point
★14：〇さんや家族がどのようなニード，希望があるかを引き出します

入院時の情報	情　報（例）	アセスメント（例）
●基礎情報 （つづき）	⑲「治るわけではないので仕方がないと思う，自然に任せたい，苦しまないで逝きたい，親友もがんで亡くなっているので」と静かに話される	⑲死を意識して安楽な最期を希望していると考えられる
	⑳長女は，「どうしていいのかわからない，自分に何ができるのか，訪問看護師にいろいろと聞きたい」と戸惑っている。妻は，「どうしてお父さんが……，かわいそうで，できるものなら変わってあげたいけど，どうにもならない」と悲しみを口にした	⑳家族の予期悲嘆が考えられる
	㉑○さんは，定年退職後は町内の役員をしていた	㉑社会的役割をもっている
	㉒長女は，○さんの今後の状況について説明を受け「どうしていいのかわからない」と話したが，訪問看護師にその都度，病状変化や介護方法について相談をしていた。妻は同じことを何度も聞いていた	㉒長女はサポートを受けたいと表明できる力をもっているが，妻は軽度の認知症のため，家族の介護力は不安定であると考えられる
	㉓抗がん剤で少し予定より長く生きている，それもしんどいよね。孫が生まれるのを楽しみにしていたけど，間に合うのかどうか……，残される妻が心配だ，ケアマネジャーさんとはいずれ施設もあるしという話はしていたけどね。調子がよいときは，趣味の絵葉書きを，お世話になった人に送っている。仕事でお世話になった人も多いし，町内の仕事もいろいろとあって，楽しかったよ	㉓治療による延命の時間に対して，生きる意味を模索していると考えられる。また，時間のあるうちに，お世話になったほうに感謝の気持ちを趣味の絵葉書きで思いを伝えたいと行動していることが伺える。今後認知症の妻を誰がサポートしていくのかを考え，不安が募っていると考えられる

総合アセスメント（★ 15・16）

- 診断時すでにステージⅣの状態であり，○さんは覚悟をしていたとはいえ，**衝撃を受けたことが推測され，病状悪化への不安がある**と考えられる
- ○さんは，まだやりたいことがあり，生きるために治療を選びつつ治療効果がなかった場合のことも考えて，意思を表明する強さがある
- 化学療法を開始したが，治療効果は望めず全人的苦痛が増強したが，家族のことを思い計り，夫，父親として家族の役割を果たそうと意識している
- 化学療法に関連した有害事象の出現による身体的苦痛がある
- ○さんは，今後の治療について選択を迫られ苦悩している
- ○さんは，人生のやり残し，生きる意味を模索している
- 家族の予期悲嘆は強く，全人的苦痛を抱えている
- 家族の協力体制はあるが，長女は県外在中で妊娠中，妻は軽度の認知症があることより，介護力は不安定である
- 関係性（家族・大切な人の心配），孤独感，負担感／申し訳なさ，人間を超えたもの・信仰に関する）の苦悩，自律性（自分のことができない辛さ，将来に対するコントロールの喪失，役割・楽しみの喪失，自分らしさの喪失，ボディイメージの変化）の苦悩，時間性（心残り，希望のなさ，死の不安，身辺整理に関する気がかり，人生の不条理）の苦悩が生じている

Point

★ 15：患者の病気や治療に対する受け止めによる不安について把握します

Point

★ 16：患者・家族の不安や希望を把握して，総合的に状況をアセスメントします

ステップ3　看護問題（の抽出）

①化学療法に関連した有害事象による全人的苦痛がある
②疾患の進行によりセルフケア力の低下をきたしている
③治療の効果が望めず，死を意識し人生に対する葛藤がある
④家族の予期悲嘆がある

ステップ4　看護診断名

Point
★17：本事例では，患者のスピリチュアルペインが看護診断ではありますが，家族の予期悲嘆などの複合的な問題を生じていることにも注目したいです

☐ スピリチュアルペイン（★17）

ステップ5　スピリチュアルペインの看護診断の診断指標・関連因子・ハイリスク群などの確認（★18）

Point
★18：患者からの情報（観察，語り）をもとに指標に当てはまるものをチェックします

◆診断指標
☐ 怒りの行動
☐ 泣く
☐ 創造性（力）の表現の低下
☐ 自然に関心を持たない
☐ 睡眠異常（症）
☐ 過度の罪悪感
☐ 疎外（感）を示す
☐ 怒りを示す
☐ 自分よりも大きな力への怒り
☐ 信念についての懸念
☐ 将来への懸念
☐ 価値体系についての懸念
☐ 家族についての懸念
☐ 自分よりも大きな力に見捨てられた気持ち
☐ 空虚感
☐ 愛されていないという気持ち
☐ 役に立たない（価値がない）という気持ち
☐ 勇気がないことを示す
☐ 自信の喪失感
☐ コントロールの喪失感
☐ 希望の喪失感
☑ やすらぎの喪失感
☐ 寛容性の必要性を示す
☐ 残念な気持ち
☐ 苦痛（苦しみ）
☑ 倦怠感
☐ 恐怖
☐ 内省することができない
☐ （神の）超絶性を体験できない

☐ 悲嘆不適応
☐ 生きる意味を失ったと感じている
☑ アイデンティティに疑問を感じる
☑ 生きる意味に疑問を感じる
☑ 苦痛の意味に疑問を感じる
☐ 自身の尊厳に疑問を感じる
☐ 他者とのかかわりを拒む
◆関連因子
☐ 宗教儀式の変化
☐ スピリチュアル活動の変化
☑ 不安
☐ 愛の体験を阻む障壁
☐ 文化的対立（葛藤）
☐ 抑うつ症状
☐ 老化のプロセスを受け入れることが困難
☐ 環境管理の不足
☐ 対人関係の不足
☐ 孤独（感）
☐ 主体性の喪失
☐ 自尊感情が低い
☐ 疼痛
☐ やり残したことがあるという感覚
☐ 自己疎外
☐ サポート体制からの分離
☐ 社会的疎外
☐ 社会文化的な欠乏
☐ ストレッサー（ストレス要因）
☐ 物質（薬物）乱用
◆ハイリスク群
☐ 子どもが生まれた人

□ 大切な人の死に直面している人 □ 不妊症の人 □ 人生の大きな転換（節目）を経験している人 □ 人種や民族の対立を経験している人 □ 予期せぬライフイベントを経験している人 □ 死に直面した人 □ 自然災害にあった人 □ 衝撃的な出来事に遭遇した人 □ わるいニュースを受け取った人 □ ターミナルケアを受けている人	□ 低学歴の人 ◆関連する状態 □ 慢性的な疾患 □ うつ病 □ 体の一部の喪失 □ 体の一部の機能の喪失 □ 治療計画 （T.ヘザー・ハードマン・他編，上鶴重美訳：NANDA-I 看護診断―定義と分類 2021-2023，原書第 12 版. pp452-453，医学書院，2021．より一部改変）

ステップ6　スピリチュアルペインをもつ患者の看護計画

●目標
●長期目標（★ 19）
　●〇さん自身ができないことが増えるなかでも自分らしさを見失わず，生きる意味や価値をもって家族と共に生き抜くことができる
●短期目標（★ 20）
　① 〇さんの苦痛や気がかりを意思表示することができ，安心，安楽，安全に療養することができる
　②多職種連携により，介護負担の軽減が計られ，穏やかに家族との時間がもてる
●観察計画（O-P）（★ 21）
　《スピリチュアルペインを示す症状・徴候》
●バイタルサインと随伴症状
●検査データ（血液データ，尿検査，画像所見）
●精神状態，睡眠状態，栄養状態，皮膚統合性の状態
　《スピリチュアルペインに影響する項目》
●セルフケア能力（食事，排泄，清潔，ADL，更衣）
●病状に関する認識，理解度
●病気との向き合い方
●趣味
●家族関係，家庭環境
●ケア計画（T-P）（★ 22）
●表現された言葉の奥にある感情に焦点を当てて，〇さんの生き方，大切にしていることに寄り添い尊重してかかわることで，〇さんの生きる意味，価値を支えることにつなげる
●傾聴技法を中心にコミュニケーションをとる
●教育計画（E-P）
●思いを傾聴し，心配事や気がかり，些細なことであっても遠慮なくいつでも相談してもらうよう伝える
　▸▸コミュニケーションの例「〇さん，将来のことを考えると，苦しいのですね。そのようなとき，看護師にご相談してくださいね。私たち看護師は〇さんのことをいつも見守っていますよ」
●言語・非言語的コミュニケーションを重ね，日常生活支援を基本として，信頼関係を深める

Point
★ 19：長期目標は総合アセスメントをもとに患者の希望を含めて考えます

Point
★ 20：短期目標は看護問題について解決できる目標を具体的に考えます

Point
★ 21：観察計画（O-P）は患者の苦痛・不安をとらえます

Point
★ 22：ケア・教育計画（T-P・E-P）はコミュニケーションをとおして不安を軽減し，苦痛を緩和できるようにする計画を考えます

ステップ7　実施

- 傾聴，共感，沈黙のコミュニケーションにより，○さんと家族への理解を深め，寄り添う姿勢で真摯にかかわり，信頼関係を構築した
- 日常生活を継続した
- 症状マネジメントによる苦痛緩和を図った
- 家族の予期悲嘆，介護負担の軽減に努めた

ステップ8　評価

- ○さんと家族の言語的非言語的コミュニケーションの変化を観察する
- デスカンファレンスの実施，ご遺族の思いを傾聴し満足度を把握する
- グリーフケアをとおして○さんと遺族の人生の意味を知る

●長期目標 ①○さん自身ができないことが増えるなかでも自分らしさを見失わず，生きる意味や価値をもって家族と共に生き抜くことができる ●短期目標 ②○さんの苦痛や気がかりを意思表示することができ，安心，安楽，安全に療養することができる ③多職種連携により，介護負担の軽減が計られ，穏やかに家族との時間がもてる	▶▶①○さんは，自分らしさを失わず，家族とともに生き抜けたと考える ▶▶②○さんの意思表示ができ，安心，安楽，安全は保てた ▶▶③長女の不安，妻への支援を訪問看護師はしているが，多職種からの支援を受けられるような支援が残る

（参考）一時的な看護問題リスト（★23・24）

Point
★23：気になる事象の例を示しました

Point
★24：意思決定ができない場合，信仰心に障害がある場合，痛みのコントロールができない場合に考えられます

- スピリチュアルウエルビーイング促進準備状態
- 価値観と信念と行動との間で実現できる調和またはバランス
- 意思決定促進準備状態
- 意思決定葛藤
- 解放的意思決定障害
- 解放的意思決定障害リスク状態
- 解放的意思決定促進準備状態
- 道徳的苦悩
- 信仰心障害
- 信仰心障害リスク状態
- 信仰心促進準備状態
- スピリチュアルペイン
- スピリチュアルペインリスク状態

［文献］
1）淀川キリスト教病院ホスピス編：緩和ケアマニュアル，第5版. pp207-208，最新医学社，2007.

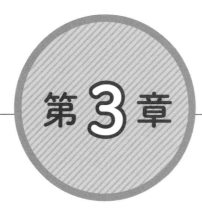

よい看護記録の書き方のポイント

看護記録を改善することは
看護過程を見つめなおすこと

「看護記録を見ても看護の姿がよく見えない」「どのような看護をしているのかがわからない記録」と言われたことはありませんか。その一例を表1に示します。

表1　残念な記録の例

#なし
S：あー
O：体温 36.8℃，血圧 118 / 78，疼痛なし
A：状態不変
P：計画続行

経過記録の主観的（S）情報（以下，S）に「あー」とだけ書かれています。「あー」と書くことが必ずしも間違いとは言えません。言葉にならない叫び声や嘆息などはこのように表現されることもありますよね。客観的（O）情報（以下，O）にその説明があればまだよ

かったかもしれません。実際には，客観的（O）情報は体温，血圧の測定結果と「疼痛なし」とだけ書かれていました。アセスメント（A）（以下，A）は「状態不変」とあり，プラン（P）（以下，P）は「計画継続」でした。#番号もありません。このような記録になったのは，忙しくてそうなったのか，書き方がわからないのか，どちらかでしょう。これでは，看護記録としての役割も果たしているとはいえないと思いませんか？

本章では，このような看護記録を改善していくには，どうしたらよいかを，ある病院（以下，H病院とします）で看護記録の改善の取り組みを行った具体例をもとに解説していきます。

H病院看護部の取り組みのきっかけは「新人や若手看護師のアセスメント力が弱い」という教育にかかわるスタッフの悩みからでした。表1の記録では，記録した看護師のアセスメントもプランも見えてきません。

 ① SOAP をうまく書くには？

1)「どうアセスメントしたらよいかわからない！」

H病院では取り組みの1つとして，毎月，病棟ごとに患者1名について，受け持ち看護師の同席のもとでの記録監査カンファレンスを開始しました。H病院の記録監査基準は表2のとおりです。

記録監査カンファレンスにおいて，多く出た意見は以下のようなものでした。
●基本情報の入力漏れや経過記録の#番号がない
●SやOの記録はあるがAやPがない
●経過表の入力忘れがある

しかし，経過記録の「看護計画を実施した記録があるか」「アセスメントができているか」「プランの内容は適切か」について意見を求めても，誰かが「これでいいと思います」と言えば，皆がうなずき，何も話し合われないまま，監査は終わりそうになりました。

しかし，「X月Y日のこの記録はどうですか？」と実際の記録について意見を求めたり，SOAPノートの書き方について助言すると，「どう書いていいのかわ

表2　H病院看護部の記録監査項目（一部抜粋）

患者情報	●記入漏れがないか ●入院前の情報が正しく入力されているか ●転棟時のサマリーが正しく入力されているか
看護計画	●問題リストは適切か ●優先度は適切か ●計画は患者に合った内容か ●適切な評価日が設定されているか ●期限日に評価されているか ●必要に応じて追加修正されているか
経過記録	●#ナンバーがついているか ●SOAPで記載されているか ●看護計画を実施した記録があるか ●アセスメントができているか ●プランの内容は適切か ●誤字や記入漏れがないか
経過表	●記入漏れがないか ●記入が正しくされているか
退院支援	●退院支援チェックリストの記入ができているか

からなかった」「説明を聞いても，次にちゃんと書けるか自信がない」「どうアセスメントしたらいいのかわからない」と看護師からは本音が語られました。

2) 介入すべき問題を明らかにするには

ある患者の看護計画を表3に例として挙げます。

表3　記録監査カンファレンスでみられた看護計画

＃1 問題名：腰背部への負担により痛みが増強する可能性
目標：腰背部痛の増強なく，病棟内を歩行器歩行ができる

腰椎椎体骨折を受傷した患者で，入院当初は痛みについての記録がありましたが，鎮痛薬の定時処方を受けたあとは，疼痛の訴えはなく，頓用の鎮痛薬の使用も記録されていませんでした。

＃なしの記録や，「A：状態不変，P：計画続行」と書かれた記録が多くみられました。その内容をみると，背中に痒みがあり軟膏の処方を受けたことや，リハビリテーションへの意欲についてであり，看護計画に挙がっている「疼痛」との関連はアセスメントがないため，わかりませんでした。

入院時とは状況が変わり，「疼痛」は看護問題としての優先度が下がっているから記録が書かれていないとも考えられますね。

次の記録をみてみましょう。

この患者の記録を表4に示します。

表4　記録監査カンファレンスで出会った記録の例

＃なし
S：やめてください
O：体温36.8℃，血圧118／78，疼痛なし。注意してもコルセットを外してしまい固定すると嫌がる
A：認知機能の低下による理解不足がある
P：計画続行

表4の記録について，看護師に患者の状況はどうであったのかを聞くと，患者がコルセットを外していたので再装着し，コルセットを上からテープで固定，衣類で覆って見えないようにした，と説明してくれま

した。しかし，「患者はなぜコルセットを外すのか」と聞いてみると，「認知症でコルセットを外さないようにと説明してもわからないから」，「同じ骨折で以前入院していたときも同じ対応をしたから」という答えでした。患者の状態を多くのスタッフが把握していること，記録には書いていないが何らかの介入が行われていることがわかりました。

認知症でコルセットの必要性を理解しにくい人が，慣れないコルセットの不快や違和感を我慢できないという分析で終わってしまっては，よい介入はできません。**なぜ外してしまうのだろう，コルセットをしていることで何が苦痛なのだろうかという視点をもたなければ，看護のアセスメントとしては不十分です。**

認知症でコルセットの必要性が理解できないこと以外に，コルセットを外したくなる理由がないか観察し，アセスメントすること（たとえば，コルセットが骨突出部に当たって局所の疼痛が起こっている，皮膚に湿疹がありコルセットが当たり掻痒感が増しているなど）で，介入すべき問題を明らかにすることができるとよいでしょう。

もし，この日，患者の皮膚を観察して湿疹を見つけていたら，掻痒感がコルセットを外す原因ではないかとアセスメントし，掻痒感の不快という原因に対してアプローチできたことでしょう。

この事例のSOAPの書き方の例を作ってみました。表5のような記録になりますね。

表5　コルセットを外す原因を観察・アセスメントした記録例

＃1
S：やめてください
O：訪室すると，臥床したまま もぞもぞと動いていた。コルセットの装着状態を確認すると固定のベルトが外れていた。固定しようとすると嫌がり，痛くないか問うが，興奮があり，会話ができない。背部の皮膚に4cm×4cmの範囲に湿疹があった。発熱，血圧上昇なし
A：コルセットを外してしまう理由は背部の掻痒感が原因か。疼痛については不明であるが骨折部の安静のためコルセットが外れない対策が必要である
P：湿疹があることを医師に報告する。コルセットは皮膚の刺激を避けるために肌着の上に装着し，すぐに手が届かないように上衣の裾をズボンに入れてコルセットを覆い装着状況を定期的に観察する

患者に生じた看護介入すべき問題に気づけていたとしても，それを看護問題として認識し，言語化できなければ，申し送りやリーダー・医師への報告，患者カンファレンスで仲間に伝えることもできません。

看護問題として認識することがうまくいっていないときは，問題解決思考を意識してもらうとよいでしょう。

SOAPで記述していることも，それがPOS（problem oriented system）の記録の方法であるPOR（problem oriented record）である問題志向型と意識すれば苦手ではなくなります。

POSのルールは日々の担当看護師として，患者の看護計画にそって看護を実践し，その結果を書くことです。＃ナンバーを明確に示して問題ごとに記述しなくてはなりません。

この事例患者の「＃1：腰背部への負担により痛みが増強する可能性」の看護計画にそって実施するのですから，少なくとも「疼痛」についての観察ができないといけません。

もう一度，この患者の看護計画をみてみましょう（表3）。あなたがこの日の受け持ち看護師であったとして，この計画にそって看護実践しますよね。たとえば，「疼痛」の有無や程度，関連因子の「腰背部の負担」に関しての観察，つまり「骨折部位に負担がかかるような姿勢をとっていないか」「勢いよく座って骨折部に衝撃を与えていないか」の観察も必要です。観察・アセスメントした結果，目標の病棟内歩行ができるように計画にそって，ケアや指導を実施します。その結果，つまり患者の反応とその反応についてのあなたのアセスメントを記録すればよいのです。

表4・5の場合，看護計画＃1の「疼痛」とは別の問題が生じている可能性があります。日々の経過記録に＃がないときは，看護計画に挙がっていない新たな問題が生じているという視点をもつとよいでしょう。一時的な問題であれば，「note 1」として記録します。その後「note 1」の経過をフォローし，必要であれば＃2として追加の看護計画を立案するとよいのです。

先ほどの事例の患者は腰椎椎体骨折の治療で装着しているコルセットを外してしまっていました。認知症でコルセットの必要性が理解しにくい人が慣れないコルセットの不快や違和感を我慢することは難しいことから，治療や合併症予防行動を日常生活に取り込めないという「**非効果的健康自主管理**」を立案するとよいでしょう。

SOAPをうまく書くコツは，**SOAPは看護問題のフォローアップの記録だと意識すること**，＃がないのに気がついたのであれば，新たな看護問題が生じていないかアセスメントして，適切な看護計画を立案することです。

② 看護計画は入院時に立てたままにしない

急性期病棟で入院時に立てた計画が，地域包括ケア病棟や回復期リハビリテーション病棟に転棟して，退院まで，修正されることがないという例がありました。

急性期〜回復期，生活期の経過のなかで，看護問題や優先度は変わります。看護計画の変更や，優先度の変更が必要ですよね。

看護計画が適切であっても，入院時の計画内容のままでは適切な看護を継続しているとはいえません。たとえば，入院時に確認すべき観察項目は，その後継続して観察する項目以外は，次の評価日に削除する必要があります。

看護計画の一例を表6に示します。転倒リスクに関連する身体的機能障害も，精神的機能障害も，活動状況も，入院時の情報収集でおおむね把握できますね。その後の変化や経過を観察し続ける項目は残して，プランを整理すべきでしょう。

日々観察していない項目を残したままで「P：計画続行」と記載することは，行っていない看護実践を記録したことになってしまいます。もし，患者に開示を要求されたときに患者から記録にあるような看護はされていないと訴えられたとしたら何も言えません。**不**

表6　患者の看護計画の一例（入院時）

＃1
問題名：認知機能の低下があり，転倒・転落を起こす恐れがある（危険度Ⅱ）

目標：転倒・転落を起こさず，安全な入院生活が送れる

看護計画：

観察計画 (O-P)

①バイタルサイン
②身体的機能障害（麻痺，しびれ，骨・関節の異常，筋力低下，ふらつき）
③精神的機能障害（認知症，見当識障害，判断力・注意力低下，うつ状態，不穏行動，HDS-R）
④活動状況（車いす・杖・歩行器を使用，移動時介助，寝たきり，不穏行動）
⑤排泄状況（失禁，頻尿，トイレ介助必要，尿道留置カテーテルの有無，排泄パターン）

⑥各チューブ，点滴，ドレーンの有無
⑦薬剤の使用状況（転倒を起こしやすい薬剤リスト参照）
⑧睡眠状態
⑨食事摂取状況
⑩ベッドの状況（高さ，柵，ストッパーなど）
⑪ベッド周囲の環境（ナースコール，ポータブルトイレ，コードなど）
⑫点滴スタンドや低圧持続吸引機の車輪の可動性
⑬車いすのストッパーや安全ベルトの装着状況

ケア計画 (T-P)

①ベッドおよび周囲の環境を整える
②ベッドのストッパーを固定する
③ベッドの高さを調整する
④ベッドの位置を変更する
⑤ベッドの柵，L字柵を使用する
⑥ベッドの4本柵を使用する場合はIC（インフォームドコンセント）を行い，同意書を作成する
⑦ナースコールは手の届くところに置く
⑧排泄用具（ポータブルトイレ，尿器など）は適切な位置に置く
⑨夜間は照明を確保する
⑩床頭台，オーバーテーブルの整頓をする
⑪ベッドや床頭台の電気コードが足元にかからないように整頓する
⑫移動後は必ずベッド柵を確認する
⑬センサーマットを適切な位置に設置し訪室ごとに作動確認する
⑭歩行時履き慣れた靴や裾丈を調整した寝衣を着用する
⑮歩行時床に水気があれば拭き取り，ゴミなどは掃除する

⑯廊下など導線に歩行時の障害になるものは置かない
⑰歩行時介助・見守りを行う
⑱歩行時患側に立ち付き添う
⑲歩行補助具（杖，歩行器，車いす）の定期点検を行う
⑳歩行補助具を正しく使用できるか確認する
㉑杖の先端の滑り止めが摩耗していないか点検する
㉒杖の高さを患者に合わせる
㉓移動・移送はストレッチャーで，2名以上で行う
㉔車いすへの移乗を介助する
㉕車いすへの移乗を見守る
㉖車いす使用時は安全ベルトを装着する（必ずICを行い，同意書を作成する）
㉗排泄介助は患者状態とADL（日常生活動作）に合わせた対応を行い，介助する
㉘排泄介助で移動後に患者の側を離れるときは必ず声かけをして，ナースコールを手の届く位置にセッティングする
㉙排泄介助で終了まで付き添い見守る

教育計画 (E-P)

①現在の安静指示についてわかりやすく伝える
②転倒・転落を防止する方法について指導する
③杖，歩行器，車いすなど歩行補助具の正しい使い方を指導する
④介助や見守りが必要であることを伝え，移動前にナースコールで看護師を呼ぶよう指導する

⑤起き上がりや立ち上がりは手すりや柵につかまり，ゆっくり行うことを説明する
⑥ふらつきやめまいその他体調の変化があれば速やかに看護師に知らせるよう指導する

要なプランは削除していきましょう。

例を示します。入院後に，認知症でHDS-R（改訂長谷川式簡易知能評価スケール）20点，注意力低下，起き上がり・立ち上がり時に軽度のふらつきがあること

がわかった，ナースコールをすることを忘れることが多く，センサーマットを設置し，一部介助し車いすへの移乗や身体障がい者用トイレでの排泄の見守りを行っている，としたら，表7のように修正が必要です。

表7 患者の看護計画の修正例（入院1病日）（削除するところを取り消し線で示しています）

＃1
問題名：認知機能の低下があり，転倒・転落を起こす恐れがある（危険度Ⅱ）

目標：転倒・転落を起こさず，安全な入院生活が送れる

看護計画：

観察計画（O-P）

①バイタルサイン

②身体的機能障害（麻痺，しびれ，骨・関節の異常，筋力低下，ふらつき）

③精神的機能障害（認知症，見当障害，判断力・注意力低下，うつ状態，不穏行動，HDS-R）

④活動状況（車いす・杖・歩行器を使用，移動時介助，寝たきり，不穏行動）

⑤排泄状況（失禁，頻尿，トイレ介助必要，尿道留置カテーテルの有無，排泄パターン）

⑥各チューブ，点滴，ドレーンの有無

⑦薬剤の使用状況（転倒を起こしやすい薬剤リスト参照）

⑧睡眠状態

⑨食事摂取状況

⑩ベッドの状況（高さ，柵，ストッパーなど）

⑪ベッド周囲の環境（ナースコール，ポータブルトイレ，コードなど）

⑫点滴スタンドや低圧持続吸引機の車輪の可動性

⑬車いすのストッパーや安全ベルトの装着状況

ケア計画（T-P）

①ベッドおよび周囲の環境を整える

②ベッドのストッパーを固定する

③ベッドの高さを調整する

④ベッドの位置を変更する

⑤ベッドの柵，L字柵を使用する

⑥ベッドの4本柵を使用する場合はIC（インフォームドコンセント）を行い，同意書を作成する

⑦ナースコールは手の届くところに置く

⑧排泄用具（ポータブルトイレ，尿器など）は適切な位置に置く

⑨夜間は照明を確保する

⑩床頭台，オーバーテーブルの整頓をする

⑪ベッドや床頭台の電気コードが足元にかからないように整頓する

⑫移動後は必ずベッド柵を確認する

⑬センサーマットを適切な位置に設置し訪室ごとに作動確認する

⑭歩行時履き慣れた靴や裾丈を調整した寝衣を着用する

⑮歩行時床に水気があれば拭き取り，ゴミなどは掃除する

⑯廊下など導線に歩行時の障害になるものは置かない

⑰歩行時介助・見守りを行う

⑱歩行時患者側に立ち付き添う

⑲歩行補助具（杖，歩行器，車いす）の定期点検を行う

⑳歩行補助具を正しく使用できるか確認する

㉑杖の先端の滑り止めが摩耗していないか点検する

㉒杖の高さを患者に合わせる

㉓移動・移送はストレッチャーで，2名以上で行う

㉔車いすへの移乗を介助する

㉕車いすへの移乗を見守る

㉖車いす使用時は安全ベルトを装着する（必ずICを行い，同意書を作成する）

㉗排泄介助は患者状態とADL（日常生活動作）に合わせた対応を行い，介助する

㉘排泄介助で移動後に患者の側を離れるときは必ず声かけをして，ナースコールを手の届く位置にセッティングする

㉙排泄介助で終了まで付き添い見守る

教育計画（E-P）

①現在の安静指示についてわかりやすく伝える

②転倒・転落を防止する方法について指導する

③杖，歩行器，車いすなど歩行補助具の正しい使い方を指導する

④介助や見守りが必要であることを伝え，移動前にナースコールで看護師を呼ぶよう指導する

⑤起き上がりや立ち上がりは手すりや柵につかまり，ゆっくり行うことを説明する

⑥ふらつきやめまいその他体調の変化があれば速やかに看護師に知らせるよう指導する

③ 看護記録を改善することは看護過程を見つめなおすことになる

1) 看護介入をきちんと記録する

記録監査カンファレンスで話し合うと，看護の実際が見えてきます。大事な情報が患者・家族から聴取できていない，必要な観察ができていない，看護問題につながる情報をとらえたのに介入ができていない，など，看護過程の展開を点検し，取り組む方向性を共有できます。

新たな問題が発生したことがわかる記録，新たな問題に介入した記録，計画にはないがよりきめ細やかな工夫にあふれた介入や個別性に配慮した介入も見えてきました。そのとき，どのように看護過程が展開されたのかを考える機会になりました。

表8　記録はよくないが，実際はよい看護介入ができていたことが後にわかった記録

#1

S：大丈夫です。でもこれになってから頭がぼーっとしてるんや

O：頭痛・嘔気なし。右上下肢浮腫あり。しびれはない。病棟リハビリ施行。左足片足立ちもふらつきあり。Dパンツ交換時便の付着あり。排便時拭き取りができていないためか

A：状態著変みられず

P：計画継続

表8の記録をした看護師によると，回復期リハビリテーション病棟の脳梗塞右片麻痺の女性で，排泄をひとりでできるようになってきた患者さんに対して，病棟リハビリテーション指導時に便臭があったため，トイレに誘導した場面でした。

トイレへの移動，排尿後の陰部を拭く動作を見守ったところ，患者は，左足片足立ちでふらつきながら，左手で柵につかまって便座から腰を浮かせて，力の入らない右手を後ろに回し拭いていました。きれいに拭けたか見もせずに，急いでパンツタイプのおむつを履こうとしていました。

再度，便座に座らせて，汚染したおむつを外し，陰部を座ったまま左手で前から拭くように指導しまし

た。また，柔軟に前屈ができず，拭きにくそうであったことからリハビリテーション担当者と相談もしたそうです。

便汚染があったことについて，患者さんが言った言葉が，Sの「大丈夫です。でもこれになってから頭がぼーっとしてるんや」でした。これは病気になってから，さまざまなことが以前のようにできない，できていないことにも気づかない，喪失感を表出した言葉でした。この言葉についてのOもAもPもなかったのですが，このSを書きとめたということは，患者の思いに寄り添う"ことばかけ"を行っていたのではないかなと思いました。少なくとも，患者に生じている看護介入すべき新たな問題に気づけていることがわかります。患者の状態の変化をとらえ，その変化を記録しておかなければならないという判断ができていることは素晴らしいことです。適切な看護介入ができていたかどうかも記録を見直してみると明らかになると思います。

この記録の修正案を表9に示します。

表9　記録はよくないが，実際はよい看護介入ができていたことが後にわかった記録の修正案

#1

S：大丈夫です。でもこれになってから頭がぼーっとしてるんや

O：右上下肢浮腫あり。しびれはない。病棟リハビリ施行。左足片足立ちでふらつきあり。トイレ動作観察した。トイレまでの歩行は杖につかまりふらつきなし。左手でトイレの柵につかまりズボン・Dパンツを右手で下ろし排尿できた。Dパンツ交換時便の付着あり。介助し交換した。立ち上がり中腰になって陰部を拭いていた

A：右手に力に入らず排便時拭き取りができていない。パンツが汚れていたことで喪失感や羞恥心を感じている

P：排便時は温水洗浄便座を使うこと，便座に座った状態で陰部を拭くことを指導した。リハビリ担当者に情報提供し，精神面の配慮も依頼した。病棟リハビリ内容の変更がないか明日確認する

この修正案のように，看護介入がどのように行われ

たのかを明確にすることで，その後に受け持つ看護師はこの記録をガイドにして継続して看護介入していくことができます。

看護計画の変更が必要になったときに，本来は看護計画の画面に移動して，計画を修正しなければならないのですが，Pに介入内容を記述することで一時的にしのぐことができますね。このように，日々の経過記録のSOAPをアクティブに使ってみるとよいでしょう。

ただ，日々のPに看護介入の方法を詳細に記述するとなると，どうしても時間がかかります。個別性の高いケア内容は別として，標準的に実施しているケアについては，個々に各自が記録するのは非効率的です。標準看護計画に実際に現場で実施されているケアの詳細が書かれていれば，「計画にそって実施している」と書くだけで看護実践の記録になります。

修正前のようなこれまでの記録では，**「していること」も「していないこと」になってしまう，記録に書かなければ看護介入しなかったことになってしまいます**。

申し送りやリーダーへの報告，患者カンファレンスで情報共有しているから大丈夫ではないのです。看護問題として認識し，看護問題として言語化し，看護計画としてチームで共有する，問題の解決・看護過程の展開を意識してどのような看護介入が行われたかがわかる看護記録を書くことを心がけましょう。

2) 電子カルテの看護支援システムにおける標準看護計画が使いにくいときはどうする？

よい看護が実施されているようでも，それが明確に記録に現れていない印象が拭えない理由を，看護計画の面から考えてみることにしました。H病院の標準看護計画の一例を示します（表10）。

椎体骨折患者の「疼痛」は，疾患の主症状でもあり，疼痛による日常生活への影響も大きいため，これが立案されていることはよいのですが，「疼痛」として大きくくくられているために，「疼痛」に関連したさ

表10　標準看護計画で立案された椎体骨折患者の看護計画の一例

#1問題名：腰背部への負担により痛みが増強する可能性
目標：腰背部痛の増強なく，病棟内を歩行器歩行ができる
#2問題名：認知機能の低下があり，転倒・転落を起こす恐れがある
目標：転倒・転落を起こさず，安全な入院生活が送れる

ざまな看護問題に焦点が当てにくいため，表1に示したような残念な記録になってしまうのではないかと思います。

この#1の「腰背部への負担により痛みが増強する可能性」という問題名は，NANDA-I看護診断の「急性疼痛」「慢性疼痛」とは少しニュアンスが異なり，骨折部位の安静が守れないことや，勢いよく座るなどの衝撃や禁忌姿位をとることによる椎体骨のさらなる圧潰にも注目しているように思います。

この疾患の回復期の看護のポイントは，圧潰しないような日常生活動作（activities of daily living：ADL）を獲得することが退院後を見据えたゴールの1つになることです。

したがって，この#1は，「急性疼痛」または「慢性疼痛」のほかに，骨折椎体の圧潰により隣接椎体の骨折や後彎の進行などの重症化・脊髄圧迫による麻痺出現の「損傷リスク状態」，治療や合併症予防行動を日常生活に取り組めない「非効果的健康自主管理」の三つの看護診断を含んでいることになります。「病棟内を歩行器歩行ができる」という目標に，リハビリテーションを進めて，「セルフケア不足」を改善する視点も感じます。

#2の「成人転倒転落リスク状態」は歩行機能を獲得していく回復期に必須ですが，「認知機能の低下」があるのであれば認知症ケアに関連する看護介入も必要です。

このように，自院の標準看護計画を見直す際に，看護診断を活用すれば，「あらためて看護の視点で自分たちの看護を見つめなおす」ことになります。

3) 標準看護計画を看護診断名で整理して見直すことにした

多くの病院で電子カルテが導入され，その看護記録支援システムの標準看護計画から看護計画を選択していると思います。H病院でも，電子カルテ導入時には紙カルテ時代から使用していた標準看護計画を，参考図書を見ながら見直し，自分たちで入力したそうです。

なぜ，病院の電子カルテの標準看護計画が使いにくいのか，看護診断名で整理することが解決策になるのか，計画の一例を図1に示します。

図1の＃1は看護診断名でいうと，「急性疼痛」「移乗能力障害」「不使用性シンドローム」「セルフケア不足」「成人転倒転落リスク状態」と看護問題が複数含まれています。＃2は「移動や歩行が不安定」であり，目標を「筋力トレーニング」「安定した移動」とすると，＃1と重複した内容になっています。

問題の焦点化が強化すべきポイントです。問題を焦点化すれば，その問題のフォローアップとしてのSOAPを書きやすくなるはずです。

看護問題を考えるときに，「領域」や「類」で整理された看護診断のどれが適切かを検討すると，「看護目標」，つまり，患者にどうなってほしいのかを考えることになり，問題の焦点化を訓練することになります。H病院の標準看護計画を，看護診断名で1つの看護計画に1つの看護診断名がつくように整理して見直すことにしました。

看護診断で問題リストを整理することは，看護問題を焦点化できる力を養うために「看護の視点で整理する」ことになります。

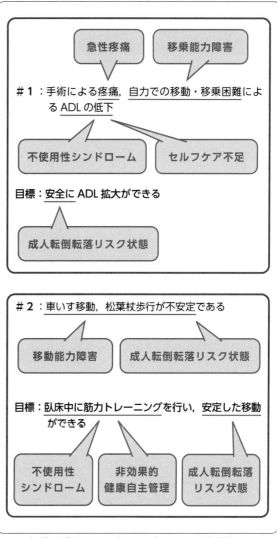

図1　標準看護計画の一例：下肢の人工関節置換術を受ける患者の術後の看護

④ 開示に耐える看護記録にするには

記録監査カンファレンスで指導しているときに，最もスタッフの共感が得られたのは「開示に耐える看護記録にしなければならない」と話したときでした。患者・家族から記録開示の要求があることや，医療過誤が起こった場合は証拠として記録を提出しなければならないからだけでなく，行った看護介入が記録に表れていないことがわかったからです。真摯に，患者の状態を少しでもよくしようとしているのに，看護記録にそれが表れていないのは，何とももったいないことで，残念ですね。

では，どうすればよいのでしょうか。それには，標準看護計画の各プラン（O-P, T-P, E-P）の見直しが有効です。標準看護計画を現場の実際の看護を反映した内容になるように見直すことは，統一した看護の提供につながります。看護介入を1つひとつ見直す際に，最新のエビデンスを確認すればさらによいでしょう。新人看護師や中途採用者へのガイドラインの役目も果たせます。

実際にどのように標準看護計画を見直していくのかわからない，不安だというのであれば，院内の勉強会も有効です。たとえば，記録監査基準にそって看護過程やPOSについて系統的に伝え，標準看護計画の見直しの演習を組み込むと，実践的であり実際にどのように介入しているかを反映した標準看護計画が作成できます。一度にすべての標準看護計画を一新することはできないため，よく使う計画など，優先順位の高いものから取り組むとよいでしょう。

⑤ 標準看護計画を演習で見直していく勉強会の開催

ここでは勉強会の内容をご紹介します。

まず，看護診断について理解を得るために，「看護過程には，アセスメント，看護診断，計画立案，アウトカム設定，介入，評価が含まれる。看護師はアセスメントと臨床判断を行い，実際にある，もしくは潜在している問題，リスク（危険性），ヘルスプロモーションの可能性の存在についての，仮説あるいは解釈を考える。臨床データの中にパターンを見出すためにも，また正確に診断するためにも，すべての段階において，看護学の基本となる概念についての知識が必要になる」[1]として作成された「修正看護過程」（図2・3）を紹介し，看護過程の展開と比較して理解できるようにしました。

次いで，残念な記録や，よい看護ができていることが感じられた記録，よいアセスメントができている記録，適切に評価されて看護計画が追加修正された事例などの具体例を紹介しています。実践している看護を記録に残すことの大切さを確認できるよう工夫しました。忙しい臨床の現場で適切な看護記録をするために，標準看護計画の見直しが役立つことを図4・5，表11のスライドを用いて説明しました。

演習ではH病院に多く入院している「骨粗鬆症による脊椎椎体骨折患者」の標準看護計画を見直しました。看護問題を各自がシートに記入し，その後グループワークで意見交換したのちに発表，共有しました。

この後，勉強会を続行し，計画内容を検討・作成しています。看護診断を活用したことで，「あらためて看護の視点で自分たちの看護を見つめなおす」ことになったと感じています。

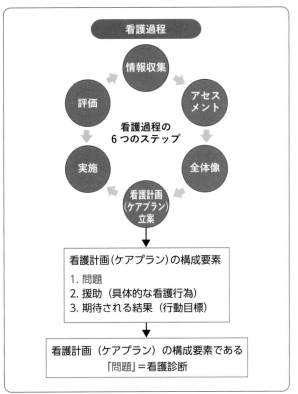

図2　看護過程の説明の図

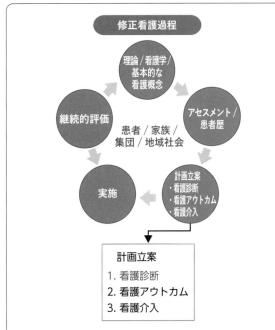

看護診断を使う場合は，看護計画の構成要素である「問題」に相当する部分に使用することになります。看護診断は，「健康問題に対するその人の反応」を臨床判断に代って判断することです。つまり，正確には，看護の対象は「問題」ではなく，「健康問題に対する反応」といいます。医師が「健康問題」そのものを診断するのに対して，看護師は「健康問題に対する反応」を診断するのです。したがって，看護師は，看護の視点でその患者の反応，すなわち，その病気に罹患したことでどのような反応を示しているだろうか，という行動の観察およびアセスメントをしなければなりません。

図3　「修正看護過程」を参考に作成した図
(T. ヘザー・ハードマン・他編，上鶴重美訳：NANDA- I 看護診断―定義と分類 2018-2020，原書第 11 版．p40，医学書院，2018．より一部改変)

図4　標準看護計画見直しの目的の説明

開示に耐える記録をするために標準看護計画を見直していきましょう

- ●問題リストや計画を変更しようと思っても適当な標準看護計画がない
- ●立てた計画が実情に合っていなければ，計画にないことが現場で行われる
- ●計画にないことをやることから，やったことを詳しく書かなければならない
- ●実施した記録がなければ看護を実施していないことになる

解決するには

- ●実際に当院で実施している看護が標準看護計画に反映されていれば，日々の記録も簡素化できる
- ●標準看護計画が新人看護師や中途採用者の看護のガイドになる

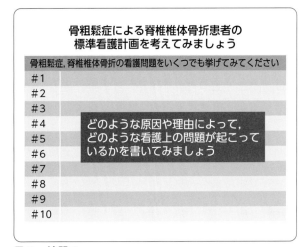

図5　演習1

表 11　委員の意見を集約した看護問題リスト案（骨粗鬆症による脊椎椎体骨折患者）

	看護問題	領域	類	看護診断
＃1	骨折部，装具の圧迫などに関連した疼痛がある	安楽	身体的安楽	慢性疼痛，急性疼痛
＃2	疼痛や安静制限，筋力低下によって整容・清潔に関連するセルフケア能力が障害されている	活動 / 休息	セルフケア	更衣セルフケア不足，入浴セルフケア不足
＃3	疼痛や胴ギプス・コルセット装着，筋力低下によって排泄がうまくできない	活動 / 休息	セルフケア	排泄セルフケア不足
＃4	骨折椎体の圧潰により隣接椎体の骨折や後彎の進行などの重症化，脊髄圧迫による麻痺出現のリスクがある	安全 / 防御	身体損傷	損傷リスク状態
＃5	活動性低下，装具の圧迫による褥瘡のリスクがある	安全 / 防御	身体損傷	成人褥瘡リスク状態
＃6	筋力低下や疼痛により転倒・転落のリスクがある	安全 / 防御	身体損傷	成人転倒転落リスク状態
＃7	脊椎骨などの変形や不良姿勢での食事摂取により誤嚥リスクがある	安全 / 防御	身体損傷	誤嚥リスク状態
＃8	知識不足または認知機能低下により治療や合併症予防行動を日常生活に取り込めない	ヘルスプロモーション	健康管理	非効果的健康自主管理
＃9	痛みやもとの生活に戻れるか等の予後，再骨折，重症化などに対する不安がある	コーピング / ストレス耐性	コーピング反応	不安
＃10	介護サービス活用上の問題や，長期に介護を行うことに関して家族が身体的・精神的苦痛を感じて介護者役割緊張状態になり，介護者として行動できないリスクがある	役割関係	介護役割	介護者役割緊張リスク状態

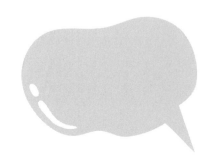

6 見直した標準看護計画を活用し看護過程のアセスメントで栄養－代謝パターンに注目した事例展開

1）事例紹介

　標準看護計画はあくまでもガイドラインであり，患者の個別性に合わせた看護をするためには看護過程の

アセスメントが重要です。事例を示します。

　看護師 A さんは，本日転棟してきた患者 B さんの情報をとりました。その内容は表 12 のとおりです。

表 12　看護過程

ステップ 1　情報収集

転棟時の情報	●属性
	●85 歳，男性，腰椎圧迫骨折

- ●属性
- ●85 歳，男性，腰椎圧迫骨折
- ●身長 154.0 cm，体重 44.1 kg，BMI 18.6
- ●既往歴：80 歳のとき，脳梗塞（右前頭葉梗塞）不全片麻痺は軽度で歩行は患側を引きずるくらい。日常生活動作に支障はなかった
- ●昨年 10 月まで妻の介護をしていた。妻が他界し，葬儀の翌日原因不明の一過性意識障害で救急搬送された
- ●性格は自己主張が強い
- ●元警察官
- ●現病歴
- ●X 年 9 月 24 日に，自宅で転倒，腰椎圧迫骨折で一般病棟に入院をする。入院後に誤嚥性肺炎を併発し 3 日絶食後にトロミをつけた食事を開始したが食事量が減った。胴ギプスからコルセット装着となり，10 月 14 日地域包括ケア病棟に転棟になった
- ●主訴
- ●腰が痛い
- ●現在の症状
- ●食べない
- ●体重は 1 か月前に比べて 7.5 kg 減った
- ●本人からの情報
- ●骨折が治ってリハビリしたら退院する
- ●まだ痛いからリハビリは無理
- ●腰の骨がくっつくまでコルセットを着ける
- ●「食欲がない。食べたいと思わない」
- ●その他の情報
- ●BMI 18.6
- ●体重減少率 16%
- ●9 月 24 日　体重 51.4 kg，BMI 21.8
- ●10 月 1 日　体重 48.9 kg，BMI 20.6
- ●10 月 12 日　体重 44.3 kg，BMI 18.7
- ●栄養評価と摂取状況
- ●必要栄養量 1,350 kcal（維持 1,200 kcal）
- ●補助食品に毎食果物をつける。持ち込み食可
　朝：カロリーメイトゼリー 1 パック，アイビス 100 mL
　昼：アイソカルジェリー HC，アイソカル 100
　夕：アイビス 100 mL（＋ KN3 号輸液 1,000 mL）
- ●提供栄養量 1,050 kcal（＋ 108 kcal）

転棟時の情報 （つづき）	●果物，補助食品共に 1 〜 7 割で，持ち込み食も少量，摂取にむらがある

●摂取栄養量 650 kcal（＋ 108 kcal）

●血液学的検査データ

●WBC（白血球数）5,440/μL，RBC（赤血球数）463 × 10⁴/μL，Hb（ヘモグロビン）13.0 g/dL，TP（血清総タンパク）7.3 g/dL，ALB（血清総アルブミン）3.3 g/dL，AST（アスパラギン酸アミノトランスフェラーゼ）（GOT〈グルタミン酸オキサロ酢酸トランスアミナーゼ〉）20 U/L，ALT（アラニンアミノトランスフェラーゼ）（GPT〈グルタミン酸ピルビン酸トランスアミナーゼ〉）16 U/L，TG（中性脂肪）86 mg/dL，TC（総コレステロール）215 mg/dL，HDL（高比重リポタンパク）コレステロール 55 mg/dL，LDL（低比重リポタンパク）コレステロール 141 mg/dL，BUN（血中尿素窒素）19.2 mg/dL，Cl（クロール）110 mEq/L，Na（ナトリウム）147 mEq/L，K（カリウム）3.4 mEq/L，食前 PG（血糖値）127 mg/dL，CRP（C 反応性タンパク）0.09 mg/dL

●食事摂取状況

●入院前，3 食は食べていたが，夕食は買ってきた総菜と日本酒を飲むくらいで米飯などの主食を摂らないこともあった。義歯あり

●入院時米飯常菜を 7 〜 8 割摂取していたがムセが軽度あり，発熱・喘鳴が出現し誤嚥性肺炎の診断を受け，絶食後トロミづけした嚥下困難食全粥常菜を再開した

●9 月 30 日，嚥下困難食の摂取量は 0 〜 3 割と少ない。経口摂取が極端に減ったため，朝と夕の主食を半量にし，水分は摂取しているので，朝にカロリーメイトゼリー 1/2 パック，昼にアイソカルジェリー HC，夕食に脂質の高いアイビスを追加した

●10 月 7 日，摂取量上がらず。持ち込み食の許可を得て長男に連絡，好きだったというスーパーマーケットの総菜のコロッケやポテトサラダ，マグロの刺身などを持ち込んでもらったが，少量摂取するかまったく食べなかった

●10 月 10 日，コルセット装着時から車いすで食堂に移動し食膳をセッティングし摂取している

●食事開始直後からむせることもある

●持ち込み食の柿，ロールパン，うどんを少量だが食べたため，朝：パン，夕：めん（温）を半量にし，昼に果物を追加した

●10 月 13 日，食事を食べないため，補助食品と果物のみにした。アイビスは飲んでいるので朝にもアイビス 100 mL をつけてみる。

●食事を摂らないため，抹消点滴 500 〜 1,000 mL/ 日投与

●血管確保について「また痛いことするのか」と嫌がる言動，刺入部を触る様子があり両上肢に安全ミトンを装着している

●「病院食は味が薄い」

●「お酒は毎日 2 合ほど飲んでいた」

●「病院食はおいしくない。ご飯を見るとムカムカする」

●食事を口に入れて，咀嚼せずに固まったまま動かないという状態を何度か看護師が見かけている

●「なんで食べないの。何なら食べられるの？」と看護師が声をかけても返答はない。

●「ちゃんと食べないと退院できないよ。元気にならないよ」と看護師が言うと「家に帰りたくない」と言ったこともあった

●「このまま食べなければ，衰弱し，死ぬこともある」と医師から説明されると目を潤ませる様子を見せたことがある

●「あの世に行きたい。このまま食べれなくて死ぬことになってもいい」

●食事摂取量増加が見込めないこと，血管確保が困難になってきたことで経鼻栄養の開始を患者，家族（長男）に IC（インフォームドコンセント）する予定

●気になること

●入院当初から表情が乏しく，悲観的・抑うつ的な言動があった

●声量も小さく，聞き取りにくい

●ベッドからほとんど離れることもなく，臥床していることが多かった

●リハビリテーション時以外はほとんど寝ている

●不眠がある

●自分から訴えることはないが，表情が険しくなったときに聴取すると腰部骨折部の体動時の疼痛があることがわかった

転棟時の情報 (つづき)	● 胴ギプスによる圧迫の苦痛を「重い。つらい。何とかならないのか」と訴えたことがあった
	● 看護師から勧めて，疼痛時約束指示のロキソニン錠を投与し表情が和らぐが，自分から痛みを訴えることはないため，フェイススケール観察を看護計画に入れている
	● リハビリテーションに対する意欲がなく，拒否することも多い
	● リハビリテーション担当者はリハビリテーションによる活動量を増やし，空腹感につながるように介入した
	● 時々ふらつくことが多い
	● パーキンソニズム運動を疑われる丸薬丸め行動があり，10 月 13 日，脳神経外科対診し，うつ状態と診断されパロキセチン錠 20 mg 1 錠／日を開始した。診察時の HDS-R (改訂長谷川式簡易知能評価スケール) は 25 点であった
	● 長男とは洗濯物を取りに来る程度の面会で，会話はほとんどなかった
	● 長男は持ち込み食の協力から患者に声をかける様子があったが，患者が食べなかったことで声かけが減り，看護師に預けて面会せずに急いで帰ることもあった
	● 長男は過去の患者の自分勝手な振る舞いが原因で数年前からかかわらないようになったと話す

2) 標準看護計画

　看護師 A さんは，患者の病名が「腰椎椎体骨折」で

あることから，電子カルテの標準看護計画を確認しました (表 13 ～ 22)。

表 13　「骨粗鬆症による脊椎椎体骨折患者」の標準看護計画：看護問題 # 1

	看護問題	看護診断	看護目標
# 1	骨折部，装具の圧迫などに関連した疼痛がある	● 慢性疼痛	疼痛が改善され，日常の活動が増加する
	看護計画		
O-P (観察計画)	● 疼痛の部位 (腰背部，前胸部，腹部，ギプスやコルセットなどの装具の当たる場所) ● 腰背部痛の範囲 ● 疼痛の程度 (フェイススケール) ● 疼痛の持続時間 ● 疼痛が発生しやすい時間帯 ● 胴ギプスや装具の装着状況，圧迫の確認 ● 疼痛が日常生活に及ぼしている影響 (すぐに起き上がれない，上を向いて眠れない，長距離歩行が困難など)	● ADL (日常生活動作) 状況 (食事・排泄・移動・歩行・更衣動作状況) ● 睡眠状態，睡眠時間 ● 痛みに対する言動 ● 鎮痛薬使用の有無 ● 鎮痛薬使用状況とその効果 ● リハビリテーションへの意欲 ● 痛みの随伴症状 ● 精神的ストレスの有無とその内容 ● 疼痛を悪化させたり誘発させたりする要因	
T-P (ケア計画)	● 指示された鎮痛薬を用いて疼痛緩和を図る ● 疼痛時条件つき指示を確認しておく ● 鎮痛薬の効果を確認し，増量や薬剤変更について検討する ● L 字柵設置しベッドからの立位時の腰背部の負担を軽減する ● 安楽な体位の工夫 (ポジショニング，円背がある場合は側臥位，ベッドの高さ：　　　cm)	● マッサージを行う ● 温電法を行う ● タッチングを行う ● 患者の言葉を傾聴し，共感的な姿勢を示す ● ADL の介助 (食事，保清面，排泄面，更衣，移動，移乗，医療処置，装具の着脱介助など)	
E-P (教育計画)	● 痛みの原因や治療方法を説明する ● 腰背部への負担を避けるよう説明 (禁忌肢位の説明 1・2・3，重い物を持たない) ● 疼痛を我慢しないように，また痛み出現時には知らせるよう説明する	● 鎮痛薬についての説明をする (必要時，薬剤師に依頼する) ● 装具の正しい装着法の説明・指導 (座位更衣許可後)	

表 14 「骨粗鬆症による脊椎椎体骨折患者」の標準看護計画：看護問題 # 2

	看護問題	看護診断	看護目標
# 2	疼痛や安静制限，筋力低下によって整容・清潔に関連するセルフケア能力が障害されている	●更衣セルフケア不足 ●入浴セルフケア不足	更衣・整容ができ，身体の清潔について満足感をもつことができる

	看護計画		
O-P (観察計画)	●皮膚の状態 ●整容の状態 ●清潔に対する満足感 ●安静度（胴ギプス，座位可，歩行可，コルセット可） ●下肢のしびれの有無 ●足趾足背の運動の程度 ●歩行状態 ●ADL（日常生活動作）状況（排泄・移動・更衣動作状況，どの程度筋力があり活動できているか観察） ●ADL のレベル	●セルフケア状況 ●腰背部痛の有無（スケール） ●鎮痛薬の有無 ●リハビリテーションへの意欲 ●病棟リハビリテーションの状況 ●残存機能（障害の有無） ●禁忌肢位をとっていないか ●認知障害の有無 ●生活環境，家族環境	
T-P (ケア計画)	●患者の状態に合った方法を選択する（入浴，シャワー浴，清拭） ●ギプス装着中は清拭，下半身浴，ギプス部分をビニールで覆って全身浴・洗髪・足浴 ●患者にとって苦痛の少ない体位（座位，仰臥位など）	●入浴できる場合：補助具（柄の長いブラシ，シャワーいすなど），安全を確保し必要な手助けをする ●自立を励ましながら援助する	
E-P (教育計画)	●時間がかかっても自立して行うことの必要性を説明する ●腰背部への負担を避けるよう説明（禁忌肢位の説明，重い物を持たない） ●家族に不要な援助はせず，見守ることの重要性を説明する	●社会的資源の活用方法を紹介する ●残存機能に応じた住居環境を整えるように指導する ●装具の正しい装着法の説明・指導（座位更衣許可後）	

表 15 「骨粗鬆症による脊椎椎体骨折患者」の標準看護計画：看護問題 # 3

	看護問題	看護診断	看護目標
# 3	疼痛や胴ギプス・コルセット装着，筋力低下によって排泄がうまくできない	●排泄セルフケア不足	疼痛や筋力に応じた排泄方法を選択することができる

	看護計画		
O-P (観察計画)	●排泄に対するニーズ，排尿・排便回数 ●腰背部痛の有無（スケール） ●鎮痛薬の有無 ●歩容 ●下肢のしびれの有無 ●足趾足背の運動の程度	●安静指示内容 ●ADL（日常生活動作）状況（排泄・移動・更衣動作状況，どの程度筋力があり活動できているか観察） ●残存機能（障害の有無） ●生活環境，家族環境 ●ナースコールについての認識，必要時ナースコールできるか	
T-P (ケア計画)	●患者の状態に合った方法を選択する（トイレ，ポータブルトイレ，床上排泄など） ●排泄介助（トイレ，ポータブルトイレ，床上排泄など） ●ADL の介助（排泄時の更衣・装具の着脱介助など） ●尿器やポータブルトイレを安全面に考慮した設置とする ●定期的なトイレ誘導	●本人にあった歩行器具の選定 ●安全を確保し，必要な補助具の選択や援助を行う ●ベッドサイドの環境整備と安全管理 ●自立を励ましながら援助する ●自尊心を損なわないように不要な援助は行わない ●病棟リハビリテーションを促す	
E-P (教育計画)	●必要に応じて介護を支援する ●ナースコール指導・声かけ ●病棟リハビリテーション指導 ●腰背部への負担を避けるよう説明（禁忌肢位の説明，重い物を持たない）	●時間がかかっても自立して行うことの必要性を説明する ●家族に不要な援助はせず，見守ることの重要性を説明する ●社会的資源の活用方法を紹介する ●残存機能に応じた住居環境を整えるように指導する	

表16　「骨粗鬆症による脊椎椎体骨折患者」の標準看護計画：看護問題#4

	看護問題	看護診断	看護目標
#4	骨折椎体の圧潰により隣接椎体の骨折や後彎の進行などの重症化，脊髄圧迫による麻痺出現のリスクがある	●組織統合性障害リスク状態（損傷リスク状態）	病状が悪化しない 骨折部の安静が保持できる

看護計画		
O-P （観察計画）	●腰背部痛の有無（スケール） ●疼痛出現時の状況や疼痛によりできない動作は何か ●鎮痛剤の使用状況，鎮痛剤の種類・回数，効果 ●下肢のしびれの有無，増強の程度 ●神経麻痺の有無・程度 ●足趾足背の運動の程度（足関節の底屈背屈運動が可能か） ●装具の圧迫による循環障害の有無 ●胴ギプスによるキャスト症候群（嘔気・嘔吐・腹部膨満などの消化器症状）の有無	●装具の装着状況の確認（装着位置・装着の緩み・当たり，皮膚の状態） ●禁忌肢位をとっていないか（前屈位・腰部のねじれ・後屈位） ●禁忌肢位や腰部負担増大するような体勢への知識・認識の有無 ●胴ギプスやコルセットを触っていないか，壊していないか ●体幹・腰部X線・CT・MRIなどの検査画像所見 ●検査データ（骨密度など） ●栄養状態（体重・BMI・血液データ） ●居住環境・入院前の社会生活・日常生活行動
T-P （ケア計画）	●腰背部痛（スケール）に合わせ，条件つき指示や本人用の鎮痛薬を使用し対応する ●しびれや神経障害，循環障害，キャスト症候群を疑う徴候などがあれば医師報告し指示を確認する ●胴ギプスの調整を検討する（圧迫部位の開窓などのギプスカット，圧迫部位の緩衝剤など） ●移動・保清面・排泄面・更衣・装具の着脱などの介助 ●必要に応じて歩行補助具の検討 ●起き上がり動作時体幹がねじれない工夫（リモコン操作でのギャッジアップ，ベッド柵，L字柵，ひもの設置など） ●日常生活動作の見直し（洗髪・爪切り・靴の脱ぎ履き・起き上がり動作など）	●筋力低下予防のための運動 ●必要物品の位置などの環境の調整を行う ●ベッドの高さの調整，固定 ●排泄時の便座の高さの調整（補高便座の利用など） ●コルセットの装着状態を調整する ●コルセットの調整を検討する（圧迫部位の緩衝剤の使用や装具技師に圧迫部位の調整依頼，など） ●コルセットを緩めたり外したりする行為があればコルセットの上から衣服着用し触らない工夫をする ●フレームコルセットの着脱の訓練
E-P （教育計画）	●腰背部への負担を避けるよう説明（禁忌肢位の説明，重い物を持たない） ●病棟リハビリテーション指導（圧潰時はメニューの変更を確認する） ●痛みの出現時には知らせていただくよう説明（条件つき指示や本人用の鎮痛薬を使用し対応する）	●安静度の説明 ●コルセット装着脱の指導 ●家族への（ADL〈日常生活動作〉援助の）指導

表17　「骨粗鬆症による脊椎椎体骨折患者」の標準看護計画：看護問題#5

	看護問題	看護診断	看護目標
#5	活動性低下，装具の圧迫による褥瘡のリスクがある	●皮膚統合性障害リスク状態	褥瘡の発生がなく皮膚の統合性が保たれる

看護計画		
O-P （観察計画）	●皮膚の状態（発赤，皮膚温，骨の突出，湿潤，乾燥など） ●感覚 ●皮膚への圧迫と摩擦の有無 ●発生リスク　a基本動作能力，b骨突出，c関節拘縮，d皮膚浸潤，e浮腫 ●体動制限，安静度 ●臥床時間 ●栄養状態（体重，BMI，体脂肪，筋タンパク）	●血液データ（TP〈血清総タンパク〉，ALB〈血清総アルブミン〉，Hb〈ヘモグロビン〉，Fe〈血清鉄〉，TIBC〈鉄結合能〉，TC〈総コレステロール〉） ●意思の疎通 ●胴ギプス固定状況・位置 ●胴ギプスが接している部位の皮膚状況（褥瘡，あせも） ●コルセットの装着状況・位置 ●胴ギプスやコルセットを触っていないか，壊していないか
T-P （ケア計画）	●リスクアセスメントツールを使い危険因子をモニタリングする ●好発部位（仙骨・踵骨部）の異常の有無を確認する ●体位変換を時間ごとに行う（体交表の掲示，時間ごとに記入する） ●除圧を行う ●適切なマットレスを使う ●栄養状態を良好に保つ（栄養科にコンサルト，補助食品の検討） ●皮膚の清潔を保つ・保清（清拭・全身浴・部分浴） ●除圧機器の使用	●離床を進める ●栄養の調整 ●患者の寝衣・シーツのしわをのばす ●胴ギプスが上がっているようなら介助にて下げ，オルソラップ追加や被覆剤・必要時医師に報告しギプスカットを考慮する ●フレーム採型時に皮膚の状態を観察し，褥瘡発生のアセスメントをする ●コルセット正しい装着か確認しズレがあれば直す，コルセット金具に皮膚が当たる場合はタオルなどで除圧 ●殿部や陰部の清潔援助
E-P （教育計画）	●長時間同一体位にしない ●褥瘡好発部位の説明をする ●除圧・体位交換の説明・指導を行う	●バランスのとれた栄養摂取の必要性の説明（管理栄養士の介入） ●コルセット装着を正しく指導

第3章　よい看護記録の書き方のポイント：看護記録を改善することは看護過程を見つめなおすこと

表18 「骨粗鬆症による脊椎椎体骨折患者」の標準看護計画：看護問題 # 6

	看護問題		看護診断	看護目標
# 6	筋力低下や疼痛により転倒・転落のリスクがある		●成人転倒転落リスク状態	転倒しない

看護計画			
O-P (観察計画)	●麻痺の有無や程度：神経症状の有無 ●身体機能障害 ●下肢筋力低下状況：歩行状態 ●視力・聴力の程度 ●転倒の危険に対する認識：精神的機能障害（認知・記憶・思考） ●自助具の使用の有無：歩行補助具の使用の有無 ●睡眠状況，睡眠薬内服の有無 ●輸液投与の有無：各チューブ・ドレーン類	●転倒転落歴の有無 ●検査データ（特に貧血状態の程度） ●疼痛の程度：フェイススケール ●HDS-R（改訂長谷川式簡易知能評価スケール） ●薬剤の使用状況 ●起き上がりや移乗時に腰に負担となる姿勢ではないか ●ベッドの高さ・周囲の環境 ●入院前の歩行状況
T-P (ケア計画)	●転倒転落評価表を用いて経時的にリスク評価をする ●ベッド周囲の環境整備（靴の位置・下りる方を広く取っているか・車いす・ポータブルトイレ・歩行器の位置） ●ベッドと柵の調整（壁付け，L字柵，4柵） ●手で支える場所・つかまりやすい場所に動く物はないか確認する ●ベッド高さの調整 ●ベッドストッパーの確認 ●ナースコールを手の届くところに設置する ●センサーマットを設置し移動動作を介助または見守り転倒を防ぐ ●定期的に行動制限カンファレンスを行いケアの評価をする ●移乗や移動時の介助：車いす使用時のブレーキの指導	●安全な寝衣や履物の選択 ●輸液管理 ●滑り止めマットを設置する ●胴ギプス・コルセット装着時は正しい位置に調整する ●疼痛が強いときは主治医指示のもと，鎮痛薬使用 ●必要時，排泄終了まではナースが付き添う ●適切な運動を実施する：下肢筋力訓練・自主トレ ●転倒を繰り返している場合，ヒッププロテクターなど転倒衝撃吸収下着の着用を検討する ●日中の活動を促し夜間良眠できるよう生活リズムを整える ●夜間不眠に睡眠薬や不穏時指示を確認し薬剤を調整する ●必要時，神経内科受診検討
E-P (教育計画)	●移動の際にはナースコールを押すように説明する ●易移動性の不安定なものに体重をかけて移動しないように説明する ●安全な寝衣や履物の選択の必要性を説明する ●履き慣れた靴・自分に合った靴の選択の必要性を伝える ●立ち上がり・起き上がり動作禁忌体位を指導 ●車いす・ベッド間の移乗指導 ●疼痛が強いときは我慢せずに伝えてもらう	●退院後の日常生活指導を行う ●外出する場合は，リュックサックを使用し両手を空けておくよう勧める。必要な場合，杖の使用を勧める ●室内の段差をなくす，浴室，トイレの手すりや滑り止めマットの設置，夜間の照明など環境に関するアドバイスを行う ●必要時は家屋評価を実施する ●睡眠薬使用時のふらつきの可能性を説明し，歩行時は十分注意するよう指導する

表19 「骨粗鬆症による脊椎椎体骨折患者」の標準看護計画：看護問題 # 7

	看護問題		看護診断	看護目標
# 7	脊椎骨などの変形や不良姿勢での食事摂取により誤嚥リスクがある		●誤嚥リスク状態	誤嚥性肺炎が発生しない

看護計画			
O-P (観察計画)	●嚥下障害の徴候：発生発音障害（ゴロゴロ声・かすれ声，会話中の咳払いなど） ●体位変換時や会話中の咳・流涎・痰の増加 ●嚥下障害の症状の観察：食事や飲水中にむせる，飲み込んだあとに口や喉に食物が残るなど ●呼吸状態 ●意識レベル，神経症状の有無 ●食事中のポジショニング，床上安静にてギャッチアップした際のセッティング状況，胴ギプスが上方に上がり食べづらくはないか	●食事に対する不安や意欲の有無 ●食事や水分の摂取量，咀嚼の状態 ●食欲の有無 ●嘔気や嘔吐の有無，排便状況 ●口腔内貯留物の有無 ●検査データ（嚥下造影検査〈video fluoroscopic examination of swallowing：VF〉所見など） ●胸部X線画像
T-P (ケア計画)	●嚥下障害の徴候を認めたら，飲水・食事を中止し主治医に報告する ●状態に応じ，言語聴覚士（ST）に相談し嚥下訓練を行う ●マウスケアを行い，口腔内を清潔にする ●痰が貯留している場合は喀痰させるか，吸引によって痰を除去する ●嚥下の状態に適した食事を選択する ●正しい摂食姿勢をとる・頸部後屈位を保つ	●食事中の環境を整える・食事に集中できる環境を作る ●食事介助 ●吸引器の準備 ●食後に食物残渣がないか口腔内の観察を行う ●痛みが強く側臥位で摂取する場合，ポジショニングおよび食器の位置を手の届きやすい場所へ。リハビリテーション用食器の使用・おにぎりへの変更など
E-P (教育計画)	●状態に応じ，患者・家族に誤嚥の原因や誤嚥防止の方法について指導する ●一口の量は少なめにして，ゆっくりと摂取するように指導する	●口腔内を清潔に保つように指導する ●禁忌肢位の指導 ●痛みがあれば我慢せず伝えてもらう

表20 「骨粗鬆症による脊椎椎体骨折患者」の標準看護計画：看護問題 #8

	看護問題	看護診断	看護目標
#8	知識不足または認知機能低下により治療や合併症予防行動を日常生活に取り込めない	●非効果的健康自主管理	疾患の治療，合併症予防のための行動がとれる

看護計画		
O-P (観察計画)	●疾患，治療に対する理解の程度 ●薬剤の種類と効果についての患者の言動 ●再発予防のための行動についての認識 ●治療参加や行動意欲に関する言動 ●認知機能状況 (HDS-R〈改訂長谷川式簡易知能評価スケール〉など) ●理解度 (疾患・治療・安静度・禁忌動作) ●せん妄の原因となる身体症状出現の有無 ●FIM (functional independence measure) 評価 ●ギプスやコルセットの装着状況	●内服自己管理状況 ●家族の支援状況 (キーパーソンなど) ●介護サービス状況 (入院前の介護サービス，ケアマネジャー，介護認定度など) ●退院時のゴールと退院先の希望 (患者・家族) ●入院前の日常生活状況，社会参加状況 ●家屋状況 (段差，玄関，寝室，トイレ，浴室，台所など) ●実地訓練時の状況 (日常生活動作の問題点) ●外泊実地訓練時の状況 (外泊チェックリスト，FIM点数)
T-P (ケア計画)	●日常生活において自己効力感を高めるような関わりをする ●生活リズムを整えるような生活プログラムを設定する ●明確でわかりやすい治療・リハビリテーション計画を提案する ●食事は離床や食習慣の改善のため食堂に誘導する ●食事を促しできないところは，介助し自立できる方法を検討する ●洗面は洗面所で朝夕促しできないところは，介助し自立できる方法を検討する ●口腔ケアを毎食前後に促しできないところは，介助し自立できる方法を検討する ●排泄を促しできないところは，介助し自立できる方法を検討する ●更衣を促しできないところは，介助し自立できる方法を検討する ●朝夕の更衣訓練を実施し，日中は普段着で過ごし夜間は病衣で過ごす ●入浴を促しできないところは，介助し自立できる方法を検討する ●日常生活行動が自立できない場合は，転帰先の状況に合わせた方法を訓練する	●薬剤管理促しできないところは，介助し自立できる方法を検討する ●胴ギプスやコルセットの位置を確認し，正しい位置に修正する方法を練習する。 ●下衣更衣時やコルセット着脱時に禁忌姿位の前屈位にならないように火箸やソックスエイドを使用する ●コルセットの緩みがないか確認しベルトの調整を練習する ●コルセットが不快であれば原因を除去し，無意識に触らない工夫を検討する ●起き上がりは柵につかまり側臥位から，立ち上がりは柵を利用してできるよう練習する ●作業療法士 (OT) 介入を検討する (HDS-R〈改訂長谷川式簡易知能評価スケール〉22〜23点以下) ●ケア効果の確認と日常生活行動の評価を行う ●患者の努力や行動に対して称賛する ●家屋調査を行い，ソーシャルワーカー (SW) やリハビリテーション担当者と協力して環境調整を行う ●実地訓練，外泊実地訓練を調整する ●介護サービス利用について医療ソーシャルワーカー (MSW) と協力して支援する
E-P (教育計画)	●病態の説明 ●腰痛の増強や下肢のしびれの出現に注意するよう指導する ●骨粗鬆症の治療の続行指導 ●予防行動の重要性の説明 ●禁忌姿位の前かがみや腰をねじらないように指導する ●コルセットの装着方法を指導する	●病棟リハビリテーションを指導する (早期リハビリテーションを開始する，下肢の筋力低下を防ぐため歩行を促すなど) ●日中の活動を促す (レクリエーション参加など) ●食習慣・運動習慣の重要性の説明 ●サービス利用についての説明 ●必要時，家族指導を行う

表 21 「骨粗鬆症による脊椎椎体骨折患者」の標準看護計画：看護問題 # 9

	看護問題	看護診断	看護目標
# 9	痛みやもとの生活に戻れるか等の予後，再骨折，重症化などに対する不安がある	●不安	退院後の生活に自信がもて，不安が軽減する
	看護計画		
O-P (観察計画)	●表情，言動，行動 ●生理的変化 ●痛みの程度 ●睡眠状況，日中の活動状況 ●食欲の有無，食事量 ●ADL（日常生活動作）状況	●不安のレベル，不安の因子 ●不安内容 ●家族背景，社会背景 ●家族の協力度（インフォームドコンセント〈IC〉参加者，キーパーソン，家屋調査，実地訓練の参加者）	
T-P (ケア計画)	●会話は受容的にし，道徳的賛否は避ける ●不安の原因の内容を具体的に抽出してもらう ●患者が落ち着いているときに，不安を処理する方法を考える ●不安内容を傾聴する	●必要時，医師からの説明を依頼する ●IC 実施後の患者の理解度や受け止め状況を確認する ●セラピストと連携し，自主リハビリテーションや病棟リハビリテーションのメニューを作成し，実施状況を確認する	
E-P (教育計画)	●入院オリエンテーションの施行（口頭での説明・パンフレットでの説明） ●リラックスが自分でできるように説明・指導する ●家族にコミュニケーションやタッチングなどで不安が緩和されることを説明する	●痛みが強い場合は，無理せず安静にするように説明する ●薬剤で疼痛の軽減が図れることを説明する ●除痛・鎮痛についての説明・指導を行う	

表 22 「骨粗鬆症による脊椎椎体骨折患者」の標準看護計画：看護問題 # 10

	看護問題	看護診断	看護目標
# 10	介護サービス活用上の問題や，長期に介護を行うことに関して家族が身体的・精神的苦痛を感じて介護者役割緊張状態になり，介護者として行動できないリスクがある	●介護者役割緊張リスク状態	介護の継続に必要なサポートを受け，よりよい方法の選択ができ，社会資源を活用することで精神的に安定する
	看護計画		
O-P (観察計画)	●家族構成 ●家族の協力度 ●家族の思い・希望 ●患者・家族の病識などの理解の程度 ●家族の体力・健康状態	●家屋状況 ●地域環境 ●入院前の ADL（日常生活動作）と介護状況 ●介護保険やサービス状況	
T-P (ケア計画)	●家族とのコミュニケーションを図る ●家族やケアマネジャーより情報収集 ●キーパーソン，介護キーパーソンの確認 ●退院時の ADL が入院前の ADL 状況より低下があれば家族やケアマネジャーと情報を共有し，患者や家族の思いを確認し，サービスの調整を図る	●初回カンファレンス・退院前カンファレンスを開催する ●セラピストや医療ソーシャルワーカー（MSW）と連携し家屋調査・実地訓練・外泊訓練を実施する	
E-P (教育計画)	●入院から退院までのスケジュールについて，パスを使って説明する ●活用できる社会的資源の紹介	●面会を勧め，患者との会話することの重要性の説明 ●必要時，家族指導を行う（禁忌肢位，装具着脱，内服管理，おむつなどの排泄介助）	

3) 看護過程の展開

　看護師 A さんは，ここで，患者情報を再確認，看護過程を展開していきます（表23）。看護問題を標準看護計画から選択し，標準看護計画にない看護問題についてはアセスメントし看護診断を検討していきます。

表23　看護過程の展開

ステップ2　情報からアセスメントへ			
転棟時の情報	情　報	アセスメント	標準看護計画と看護診断の検討
	●属性 ① 85歳，男性，腰椎圧迫骨折，身長154.0cm，体重44.1 kg，BMI 18.6 ②既往歴：80歳で脳梗塞（右前頭葉梗塞），不全片麻痺は軽度で歩行は患側を引きずるくらい。ADLに支障はなかった ③前年10月まで妻の介護をしていた。妻が他界し，葬儀の翌日原因不明の一過性意識障害で救急搬送された ●性格は自己主張が強い ●元警察官 ●現病歴 ●X年9月24日に，自宅で転倒，腰椎圧迫骨折で一般病棟に入院する ④入院後に誤嚥性肺炎を併発し3日絶食後にトロミをつけた食事を開始したが食事量が減った。胴ギプスからコルセット装着となり，10月14日，地域包括ケア病棟に転棟になった ●主訴 ⑤腰が痛い ●現在の症状 ⑥食べない ●体重は1か月前に比べて7.5 kg減った ●本人からの情報 ●骨折が治ってリハビリしたら退院する ●まだ痛いからリハビリは無理 ●腰の骨がくっつくまでコルセットを着ける ⑦「食欲がない。食べたいと思わない」 ●その他の情報 ⑧ BMI 18.6 ●体重減少率16％ ●9月24日，体重51.4 kg，BMI 21.8 ●10月1日，体重48.9 kg，BMI 20.6 ●10月12日，体重44.3 kg，BMI 18.7 ●栄養評価と摂取状況 ⑨必要栄養量1,350 kcal（維持1,200 kcal） ●補助食品に毎食果物をつける。持ち込み食可 　朝：カロリーメイトゼリー1パック，アイビス100 mL 　昼：アイソカルジェリー HC，アイソカル100 　夕：アイビス100 mL（＋KN3号輸液1,000 mL）	① BMI 19以下の低値で「やせ」と評価できる ②脳梗塞の後遺症の直接的，間接的な影響がないか情報を得る必要がある ③妻の介護の経験や死別の影響をアセスメントする必要がある。一過性意識障害のエピソードは，介護による心身の負担や死別による精神的ショックを想像させる。患者の脆弱性も示唆される ④嚥下障害または嚥下障害リスクがある ●食事摂取量が減った原因をアセスメントする必要がある ●胴ギプス，コルセット装着による胸腹部の圧迫の可能性がある ⑤疼痛の不快感が食欲に影響している可能性 ⑥経口摂取量低下，体重減少がある ⑦食欲低下の原因検索が必要である ⑧ BMIが低値，体重減少がある ⑨栄養科管理栄養士が必要栄養量を算定し，食事内容を決定する。看護師は患者の摂取状況を観察，アセスメントし管理栄養士と食事内容を検討する必要がある	①看護診断として，栄養摂取消費バランス異常：必要以下を検討する ③「#9：痛みやもとの生活に戻れるか等の予後，再骨折，重症化などに対する不安がある」（表22）の立案の可能性がある ④「#7：変形や食事摂取により誤嚥リスクがある」（表19）を立案し誤嚥性肺炎を再発しないことを目標にかかわる必要がある ⑤「#1：骨折部，装具の圧迫などに関連した疼痛がある」（表13）を立案する ⑥⑦⑧⑨看護診断として，栄養摂取消費バランス異常：必要以下を検討する

転棟時の情報 （つづき）	情　報	アセスメント	標準看護計画と 看護診断の検討
	●提供栄養量 1,050 kcal（＋ 108 kcal） ●果物，補助食品ともに 1 〜 7 割で，持ち込み食も少量，摂取にむらがある。 ⑩摂取栄養量 650 kcal（＋ 108 kcal） ●血液学的検査データ ⑪ TP（血清総タンパク）7.3 g/dL，ALB（アルブミン）3.3 g/dL	⑩抹消点滴を含めても摂取量の不足が著明である ⑪ ALB は肝臓で合成されるタンパクで，血清タンパクの約 60％を占める。血中半減期が約 20 日と長く，血管外プールが大きいため，タンパク摂取量が減少しても血中濃度が減少しないことなどから，普遍的な臓器タンパク質量の推定に有用な指標であるが，代謝動態が激しい患者の栄養評価には適していない。基準値は 3.5 〜 4.9 g/dL [2] で，3.3 g/dL は軽度の栄養不良と判定できる	⑩⑪⑫看護診断として，栄養摂取消費バランス異常：必要以下を検討する
	⑫ AST（アスパラギン酸アミノトランスフェラーゼ）（GOT〈グルタミン酸オキサロ酢酸トランスアミナーゼ〉）20 U/L，ALT（アラニンアミノトランスフェラーゼ）（GPT〈グルタミン酸ピルビン酸トランスアミナーゼ〉）16 U/L， ⑬ TG（中性脂肪）86 mg/dL，TC（総コレステロール）215 mg/dL	⑫ AST，ALT は急に栄養投与を行うと上昇し，低栄養が改善するときは ALT 優位で低下する。代謝合併症の指標となる。基準値：AST 13 〜 33 U/L，ALT 8 〜 42 U/L（男性），6 〜 27 U/L（女性）[2] ⑬ TG，TC は，本来高脂血症の診断に重要である ●低栄養，甲状腺機能亢進症，重症肝障害などで続発的に低下がみられ，栄養指標として有用である [2]	
	⑭ HDL（高比重リポタンパク）コレステロール 55 mg/dL，LDL（低比重リポタンパク）コレステロール 141 mg/dL，BUN（血清尿素窒素 19.2 mg/dL，Cl（クロール）110 mEq/L，Na（ナトリウム）147 mEq/L，K（カリウム）3.4 mEq/L，食前 PG（血糖値）127 mg/dL，CRP（C 反応性タンパク）0.09 mg/dL，WBC（白血球数）5440/μL，RBC（赤血球数）463 × 10[4]/μL，Hb（ヘモグロビン）13.0 g/dL ●食事摂取状況 ⑮入院前，3 食は食べていたが，夕食は買ってきた総菜と日本酒を飲み米飯などの主食を摂らないこともあった ⑯義歯あり	⑭アルブミン値は，脱水のときは高値になったり，炎症反応である CRP が高値の場合は低値になったりするため，数値だけを見て判断せず，全身状態を見て評価する必要がある ⑮介護生活や独居の影響で食習慣の乱れがあった可能性がある ⑯義歯の不具合や口腔内の清浄が維持されているか観察が必要である	⑯「＃ 2：疼痛や安静制限，筋力低下によって整容・清潔に関連するセルフケア能力が障害されている」（表 14）の立案を検討する

転棟時の情報 （つづき）	情　報	アセスメント	標準看護計画と 看護診断の検討
	⑰入院時米飯常菜を 7 〜 8 割摂取していたがムセが軽度あり，発熱・喘鳴が出現し，誤嚥性肺炎の診断を受け，絶食後トロミづけした嚥下困難食全粥常菜を再開した ⑱ 9 月 30 日，嚥下困難食の摂取量は 0 〜 3 割と少ない。経口摂取が極端に減ったため，朝と夕の主食を半量にし，水分は摂取しているので，朝にカロリーメイトゼリー 1/2 パック，昼にアイソカルジェリー HC，夕食に脂質の高いアイビスを追加した	⑰加齢や，胴ギプス・コルセットによる胸腹部の圧迫，疼痛による姿勢不良による嚥下障害が起こりやすくなっている ⑱トロミをつけた嚥下困難食が口に合わず摂取量が落ちる場合は嚥下機能を評価しながら食事内容を変更したり，一度に配膳する量を少なくしたりして食べなければならないというプレッシャーを低減する工夫が有効な場合がある ●固形物の摂取が進まない場合，飲料タイプの補助食品が有効な場合がある	⑰⑱「#7：変形や食事摂取により誤嚥リスクがある」（表 19）
	⑲ 10 月 7 日，摂取量上がらず。持ち込み食可の許可を得て長男に連絡，好きだったというスーパーマーケットの総菜のコロッケやポテトサラダ，マグロの刺身などを持ち込んでもらったが，少量摂取するかまったく食べなかった ●10 月 10 日，コルセット装着時から車いすで食堂に移動し食膳をセッティングし摂取している ●食事開始直後からむせることもある ●持ち込み食の柿，ロールパン，うどんを少量だが食べたため，朝：パン，夕：めん（温）を半量にし，昼に果物を追加した ●10 月 13 日，食事を食べないため，補助食品と果物のみにした。アイビスは飲んでいるので朝にもアイビス 100 mL をつけてみる。	⑲治療食の場合は特に主治医の許可が必要であるが，食思向上のため好物を持ち込む取り組みが有効な場合がある	⑲看護診断として，栄養摂取消費バランス異常：必要以下を検討する
	⑳食事を摂らないため，抹消点滴 500 〜 1,000 mL/ 日投与 ●血管確保について「また痛いことするのか」と嫌がる言動，刺入部を触る様子があり両上肢に安全ミトンを装着している ㉑「病院食は味が薄い」 ●「お酒は毎日 2 合ほど飲んでいた」 ●「病院食はおいしくない。ご飯を見るとムカムカする」	⑳静脈確保時の穿刺通，点滴中の拘束，安全ミトン装着による不便さなどがストレスとなっている ㉑病院食についての不満をよく聞き，食べたくなるようなものを提案する必要がある	⑳㉑看護診断として，栄養摂取消費バランス異常：必要以下を検討する

転棟時の情報 (つづき)	情　報	アセスメント	標準看護計画と看護診断の検討
	㉒食事を口に入れて，咀嚼せずに固まったまま動かないという状態を何度か看護師が見かけている ●「なんで食べないの。何なら食べられるの？」と看護師が声をかけても返答はない ㉓「ちゃんと食べないと退院できないよ。元気にならないよ」と看護師が言うと「家に帰りたくない」と言ったこともあった ●「このまま食べなければ，衰弱し，死ぬこともある」と医師から説明されると目を潤ませる様子を見せたことがある ㉔「あの世に行きたい。このまま食べれなくて死ぬことになってもいい」	㉒うつ状態のような症状なので，観察を続け，神経内科対診を考慮する必要がある ㉓患者を励ますつもりの働きかけが逆にストレスになっていないか査定が必要である ㉔心身共に疲弊している可能性が高い	㉒㉓㉔「#9：痛みやもとの生活に戻れるか等の予後，再骨折，重症化などに対する不安がある」（表21）の立案の可能性がある ㉔うつ状態のような症状で心身の疲弊状態にあることから，消耗性疲労→倦怠感，活動耐性低下が考えられる
	㉕食事摂取量増加が見込めないこと，血管確保が困難になってきたことで経鼻栄養の開始を患者，家族（長男）にインフォームドコンセント（IC）する予定である ●気になること ㉖入院当初から表情が乏しく，悲観的・抑うつ的な言動があった ●声量も小さく，聞き取りにくい ㉗ベッドからほとんど離れることもなく，臥床していることが多かった ●リハビリテーション時以外はほとんど寝ている ●不眠がある ●リハビリテーションに対する意欲がなく，拒否することも多い ●リハビリテーション担当者はリハビリテーションによる活動量を増やし，空腹感につながるように介入した	㉕栄養状態のこれ以上の悪化を防止する必要があるため，経管栄養は選択肢となる ㉖妻との死別やけがによる緊急入院，環境の変化は大きなストレスととらえることができる ㉗認知症も念頭に入れ，睡眠への援助，離床やリハビリテーションによる生活のリズムを整える必要がある	㉕看護診断として，栄養摂取消費バランス異常：必要以下を検討する ㉗「#5：活動性低下，装具の圧迫による褥瘡のリスクがある」（表17） 「#8：知識不足または認知機能低下により治療や合併症予防行動を日常生活に取り込めない」（表20） 「看護診断：慢性混乱」 「看護診断：睡眠パターン混乱」 以上を検討する
	㉘自分から訴えることはないが，表情が険しくなったときに聴取すると腰部骨折部の体動時の疼痛があることがわかった ●看護師から勧めて，疼痛時約束指示のロキソニン錠を投与し表情が和らぐが，自分から痛みを訴えることはないため，フェイススケール観察を看護計画に入れている	㉘積極的な疼痛コントロールを試みる必要がある	㉘「#1：骨折部，装具の圧迫などに関連した疼痛がある」（表13）を検討する

転棟時の情報 （つづき）	情　報	アセスメント	標準看護計画と 看護診断の検討
	㉙胴ギプスによる圧迫の苦痛を「重い。つらい。何とかならないのか」と訴えたことがあった	㉙胴ギプスやコルセットによる胸腹部の圧迫は体幹の姿勢をよくすることで軽減でき，禁忌姿位とならずに骨折部の圧潰を防止できる	㉙「＃4：骨折椎体の圧潰により隣接椎体の骨折や後彎の進行などの重症化，脊髄圧迫による麻痺出現のリスクがある」（表16）を検討する
	㉚時々ふらつくことが多い ●パーキンソニズムを疑われる丸薬丸め行動があり10月13日，脳神経外科対診し，うつ状態と診断されパロキセチン錠20 mg 1錠/日を開始した。診察時のHDS-R（改訂長谷川式簡易知能評価スケール）は25点であった	㉚抗うつ薬の効果を評価する必要がある。認知機能に大きな問題はない ●抗うつ薬投与で，うつ状態のような症状が緩和されるのであれば，妻との死別などを起因としたうつ病（大うつ病性障害）を発症していたと考えられる	㉚妻との死別による「悲嘆」や「非効果的コーピング」が起こっていた可能性がある
	㉛長男とは洗濯物を取りに来る程度の面会で，会話はほとんどなかった ●長男は持ち込み食の協力をする頃から患者に声をかける様子があったが，患者が食べなかったことで声かけが減り，看護師に預けて面会せずに急いで帰ることもあった ●長男は過去の患者の自分勝手な振る舞いが原因で数年前からかかわらないようになったと話す	㉛長男との関係修復は孤独感の解消につながることを説明し，長男や長男家族に面会によるふれあいの機会を増やすよう依頼する必要がある ●退院後の生活を整える意味でも家族の協力が不可欠なことを伝え，介護支援を受けることについても説明する必要がある	㉛「＃10：介護サービス活用上の問題や，長期に介護を行うことに関して家族が身体的・精神的苦痛を感じて介護者役割緊張状態になり，介護者として行動できないリスクがある」（表22）を検討する

総合アセスメント

●患者は，腰椎圧迫骨折の疼痛，胴ギプスやコルセットによる苦痛，入院直後の誤嚥性肺炎発症の影響からか栄養状態に異常をきたしている。トロミをつけた嚥下困難食や味の薄い病院食が好みに合わなかった可能性もあるが，抑うつ的な言動もあり，精神的な原因で食事摂取ができない状態ともアセスメントできる
●このままの状態が続くと，栄養不良が進み，骨折部の仮骨が進まず，圧潰や他の部位の骨折だけでなく全身状態に影響する
●抗うつ薬の効果を待ちながら，一時的には経管栄養も導入し最低限の栄養補給を維持する必要がある
●退院支援も見据え，患者のストレスを軽減する意味でも，長男，家族との関係の修復を試みる必要がある

ステップ3　看護問題（の抽出）

①標準看護計画＃1，2，4，5，7，8，9，10の立案，追加すべき看護問題を検討する
②腰部の疼痛や精神的なストレス他の原因による食思低下，低栄養状態がある

ステップ4　看護診断名

□栄養摂取消費バランス異常：必要以下

◆診断指標
- ☐ 腹部疝痛
- ☐ 腹痛
- ☑ 体重が年齢・性別理想体重の範囲を下回る
  - → BMI 18.6
- ☐ 毛細血管の脆弱性
- ☐ 便秘
- ☐ 創傷治癒の遅延
- ☐ 下痢
- ☐ 大量の抜け毛
- ☑ 食物摂取量が1日あたりの推奨量以下
  - →必要栄養量 1,350 kcal（維持 1,200 kcal），摂取栄養量 650 mL
- ☐ 腸音の亢進
- ☐ 低血糖
- ☐ 頭囲の増加が年齢・性別基準よりも不十分
- ☐ 身長の延びが年齢・性別基準よりも不十分
- ☐ 嗜眠傾向
- ☐ 筋緊張低下
- ☐ 新生児の体重増加が1日あたり30 g未満
- ☐ 蒼白の粘膜
- ☐ 食物摂取が十分でも体重が減る

◆関連因子
- ☐ 味覚の変化
- ☑ 抑うつ症状
  - →食事を口に入れて，咀嚼せずに固まったまま動かないという状態を何度か看護師が見かけている
- ☐ 嚥下困難
- ☐ 不正確な情報
- ☐ 食糧の供給不足

- ☑ 食物への関心不足
  - → 「あの世に行きたい。このまま食べれなくて死ぬことになってもいい」
- ☐ 必要栄養量についての知識不足
- ☐ 口腔内の損傷
- ☐ 母乳分泌不足
- ☐ 母乳栄養中断
- ☐ 食物を摂取する能力についての誤った認識
- ☐ 早期満腹感
- ☐ 腔内のヒリヒリ感
- ☑ 嚥下に使う筋肉の弱まり
  - →誤嚥性肺炎の既往

◆ハイリスク群
- ☐ 競技スポーツ選手
- ☐ 強制的に退去（移住）させられた人
- ☐ 経済的困窮者
- ☐ 低学歴の人
- ☐ 早産児

◆関連する状態
- ☐ 身体醜形障害
- ☐ 消化器系疾患
- ☐ 免疫抑制
- ☐ クワシオルコル
- ☐ 吸収不良症候群
- ☐ 精神障害
- ☐ 新生物（腫瘍）
- ☐ 神経認知障害
- ☐ 寄生虫性障害

(T. ヘザー・ハードマン・他編，上鶴重美訳：NANDA-I 看護診断—定義と分類 2021-2023，原書第12版. pp181-182，医学書院，2021. より一部改変)

●患者は，腰椎圧迫骨折の疼痛，胴ギプスやコルセットによる苦痛，入院直後の誤嚥性肺炎発症の影響，嚥下困難食や味の薄い病院食が好みに合わなかった可能性のほか，抑うつなどの精神的な原因から食事摂取ができない状態である。このままの状態が続くと，栄養不良が進み，骨折部の仮骨が進まず，圧潰や他の部位の骨折だけでなく全身状態に影響するため，次の看護計画を立てた

●目標
●短期目標
①食べたいものが言える
②食事・間食・捕食を少量でも摂取できる
③疼痛や不快，精神的な苦痛などを表出できる
●長期目標
①適切な食事摂取ができ，栄養状態が好転する
②退院後の食生活行動について長男ら家族と相談し必要な支援を受け自立できる
●観察計画（O-P）
●体重，BMI，検査データの変化
●低栄養状態治療に対する理解力
●食事量，摂取状況
●低栄養状態治療に対する意欲
●ストレスの内容と対処方法
●疼痛
●家族の理解と支援状況
●言語行動
●睡眠時間
●ケア計画（I-P）
●環境を整え，疼痛や苦痛，不快な事象について傾聴する
●患者にとって不具合な事象について解決策を共に考える
●栄養の知識（低栄養の症状，食事療法，薬物療法，運動療法）の確認をする
●食事療法の説明をする
●運動療法の説明をする
●薬物療法の説明をする
●疼痛時にはロキソニン，ムコスタの内服をする
●体重，食事量，飲水量のチェックをしていただき，可視化するとともに自己のフィードバックを促す
●患者だけではなく家族にも栄養の知識とケア方法について指導する
●社会資源の利用方法について説明する
●教育計画（E-P）
●栄養指導について家族（キーパーソンなど）にも協力をしてもらう
●現状の状況について，食事について理解できることや遵守できることなどを説明して認める（支持する）
●運動することによる利点について説明する
●栄養状態を整え骨密度のコントロールをすることが悪化や再発の予防につながることを伝える
●わからないことがあればいつでも知らせてほしいこと伝える
●症状悪化時の緊急の連絡先を見やすい目立つ場所に掲示するように勧める
●心配なことはいつでも相談することを伝える
●体重測定後は，記録して自分の状況を常に把握することの重要性を説明する
●（在宅時：家族に対して）服薬管理ができているかについて確認していただく
●（在宅時：家族に対して）患者に食事療法の大切さを説明していただく

- 検温や保清ケアなどの際に，目線の高さを合わせ，落ち着いた口調で話しかけ，不具合に思っていることを表出できるようにかかわった
- 質問や，表情の観察によってペインスケールで疼痛の観察を行い，疼痛時には鎮痛を実施した
- 食事を見守り，体幹の姿勢をよくするイスやクッションで良姿位を維持し，誤嚥を観察した
- 食物ごとの摂取量を観察し，食べたもの，特に多く摂取したものを栄養士に報告しメニューを変更してもらった
- パロキセチン開始3週間後には表情がよくなり，「おいしい」と言いながら食事摂取量が増えた

● 短期目標 ①食べたいものが言える	▶▶①食べたいものを言うことはなかったが，食事見守りの際に，食品を勧めたときの反応を観察し，少量でも食べたものや，「いらない」と言われたものなどを栄養士に報告し食事内容を調整した
②食事・間食・捕食を少量でも摂取できる	▶▶②食事を調整したことで好みのものを少量食べるようになったが食事量は増えなかった
③疼痛や不快，精神的な苦痛などを表出できる	▶▶③疼痛は質問に「痛い」と答えることはあったが，答えないこともあり，表情の観察から鎮痛薬を投与し，食事やリハビリテーションを拒否することは少なくなった。疼痛のほかに表出はみられなかった
● 長期目標 ④適切な食事摂取ができ，栄養状態が好転する	▶▶④パロキセチン開始3週間後に表情がよくなり，「おいしい」と言いながら食事摂取量が増えたことから，うつ状態であったために食事を食べなかったものと考えられた
⑤退院後の食生活行動について長男ら家族と相談し必要な支援を受け自立できる	▶▶⑤食事が摂れるようになり，長男が持ち込む食物を喜んで食べるようになった。栄養指導を長男夫婦と共に受ける日程調整ができた

4) まとめ

　看護師Aさんが，電子カルテの標準看護計画以外に，「栄養摂取消費バランス異常：必要以下」の看護計画を情報からアセスメントし看護過程を展開した状況をみていただきました。

　いかがでしたか？

　「よい看護記録の書き方のポイント」を学んでいただけましたか？

　フローレンス・ナイチンゲール (Florence Nightingale) は『看護覚え書』の第13章「病人の観察」で，「患者が栄養不足をきたして徐々に餓死していくような事態をもたらす原因として」，「①調理上の誤り，②食品選択上の誤り，③食事時間を選ぶ上の誤り，④患者の食欲の不足」を挙げ，「普通これら全部は，患者に『食欲がない』というひとつの大ざっぱな表現でひとまとめにされてしまっているのである。もっと厳密な区別をつけていれば確実に多くの生命が救われたであろう。なぜならば救済策は原因の数だけあるからである。第1の原因に対する救済策はもっとよく調理することであり，第2に対しては他の食品を選ぶことであり，第3に対しては患者がいつ食事をほしがるか注意すること

であり，第4に対しては患者が好きなものを，時には思いがけないときなどに出してみることである。しかし，これらの救済策も原因となる誤りと一致していなければなんの役にも立たないであろう」[3]と述べています。ナイチンゲールのいう「もっと厳密な区別をつけ」ることが，看護過程のアセスメントに当たります。

　よい記録を書くということはよい看護をすることです。お互いに精進してまいりましょう。

［文献］
1）T. ヘザーハードマン・他編，上鶴重美訳：NANDA- I 看護診断─定義と分類 2018-2020，原書第 11 版. p40，医学書院，2018.
2）大柳治正監，大塚製薬工場作成：やさしく学ぶための輸液・栄養の第一歩，第三版，p131, 135, キタ・メディア，2012.
3）フローレンス・ナイチンゲール，薄井坦子，小玉香津子・他訳：看護覚え書─看護であること・看護でないこと，第 3 版. pp174-175，現代社，1978.

索　引

編集・執筆者一覧

●編集
上野栄一　（奈良学園大学保健医療学部看護学科）
西田直子　（京都先端科学大学健康医療学部看護学科）

●執筆者（執筆順）
上野栄一　（前掲）
道重文子　（敦賀市立看護大学看護学部）
茅野友宣　（園田学園女子大学人間健康学部人間看護学科）
西田直子　（前掲）
杉島優子　（京都先端科学大学健康医療学部看護学科）
藤本ひとみ（福井医療大学保健医療学部看護学科）
松浦純平　（奈良学園大学保健医療学部看護学科）
内田宏美　（天理医療大学医療学部看護学科）
本田裕美　（東京医科大学病院看護部）
上澤悦子　（京都橘大学看護学部看護学科）
任　和子　（京都大学大学院医学研究科人間健康科学系専攻臨床看護学講座）
長　光代　（医療法人社団すまいる　おれんじ訪問看護ステーション）
濵野陽子　（医療法人林病院看護部）

<ruby>看<rt>かん</rt>護<rt>ご</rt>診<rt>しん</rt>断<rt>だん</rt></ruby>の<ruby>看<rt>かん</rt>護<rt>ご</rt>過<rt>か</rt>程<rt>てい</rt></ruby>ガイド

看護診断の看護過程ガイド
ゴードンの<ruby>機能的健康<rt>きのうてきけんこう</rt></ruby>パターンに<ruby>基<rt>もと</rt></ruby>づくアセスメント

2022 年 8 月 10 日　初版発行
2023 年 11 月 30 日　初版第 2 刷発行

編　集	<ruby>上野栄一<rt>うえのえいいち</rt></ruby>・<ruby>西田直子<rt>にしだなおこ</rt></ruby>
発行者	荘村明彦
発行所	中央法規出版株式会社

〒 110-0016　東京都台東区台東 3-29-1 中央法規ビル
TEL 03-6387-3196
https://www.chuohoki.co.jp/

編集協力・DTP・印刷・製本	永和印刷株式会社
装幀・本文デザイン	株式会社イオック
イラスト	藤田侑巳

ISBN978-4-8058-8748-6